编委会

主　编◎杨　霖

副主编◎张　驰　罗庆禄

编　委◎（排名不分先后）

杨　霖（四川大学华西医院）　张　驰（西南医科大学）

罗庆禄（南方医科大学第十附属医院·东莞市人民医院）

张黎明（四川大学华西医院）　薛建良（四川大学华西医院）

王　茁（四川大学华西医院）　梁　邱（四川大学华西医院）

张锐科（广州医科大学附属第五医院）　张艺凡（四川大学华西医院）

陈宝玉（四川大学华西医院）　唐　欣（昆明医科大学）

田新原（贵州医科大学附属医院）　孟　伟（四川大学华西医院）

戚世宗（四川大学华西医院）　戈岩蕾（四川大学华西医院）

杨静怡（四川大学华西医院）　张　京（贵州医科大学附属医院）

秘　书◎张艺凡（四川大学华西医院）

骨骼肌肉物理治疗
评估理论与实践

Physical Therapy Assessments for Musculoskeletal Diseases Theory and Practice

四川大学出版社
SICHUAN UNIVERSITY PRESS

图书在版编目（CIP）数据

骨骼肌肉物理治疗评估理论与实践 / 杨霖主编. —
成都 : 四川大学出版社, 2023.3
ISBN 978-7-5690-5938-0

Ⅰ. ①骨… Ⅱ. ①杨… Ⅲ. ①骨疾病-物理疗法②肌
肉疾病-物理疗法 Ⅳ. ①R680.5

中国国家版本馆CIP数据核字(2023)第016459号

书　　名：骨骼肌肉物理治疗评估理论与实践
　　　　　Guge Jirou Wuli Zhiliao Pinggu Lilun yu Shijian
主　　编：杨　霖

选题策划：王　军　段悟吾　许　奕
责任编辑：许　奕
责任校对：倪德君
装帧设计：墨创文化
责任印制：王　炜

出版发行：四川大学出版社有限责任公司
　　　　　地址：成都市一环路南一段24号（610065）
　　　　　电话：（028）85408311（发行部）、85400276（总编室）
　　　　　电子邮箱：scupress@vip.163.com
　　　　　网址：https://press.scu.edu.cn
印前制作：四川胜翔数码印务设计有限公司
印刷装订：成都市新都华兴印务有限公司

成品尺寸：185mm×260mm
印　　张：20.25
字　　数：490千字

版　　次：2023年7月 第1版
印　　次：2023年7月 第1次印刷
定　　价：129.00元

扫码获取数字资源

四川大学出版社
微信公众号

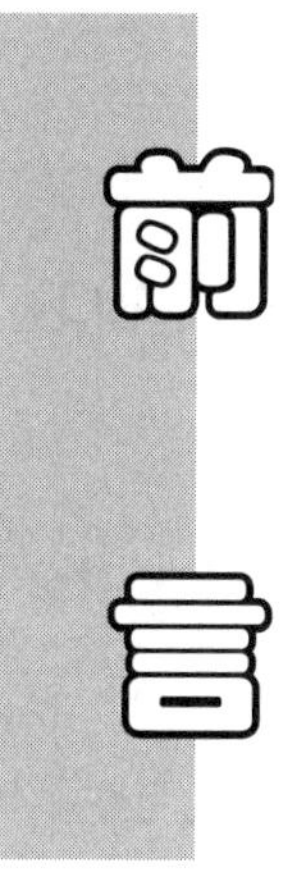

前言

物理治疗学在近几年获得了快速发展，表现在很多方面，如理念的快速拓展、模式的大量创新等。国际上，物理治疗师正在广泛推进独立开设门诊为患者提供直接物理治疗的工作，这在很大程度上要求物理治疗师具备极强的独立评估患者的能力。

物理治疗是一门从功能障碍角度研究健康问题发生原因、机制及治疗的医学专业。本书旨在帮助年轻的物理治疗师理解如何从功能障碍角度去探索健康问题的发生原因和机制，为物理治疗师掌握好功能障碍评估、诊断方面的技能提供支持，以适应国际上物理治疗快速发展的需要。

在本书的编写中，我们强调对物理治疗师基于功能障碍而发展出来的评估思维的培养，并帮助物理治疗师基于这样的基本思维来构建自己的理论和技术体系。

本书由国内兄弟院校的相关专家参与编写，希望能够集合大家的经验，尽可能激发读者在物理治疗方面的思考和探索的兴趣，使读者更好地使用本书。

全书的撰写得到了何成奇教授的大力支持和指导。编委均为国内从事骨科康复治疗的医师和治疗师。他们在骨骼肌肉物理治疗评估方面有很多经验。大家对稿件进行了多次的修改、校对。此外，还有大量的志愿者参与图片的拍摄。在此向参与本书编写、审校的同道表示衷心的感谢。

限于作者的水平，加之采用了一些较新的编写方式，本书可能存在疏漏和不当之处，敬请各位专家和同仁不吝赐教，我们将不胜感激。

目录

第一章　概　论

第一节　物理治疗评估的相关概念

物理治疗是一门从功能障碍角度研究健康问题发生的原因、机制及治疗的医学学科。物理治疗评估则是从功能障碍角度，通过主观、客观及辅助检查等方式，结合临床思维与循证，找出患者功能相关健康问题发生的原因和机制，为精准的物理治疗提供全面、准确、合理的决策依据。

在物理治疗评估中，我们需要对原因性功能障碍和症状性功能障碍进行区别。原因性功能障碍是可以解释患者健康问题发生发展的重要功能相关因素。症状性功能障碍指的是患者可以直接感知到的一些症状和功能受限，是健康问题呈现的外在表现。如患者的肩关节疼痛可能与胸椎的运动功能降低有关，胸椎运动功能降低是肩关节损伤和疼痛形成和发展的原因性功能障碍；而肩关节疼痛与肩关节运动范围受限则是症状性功能障碍。在某些时候，症状性功能障碍和原因性功能障碍可以相互转化，如肩关节疼痛限制上肢运动，可能导致手功能降低。

第二节　物理治疗评估的基本流程

评估是物理治疗的一个重要组成部分，是获取物理治疗诊断、设立物理治疗目标、制订物理治疗方案及实施物理治疗的基础。在流程上，物理治疗包括评估、功能诊断、目标与计划、实施几个基本环节。在整个物理治疗过程中，评估既是其中一个环节，也贯穿于包括治疗在内的整个过程。物理治疗的基本流程见图 1-1。

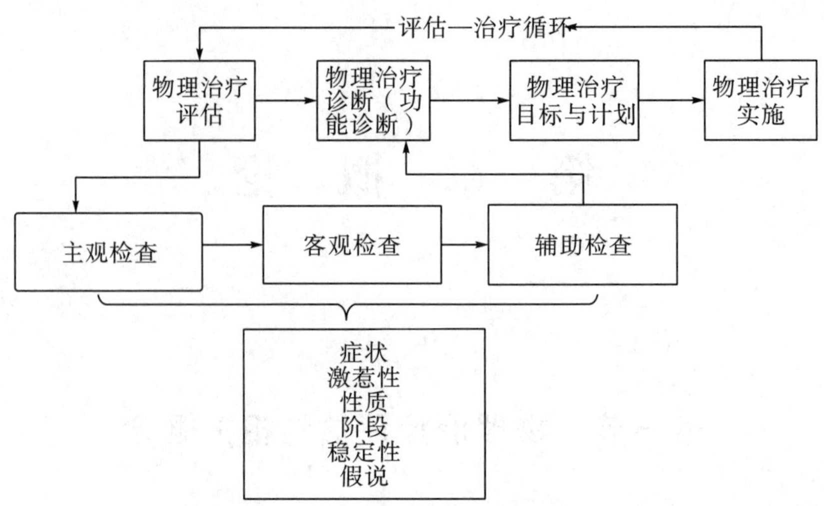

图 1-1 物理治疗的基本流程

物理治疗评估主要围绕功能评估展开，包括主观评估、客观评估两大部分。客观评估通常还可以被分为体格检查和辅助检查。试验性治疗也可以被纳入评估，通过患者对治疗的反应来推进评估过程。与其他医学评估一样，物理治疗评估是一个动态过程，随着评估—治疗—反馈的不断推进而动态变化。物理治疗评估的动态推进见图 1-2。

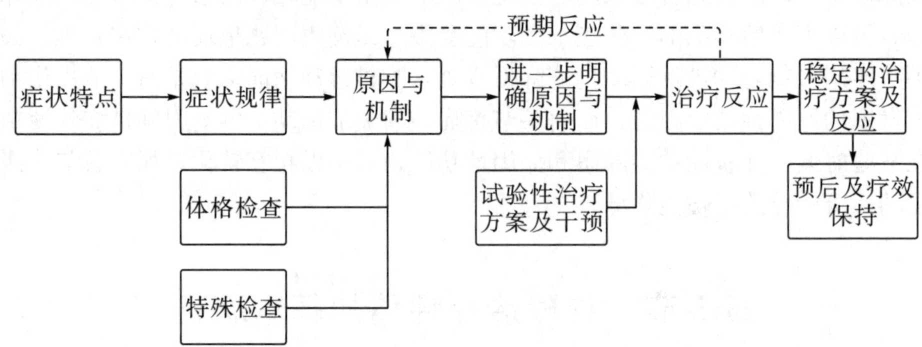

图 1-2 物理治疗评估的动态推进

（杨　霖）

第二章　物理治疗评估基础

第一节　常用模板

骨骼肌肉物理治疗评估通常借助一些模板来进行。不同的身体结构可能包含一些特定的评估模式，但是基本模板都包括患者基本信息、主观评估（表 2-1）、客观评估（表 2-2）。主观评估部分对患者的症状、发生时间及可能原因、症状变化规律进行描述，同时对潜在的风险进行筛查。客观评估部分包括视诊、关节运动范围检查、神经肌肉检查、触诊、特殊检查等。

表 2-1　主观评估

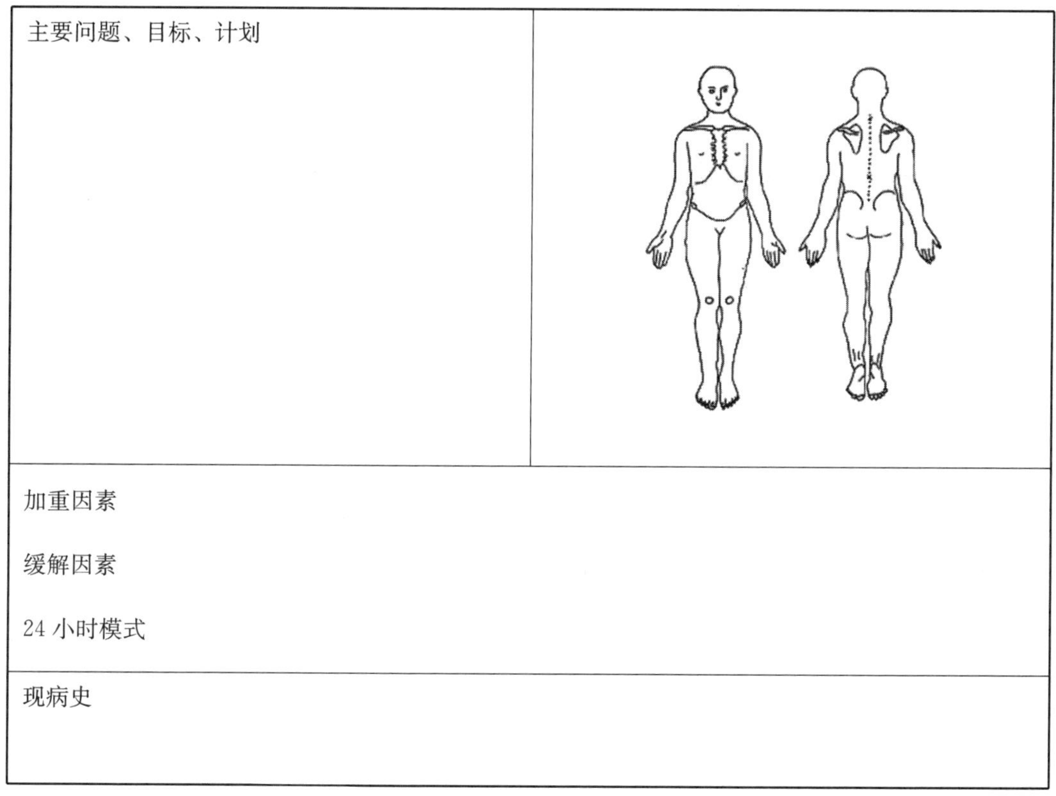

主要问题、目标、计划	
加重因素 缓解因素 24 小时模式	
现病史	

续表2－1

既往史	
社会因素	特殊问题

表 2－2 客观评估

视诊
关节活动（含单次、重复及必要时选择的检查）
神经肌肉检查（含肌力、张力、感觉、反射、长度、运动协调性等）
触诊
特殊检查（为了鉴别或确认重要信息）

第二节　物理治疗评估表填写基本要求

一、症状描述

症状描述包括五个主要部分：位置、性质、程度、深浅、持续性或间歇性。

1. 位置：通常可以在人体图上进行标注，并辅以一定的文字描述。

2. 性质：患者所感知的症状，如疼痛、麻木、肿胀等。

3. 程度：症状的程度，一般可以用数字评分。0 分为正常，10 分为患者所能想象的症状的最严重状态。有时也可以用无、轻度、中度、重度这样的分级方式进行描述。

4. 深浅：如可能，对患者症状的深浅进行描述。

5. 持续性或间歇性：如可能，对症状是持续存在还是间歇性出现进行描述。

二、症状的变化规律

针对患者目前的症状，治疗师在评估中应该能够准确、全面地了解其变化规律，认识到相关因素对症状的影响及可能的机制。

加重因素与缓解因素：力学相关因素、疲劳相关因素（重复或持续一定时间后）、心理相关因素、治疗相关因素（如药物、手术、物理治疗）等。为了能够更规范地对相关因素进行记录，可以尝试这样的记录标准：某因素×强度×症状变化程度。例如，步行可导致腰痛加重，可以记录为：步行×3min/200m，疼痛①2↑5。这表示步行 3 分钟或 200 米，疼痛①从 2 分增加到 5 分。

时间变化规律：每天 24 小时的症状变化规律。

三、社会相关问题

社会相关问题包括工作、生活、娱乐、社会支持等方面的问题。具备基本的能力参与日常生活、工作及娱乐活动是非常重要的。明确患者的社会相关问题的目的在于对患者的基本功能需求有准确的了解，以便进一步明确物理治疗的目标。

四、既往史的询问

对患者既往的健康问题进行询问，可以实现对患者健康问题的信息收集，最后全面掌握患者健康问题的空间线和时间线，为分析患者健康问题形成的原因、机制提供重要支持。

五、评估相关风险的筛查

在后续的客观评估及治疗中，某些疏忽可能带来风险。因此，治疗师在开始客观评估及治疗前，需要对常见的及可能的风险进行筛查。主诉不同，部位不同，健康状况不同，治疗目标和治疗项目不同，治疗师面临的风险是不一样的。例如，当病史中发现患者最近有不明原因的体重降低或者原因不明的发热等时，提示患者可能存在一些影响物理治疗评估和治疗的疾病，治疗师应该重视，并考虑这些潜在风险是否会影响功能评估，是否需要先进行某些临床筛查再继续进行物理治疗评估。再如，如果治疗师计划给患者进行 Slump 检查，需要提前了解患者是否有神经损伤，进行感觉检查、肌力检查、反射检查等，以判断患者神经损伤的可能性及对 Slump 检查的影响，减少 Slump 检查可能带来的神经损伤。

治疗师完成主观评估后，应该对所有信息进行总结分析，对患者的症状类型、可能相关的功能障碍原因及机制进行初步判断，并为客观评估奠定基础，对相关检查的表现进行预测。此外，治疗师还需要判断功能修复的恢复阶段及修复程度，分析功能修复过程是否受到某些因素的干扰。在客观评估时，治疗师应该尽量对功能修复、预后情况及相关因素进行确认。

六、视诊

视诊是一个贯穿始终的检查评估方式，从见到患者到检查，再到完成检查患者离开，都有视诊参与。

通常在视诊中，治疗师需要观察患者有无明显体姿异常、肢体畸形，结构是否完整，皮肤的颜色是否正常，是否存在疼痛保护等运动异常，面部表情，等等。如有伤口、固定物等，还需要对相关情况进行描述。同时，治疗师应该基于视诊的信息，结合主观评估的信息，对视诊中发现的问题进行分析梳理，为进一步的检查和判断提供帮助。

七、关节运动范围检查

关节运动范围检查主要通过被动和主动运动的范围进行评估分析。在评估中，我们需要设计不同体位下的运动检查（Do in 原则，即某一个检查是在什么样的体位状态下进行的）来分析运动功能受限的原因和机制。

在关节运动范围检查中，治疗师需要对关节的被动运动与主动运动范围进行测量，并关注在关节运动中的症状变化。对症状变化相对应的关节运动范围进行准确记录。利用 Do in 原则，进一步分析导致关节运动受限的因素，如关节囊紧张、肌肉短缩、肌肉放松功能障碍等。例如在腰痛的功能评估中，让患者分别在站立位和坐位下完成体前屈，比较两种检查体位下腰痛的差异，有助于鉴别下肢功能在腰痛形成中是否产生影响。

此外，在关节运动范围检查中，还需要考虑关节运动的角度与症状变化的关系。例如在肩关节外展运动范围的评估中，需要关注肩关节外展产生疼痛的角度范围，以及不同范围疼痛变化的趋势。

八、神经肌肉检查

神经肌肉检查指对神经的感觉、运动功能的检查，包括感觉检查、反射检查、肌力检查、运动协调性检查等。通过这些检查来评估神经系统功能的状况，并分析异常的原因及对某些健康问题的影响。

九、触诊

触诊包括静态触诊和动态触诊。触诊的评估内容包括症状部位的明确；组织的性状（弹性、僵硬程度、肿胀、温度等）及对力学刺激的反应；动态触诊中，治疗师在患者进行某些运动时，触诊相关的关节运动、张力变化等，以了解肢体运动中的关节运动状况、神经肌肉功能表现、运动模式等情况。

临床上，视诊、关节运动范围检查与触诊经常联合使用。并且在动态触诊中，还可以通过对相关结构的施压、减压等，对某些功能表现产生影响，进一步观察这些因素对症状的影响，进而帮助明确相关功能障碍与特定健康问题之间的关系，明确功能诊断。例如在肩关节外展检查中，发现患者表现出痛弧。治疗师通过触诊发现肩胛骨的运动存在一定的范围减小，可能与肩外展痛弧的形成有关。此时治疗师可以通过辅助肩胛骨运动，观察肩关节外展疼痛的变化，从而实现肩胛骨运动功能障碍与肩关节外展疼痛之间的关系分析。

十、特殊检查

特殊检查是为了在评估过程中明确某些特定的假设而进行的、具有较强针对性的检查。例如在腰痛评估中，治疗师发现患者站立位前屈时出现一侧（如右侧）下肢疼痛。为了判断是否存在神经运动功能受损，并鉴别是否由髋部肌肉紧张导致，治疗师会进一步进行仰卧位的直腿抬高检查、腘绳肌长度与张力检查等，进而判断神经运动性、髋部肌肉功能是否受限并与腰痛发生相关。

十一、辅助检查

辅助检查是通过一些特殊的仪器设备等进行的检查，如 X 线检查、CT 检查、MRI 检查等。物理治疗评估中，运用辅助检查，一方面可以明确某些风险的存在，另一方面可以对功能障碍的某些表现进行检查。

通过辅助检查来实现对功能的判断是治疗师应该具备的理念和技能。例如通过脊柱的X线检查，发现患者出现脊柱侧弯，治疗师应该意识到，患者存在左右两侧组织功能、肌肉功能的不平衡等功能问题，而不仅仅是判断患者是否可以诊断为特发性脊柱侧弯。

十二、功能诊断

在通过一系列评估后，治疗师需要获得相关的功能障碍诊断，以支撑后续的临床决策。

诊断包括两大类：症状性诊断和原因性诊断。症状性诊断是单纯根据患者的症状诊断，在病因尚无法明确时，不得已而采用患者的主要症状用于诊断。原因性诊断是针对患者的主诉症状，通过评估分析而获得的关于患者相关健康问题形成原因和机制的表达。

目前国际上统一的功能诊断标准还没有建立。治疗师可以参考《国际功能、残疾和健康分类》（ICF）的框架。功能诊断应包括结构与功能、活动、社会参与几个纬度，并能够很好地体现结构性功能障碍、神经肌肉功能障碍、代谢与修复功能障碍等方面，同时还应该考虑功能恢复阶段，从而构建一个系统完整的诊断，客观全面地反映患者的功能状况，以有效指导治疗师在目标制定、方案设置、治疗实施等环节的工作。

（张　驰）

第三章　面部物理治疗评估

第一节　解剖基础

一、面部解剖

（一）颞下颌关节

1. 颞下颌关节结构。

颞下颌关节（temporomandibular joint）又称颞颌关节或下颌关节，左右各一，合成一联合关节。

颞下颌关节由下颌骨髁突、颞骨下颌窝、居于二者之间的关节盘、关节周围的关节囊和关节韧带所组成。由于下颌窝比髁突大得多，所以髁突运动时非常灵活，能在较大的窝内做回旋运动，有利于咀嚼运动。

关节盘位于髁突和下颌窝之间，由致密的纤维软骨构成，呈卵圆形而两面凹陷。关节盘的四周与关节囊相连，把关节分为上下两个腔。下腔小而紧，关节盘与髁突紧密连接，只允许髁突做转动运动；上腔大而松，允许关节盘和髁突向前做滑动运动。

颞下颌关节关节囊松而薄，因而颞下颌关节是人体中唯一不受外伤即可脱位，而脱位时关节囊又不撕裂的关节。关节囊内衬滑膜层，分泌滑液，可减少关节活动时的摩擦，并可营养关节软骨。

颞下颌关节见图 3－1。

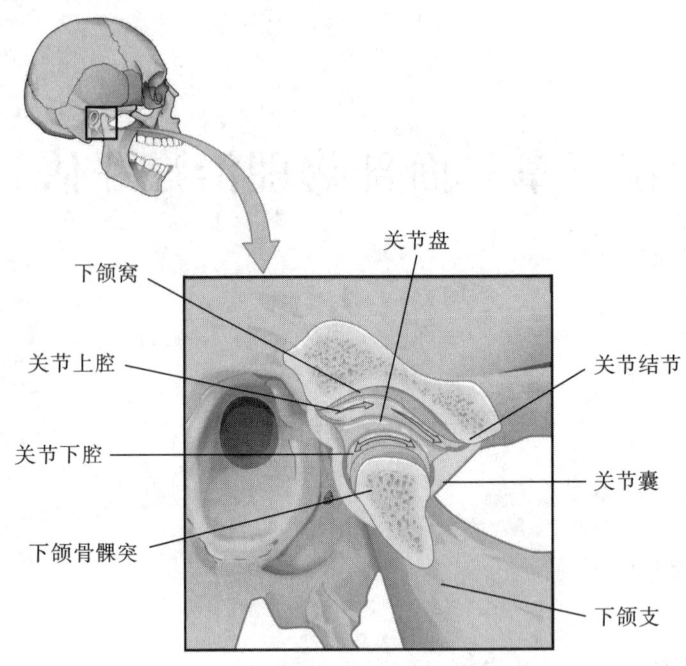

图 3-1　颞下颌关节

每侧颞下颌关节的外侧都有 3 条关节韧带：颞下颌韧带、茎突下颌韧带和蝶下颌韧带。其主要功能是悬吊下颌，限制下颌运动在正常范围之内。颞下颌关节的韧带见图 3-2。

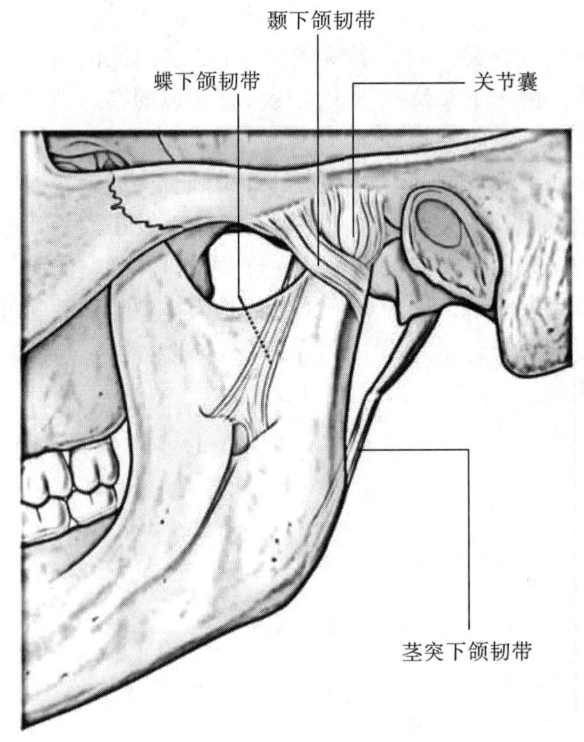

图 3-2　颞下颌关节的韧带

2. 颞下颌关节的肌肉及运动。

颞下颌关节的肌肉主要包括翼外肌、翼内肌、咬肌、颞肌、二腹肌。

（1）下颌上抬运动的肌肉：有 3 块肌肉控制下颌上抬，分别是颞肌、咬肌和翼内肌。

（2）下颌下降运动的肌肉：参与下颌下降运动的肌肉包括二腹肌、颏舌骨肌、下颌舌骨肌、茎突舌骨肌。这些肌肉均位于下颌骨下部，附着于舌骨，称为舌骨上肌群。

（3）下颌前伸运动的肌肉：下颌前伸运动是由两侧翼外肌同时收缩产生的。两侧翼外肌收缩时使髁突颈部向前滑动，下颌前伸。另外，翼外肌收缩也使得下颌绕旋转轴中心倾斜，由此使嘴张开。若没有这个运动，则髁突将被堵塞在下颌窝里，因而翼外肌在下颌张开中起很重要的作用。

（4）下颌侧移运动的肌肉：下颌侧移运动是由对侧翼外肌、翼内肌和同侧咬肌、颞肌同时收缩产生的。

颞下颌关节的肌肉见图 3-3。

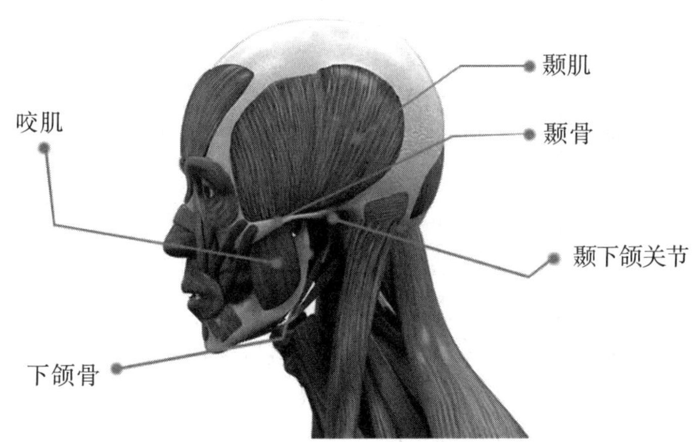

图 3-3　颞下颌关节的肌肉

颞下颌关节允许下颌上抬、下降、前伸、后退及侧移运动。张口时上、下切牙缘距离可达 50~60mm，前伸和侧移运动时移动距离为 10mm 左右。小范围张口时，下颌骨可以左右运动，形成咀嚼；大范围张口时，下颌骨位于关节结节最突起部分，且关节盘被拉紧，关节左右运动被限制；极度张口时，下颌头甚至可以滑到关节结节之前，进入颞下窝，形成前脱位。

颞下颌关节功能解剖见图 3-4。

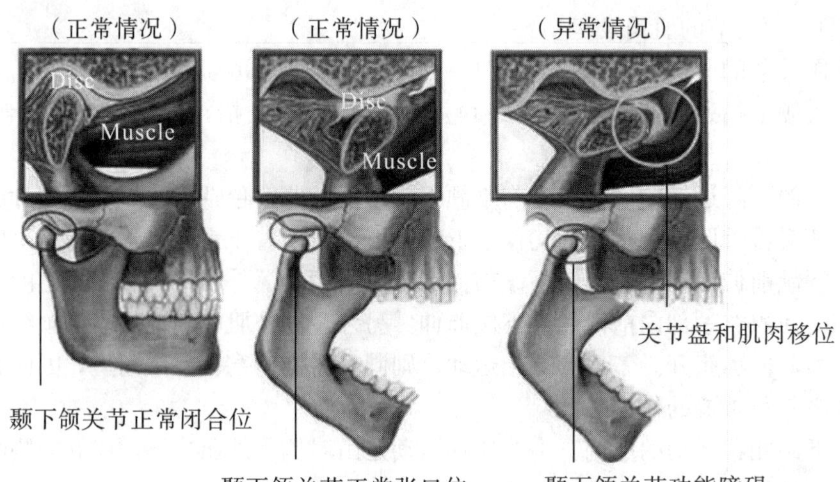

图 3-4　颞下颌关节功能解剖

（二）面部肌肉

面部肌肉很特殊，不同于其他连接骨骼的运动系统肌肉，面部肌肉不驱动任何骨块移动。面部肌肉的主要功能：控制面部腔隙的闭合，尤其是眼、口以及鼻的一部分，表达情感，并可作为一种特殊的语言表达方式来补充言语。

眼轮匝肌指分布于眼睛周围的肌肉，包含眼眶部分和眼睑部分，其收缩使眼睑闭合，因而闭合眼是一个主动过程。即使在睡眠中，眼轮匝肌仍要活动来保持眼睛的闭合。在日常生活中，眼睑快速、自然和无意识地闭合对保持眼球湿润是非常重要的。

睁眼是由上睑提肌控制的主动运动。上睑提肌位于眼眶里。两眼之间和鼻子的根部有两块肌肉，即降眉间肌和皱眉肌，它们能使人皱眉，使眉毛靠近。额肌是头皮向前延伸部分，额肌与枕肌通过一个共用的肌腱（帽状腱膜）构成二腹肌，该肌腱插入至颅顶腱膜，后者可支撑头皮。额肌收缩产生皱额，枕肌使头皮向后延伸。

鼻周围的肌肉主要有皱鼻子用的鼻肌和提上唇的鼻翼肌。

口周围的肌肉较多，主要有口轮匝肌、颧大肌、颧小肌、颊肌等。口轮匝肌也是一个不附着在骨上的括约肌，它司闭合口腔。上唇提肌收缩上提上唇、口角，可以漏出犬齿。颧大肌和颧小肌可以向上和向外拉唇。颊肌的主要作用是牵引口角向后，并使颊部更贴近上下牙列，以参与咀嚼和吮吸。降口角肌可以往下压口角，这块肌肉用于显示轻蔑的表情。降下唇肌可以往下压唇，亲吻时这块肌肉有作用。颏肌位于颏隆突的骨面上，为上窄下宽的皮肌，其收缩时能上提颏部皮肤，前送下唇（紧缩下巴皮肤，这是流泪前悲伤的表现）。

面部肌肉解剖见图 3-5。

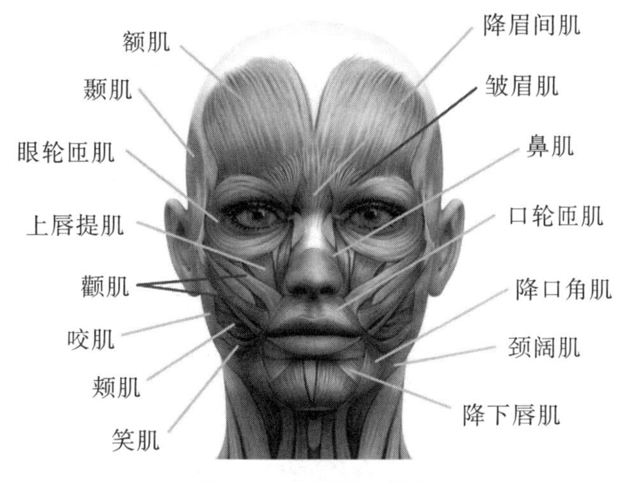

图 3－5　面部肌肉解剖

二、头面部的神经支配

（一）面神经

面神经自茎乳孔穿出继而向前入腮腺，先分为上干和下干，也就是颞丛和颈丛，再分为数支并交织成丛，最后分为五组分支分别由腮腺的上、下和前缘穿出，支配面部的肌肉。

1. 颞支：多为 3 支，由腮腺上缘穿出，斜向前上方越过颧弓浅面，支配额肌和眼轮匝肌上部。此组分支若损伤，同侧额皱纹消失。

2. 颧支：多为 2～3 支，由腮腺上缘穿出，支配上、下眼睑眼轮匝肌和上唇提肌。此组分支司眼裂闭合，起保护眼球的作用。

3. 颊支：常为 2 支，分别称为上主颊支和下主颊支。出腮腺前缘分别沿腮腺导管上、下方走行向口角，支配颊肌、口裂周围诸肌以及鼻肌等。颊支损伤时，鼻唇沟变浅。

4. 颈支：1～2 支，由腮腺下缘穿出，在下颌角与胸锁乳突肌之间走行向前下到颌下三角，经颈阔肌深面分支分布于颈阔肌。

5. 下颌缘支：较细，1～3 支，由腮腺前下缘或下缘穿出，经颈阔肌深面与颈深筋膜浅层之间，沿下颌缘前行自后向前依次越过下颌后静脉、下颌角、面静脉的浅面，转向前上方分支分布于降口角肌、降下唇肌和颏肌。下颌缘支少数（6%）在下颌下三角区的一段低于下颌骨下缘 1cm，因此临床上在颌下区的手术切口多选择平行于下颌缘以下 1.5～2.0cm 处，并应切开颈深筋膜浅层，将下颌缘支与颈筋膜同时翻起，保护下颌缘支，以避免手术误伤所致的口角歪斜。

面神经解剖见图 3－6。

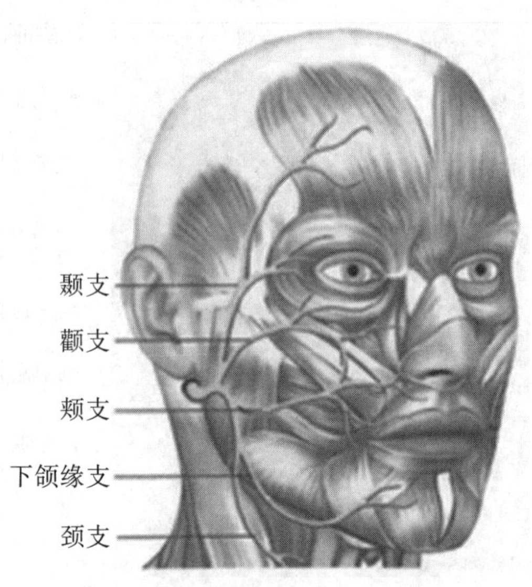

图 3-6 面神经解剖

面神经损伤的部位不同，出现不同的症状。如在茎乳孔以外损伤面神经主干时，表现为患侧面肌瘫痪，额纹消失，不能闭眼，不能鼓腮，咀嚼食物时常聚于患侧口腔前庭内，以及口角歪向健侧等；如在面神经管内主干发出镫骨肌支前受损，除以上症状外，还有听觉过敏，舌前 2/3 味觉丧失，并可伴有唾液腺分泌障碍。

（二）三叉神经

三叉神经是第五对颅神经，为混合型神经，既具有运动功能，又具有感觉功能。三叉神经的中枢在脑干及上颈髓内，从脑桥发出后分为运动根和感觉根，前者支配运动，后者管理感觉。运动根穿行于三叉神经节（半月神经节）的内深处，伴下颌神经从卵圆孔出颅，支配咀嚼肌、鼓膜张肌、腭帆张肌、二腹肌和下颌舌骨肌。感觉根比运动根粗大，在三叉神经节内又分为 3 支。三叉神经节前内侧部神经元的周围突组成第一支，即眼神经；中部组成第二支，即上颌神经；后外侧部组成第三支，即下颌神经。这 3 支神经分别经过眶上裂、圆孔和卵圆孔出颅。

三叉神经解剖见图 3-7。

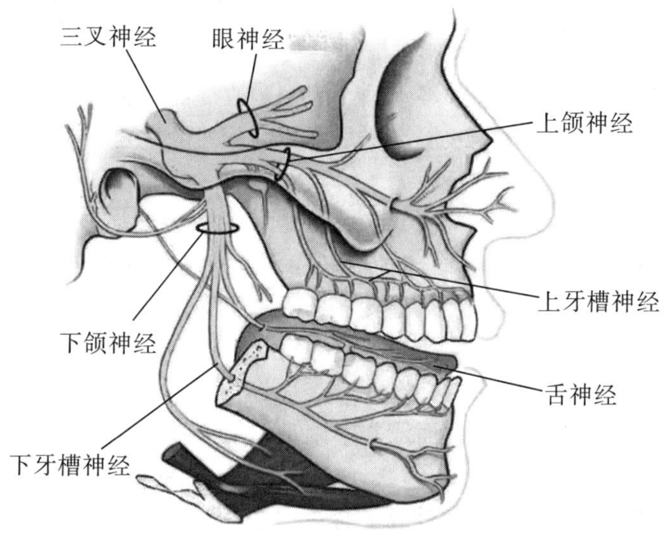

图 3-7　三叉神经解剖

第二节　面部常见疾病简介

一、颞下颌关节紊乱综合征

颞下颌关节紊乱综合征是口腔颌面部最常见的疾病，发病机制尚未完全明确。本病的主要临床表现为关节区酸胀或疼痛、运动时关节弹响、下颌运动障碍等。多数属关节功能失调，预后良好。但极少数病例也可发生器质性改变。

诊断要点：颞下颌关节紊乱综合征的主要临床表现有关节局部酸胀或疼痛、关节弹响和下颌运动障碍。疼痛部位可在关节区或关节周围，并可伴有轻重不等的压痛。关节区酸胀或疼痛尤以咀嚼及张口时明显。弹响在张口活动时出现。响声可发生在下颌运动的不同阶段，可为清脆的单响声或碎裂的连响声。常见的运动障碍为张口受限、张口时下颌偏斜、下颌左右侧运动受限等。此外，还可伴有颞部疼痛、头晕、耳鸣等症状。

二、周围性面瘫

周围性面瘫是相对于中枢性面瘫的分类。周围性面瘫由于病因复杂，在分类上存在很多争议。目前的观点认为，根据病因分类，面瘫分为特发性面瘫（idiopathic facial palsy）、创伤性面瘫、先天性面瘫、全身疾病及感染引起的面瘫。其中特发性面瘫又称为贝尔面瘫（Bell palsy），是面部常见疾病之一，任何年龄均可发病，为茎乳孔内面神经急性炎症引起的周围性面瘫。

贝尔面瘫多指临床上不能肯定病因，但不伴有其他症状或体征的单纯性周围性面瘫。发病突然，发病前一般无先兆症状，常在晨起时发现有面瘫症状，多单侧发病，个别双侧发病。病理改变主要为面神经水肿、脱髓鞘改变或轴突有不同程度的变性。贝尔面瘫发病后前额皱纹消失，不能皱眉，这是周围性面瘫的重要临床表现，也是与中枢性面瘫相鉴别的主要依据。

临床表现取决于病变部位：若病变在乳突孔附近，表现为完全性面瘫。若病变部位更高，在鼓索与镫骨肌之间，除完全性面瘫外，尚可有味觉异常或丧失以及唾液腺分泌障碍。若病变波及支配镫骨肌的神经分支，可出现听觉过敏。若病变波及膝状神经节发出的岩大神经，还可出现泪腺分泌障碍。若病变在脑桥与膝状神经节之间，感觉与分泌功能障碍一般较轻。若病变波及听神经，可有耳鸣、眩晕。

诊断与鉴别诊断：诊断周围性面瘫并不困难，但应注意与其他原因引起的面瘫相鉴别。①吉兰－巴雷综合征（Guillain－Barre syndrome）可有周围性面瘫，但常为双侧性，有典型的四肢弛缓性瘫痪及脑脊液中有蛋白细胞分离现象。②腮腺炎或腮腺肿瘤、颌后的化脓性淋巴结炎均可累及面神经而引起患侧面瘫，根据腮腺及局部体征不难鉴别。③中耳炎并发症，因中耳感染侵及面神经管产生面瘫，并有中耳炎史及耳部的阳性体征。④颅后窝病变如脑桥小脑三角肿瘤、颅底脑膜炎及鼻咽癌颅内转移等所致的面瘫，多伴有听觉障碍、三叉神经功能障碍及各种原发病的特殊表现。

第三节　面部功能障碍评估

一、面瘫的评估

首先区分中枢性面瘫与周围性面瘫，主要从以下四方面进行：①损伤部位，周围性面瘫的损伤部位在面神经核或核以下的周围神经，也就是病变在脑干或面神经；中枢性面瘫的损伤部位在一侧中央前回下部或皮质延髓束，病变在一侧大脑半球，引起对侧的中枢性面瘫。②面瘫程度，周围性面瘫程度比较重，中枢性面瘫程度比较轻。③症状表现，看双侧额纹是否对称，一侧额纹变浅考虑周围性面瘫，双侧额纹对称，只是眼裂以下面部表情肌瘫痪，考虑中枢性面瘫。④恢复速度，周围性面瘫恢复速度相对比较慢，主要考虑面神经损伤的严重程度和损伤位置，位置越高，恢复越慢。中枢性面瘫恢复相对比较快。

（一）主观评估

1. 发病时间：判断是否为急性期。
2. 主要症状：面部不适、口角歪斜、流泪、头痛、耳后痛/耳心痛。
3. 可能的诱发因素：受凉/吹冷风、感冒、疱疹、外伤、手术。
4. 症状的发展变化：持续加重、维持不变、近期好转。

5. 治疗经历及疗效：药物治疗、物理因子治疗、手法治疗、针灸等。

6. 患者的心理因素。

7. 其他病史、个人史及特殊因素。

（二）客观评估

1. 静态评估：优、良、差。

2. 面部运动功能评估：皱眉、闭眼、提鼻（动鼻翼）、嘟嘴（吹口哨）、示齿（龇牙）、鼓腮，共6个动作。评分标准：无自主运动，0分；稍有自主运动，1分；有明显自主运动，但较健侧运动减弱，2分；与健侧运动基本相同，3分。

3. 触诊：沿面神经走行触诊，是否有疼痛、不适等。

4. 感觉功能检查：用于损伤定位辅助诊断，主要包括味觉检查、听觉检查以及泪液分泌试验（Schirmer test）等。

（1）味觉检查：伸舌用纱布固定，擦干唾液后，以棉签蘸糖水或盐水涂于患侧的舌前2/3，嘱患者对有无味觉以手示意，但不要用语言回答，以免糖水或盐水沾至健侧而影响检查结果。

（2）听觉检查：主要是检查镫骨肌的功能状态。以听音叉（256Hz）、马蹄表音等，分别对患侧与健侧进行由远至近的比较，以了解患侧听觉有无改变。镫骨肌神经麻痹后，失去了与鼓膜张肌神经（由三叉神经支配）的协调平衡，于是使镫骨对卵圆窗的振幅减小，造成低音性过敏或听觉增强。

（3）泪液分泌试验：目的在于观察膝状神经节是否受损。用两条滤纸（每条为5mm×35mm），一端在2mm处弯折。将两条滤纸分别放置在两侧下眼睑结膜囊内做泪量测定。正常时，在5分钟末滤纸沾泪长度（湿长度）超过5mm。由于个体差异，湿长度可以变动，但左右眼基本相等。为防止出现可能的湿长度增加的偏差，必须在放置滤纸条的同时，迅速将两眼积滞的泪液吸干。

根据味觉检查、听觉检查及泪液分泌试验结果，可以明确面神经损伤部位，从而做出相应的损伤定位诊断。①茎乳孔以外：面瘫。②鼓索及镫骨肌神经之间：面瘫+味觉丧失+唾液腺分泌障碍。③镫骨肌与膝状神经节之间：面瘫+味觉丧失+唾液腺分泌障碍+听觉改变。④膝状神经节：面瘫+味觉丧失+唾液腺、泪腺分泌障碍+听觉改变。⑤脑桥与膝状神经节之间：除面瘫外，感觉与分泌障碍一般均较轻；如损伤影响听神经，尚可发生耳鸣、眩晕。⑥核性损害：面瘫+轻度感觉与分泌障碍，但往往影响展神经核而发生该神经的麻痹，若损伤累及皮质延髓束，可发生对侧偏瘫。

5. 特殊检查：通过周围性面瘫的Bell征和Hunt综合征，我们可以判断病变的大致部位、严重程度，以及预后情况。一般情况下，Bell征面瘫较Hunt综合征面瘫恢复慢，预后较差。

Bell征：面瘫患者除面部表情肌突然瘫痪外，口角歪斜，患侧额纹消失，眼裂扩大，鼻唇沟变浅，口角下垂，露齿时口角歪向健侧；不能做皱眉、闭眼、鼓腮和嘟嘴动作；进食咀嚼时食物常常滞留在患侧颊龈沟内；饮水、漱口时水由患侧口角溢出；闭目时，患侧眼球转向上、外方，因而露出角膜下缘的白色巩膜。

Hunt综合征：鼓索以上神经受影响时，出现患侧舌前2/3味觉障碍；镫骨肌分支以上处受损时，有味觉受损和听觉过敏；膝状神经节被累及时，除有面神经麻痹、听觉过敏和舌前2/3味觉障碍外，还有患侧乳突部疼痛，以及耳廓部和外耳道感觉迟钝，外耳道或鼓膜出现疱疹。

6. 辅助检查：肌电图检查、神经水成像等。

面瘫评估常用的Portmann评定表见表3－1。

表3－1 面瘫Portmann评定表

（Portmann简易评分法 总分20分）

适用对象：第一诊断为面神经炎ICD－10：G51.001、G51.002、G51.101、G51.802、G51.901。ICD－10：G51.0、G51.1、G51.8、G51.8、G53.0。

患者姓名： 性别： 年龄： 床号： 住院号：

就诊卡号： 电话： 地址：

就诊/住院日期： 年 月 日 治疗结束/出院日期： 年 月 日 标准住院日 天

主诉：面部不适 头痛 左/右 耳后痛/耳心痛 流泪 口角歪斜 感冒/受凉/吹冷风 疱疹/外伤

项目 评分	皱眉	闭眼	动鼻翼	吹口哨	微笑（示齿）	鼓腮
0分：无自主运动	□□□ □□□	□□□ □□□	□□□ □□□	□□□ □□□	□□□ □□□	□□□ □□□
1分：稍有自主运动	□□□ □□□	□□□ □□□	□□□ □□□	□□□ □□□	□□□ □□□	□□□ □□□
2分：运动减弱	□□□ □□□	□□□ □□□	□□□ □□□	□□□ □□□	□□□ □□□	□□□ □□□
3分：与健侧基本相同	□□□ □□□	□□□ □□□	□□□ □□□	□□□ □□□	□□□ □□□	□□□ □□□
安静时印象分						
2分：优	□□□ □□□	□□□ □□□	□□□ □□□	□□□ □□□	□□□ □□□	□□□ □□□
1分：良	□□□ □□□	□□□ □□□	□□□ □□□	□□□ □□□	□□□ □□□	□□□ □□□
0分：差	□□□ □□□	□□□ □□□	□□□ □□□	□□□ □□□	□□□ □□□	□□□ □□□
项目	第一次评定	第二次评定	第三次评定	第四次评定	第五次评定	第六次评定
在院评分						
治疗次数						
评定治疗师						
评定医师						
评定日期						

续表3－1

随访评分						
评定治疗师						
评定医师						
随访日期						

注：1. 评定表采用 Portmann 简易评分法评分，分为 6 个项目，分别为皱眉、闭眼、动鼻翼、吹口哨、微笑、鼓腮，每项 3 分，共 18 分，加上安静时印象分 2 分，共 20 分。

2. 评分标准：与健侧基本相同，3 分；运动减弱，2 分；稍有自主运动，1 分；无自主运动，0 分。

3. 安静时印象分：优，2 分；良，1 分；差，0 分。

二、颞颌关节功能障碍的评估

（一）主观评估

1. 疾病的相关症状：疼痛、活动受限（张口困难）、僵硬等。
2. 功能相关性：说话、咀嚼、饮食等日常生活活动是否受限。
3. 症状的可能诱发因素：不当的咬合关系、咀嚼习惯、暴力、外伤、手术等。
4. 症状的发展变化：激惹性、加重/缓解因素及 24 小时模式。
5. 治疗经历以及疗效。
6. 其他病史、个人史及特殊因素。

（二）客观评估

1. 视诊。

口腔结构观察见图 3－8。

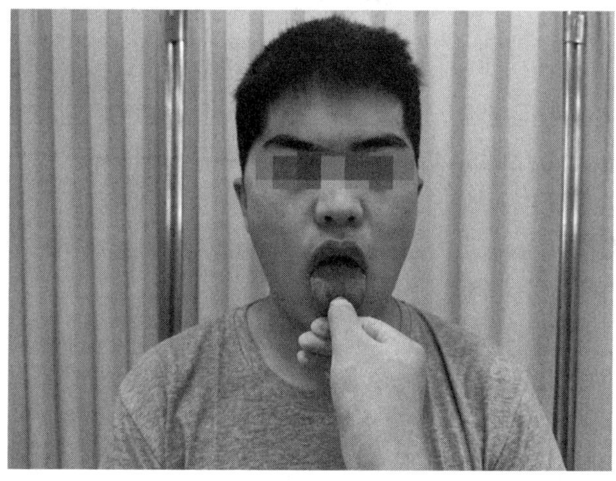

图 3－8　口腔结构观察

（1）体位：患者取坐位，张口，治疗师站在患者的前面。

操作：治疗师检查舌头是否有损伤，是否有明显的牙痕和总体健康状况。检查牙齿，注意牙齿的缺失、破碎或磨损问题。观察舌头或颊部是否有咬痕。

（2）体位：患者取坐位，张口，伸出舌头，治疗师站在患者的前面。

操作：治疗师检查舌头的灵活性、大小、颜色和健康状况。

（3）体位：患者取坐位，张口，舌头顶在上颚，治疗师站在患者的前面。

操作：治疗师检查舌系带的长度，以及舌头的灵活性、大小、颜色和健康状况。

2. 触诊。

（1）口外触诊：治疗师以双手示指或小指分别置于两侧耳屏前、髁突外侧，在患者做开闭口运动时可触诊髁突活动，感知有无摩擦感或嵌顿感等运动异常。在下颌前伸及侧向运动时，可触及髁突向外耳道前壁的冲击感及侧向活动度。对比两侧髁突活动的差别及有无压痛。

口外触诊见图3－9。

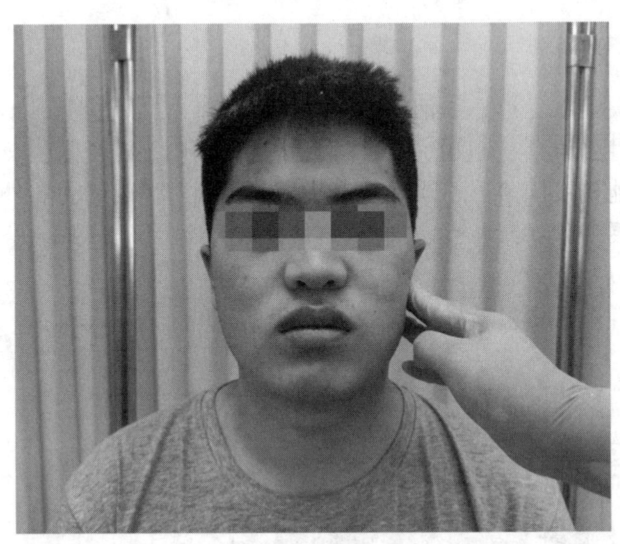

图3－9　口外触诊

用手指触诊髁突前后、喙突、乙状切迹、升支后内方等，观察各咀嚼肌有无压痛。当触诊各部位肌肉时，治疗师应关注两侧肌肉的张力和肌力，并进行两侧对比。必要时，还需要进一步检查胸锁乳突肌、枕肌及肩、胸、背部肌肉有无压痛。

在口外触诊过程中，还需要关注局部皮肤、淋巴结等运动系统以外的结构，如发现异常，应制订进一步的检查方案。

（2）口内触诊：请患者小幅张口，治疗师以示指自磨牙后区后上方沿下颌升支前缘向上，可扪得颞肌前份肌腱。在上颌结节后上方可扪及翼外肌下部，在下颌磨牙舌侧后下方下颌支内侧面可扪及翼内肌下部。分别进行两侧肌张力及压痛的比较。在上颌磨牙后上方触诊时应注意龈沟顶是否膨隆，有无波动、搏动、乒乓球感或触压痛，黏膜触诊时是否易出血。

口内触诊见图 3-10。

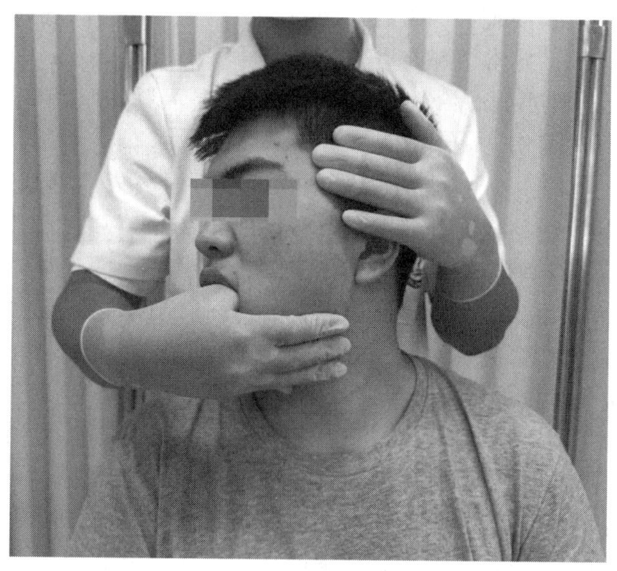

图 3-10　**口内触诊**

（3）口内外双合诊：一只手在口外耳前颞颌关节区，另一只手在口内上磨牙后区龈颊沟顶，双手相对触压，可感到关节活动度。

3．颞颌关节功能评估：颞颌关节单侧关节囊受限的张口会产生朝向受限侧的“C”形弯、“S”形弯，与活动过度（运动控制丧失）或关节盘疾病相关。张口小于 30mm 伴前伸受限为功能障碍的一个典型组成部分，每张口 5mm，应有 1mm 的前移。

体位：患者取坐位，张口，头侧向一边或向两边旋转，治疗师站在患者的前面。

操作：治疗师检查患者在不同位置的张口能力。

颞颌关节功能评估见图 3-11。

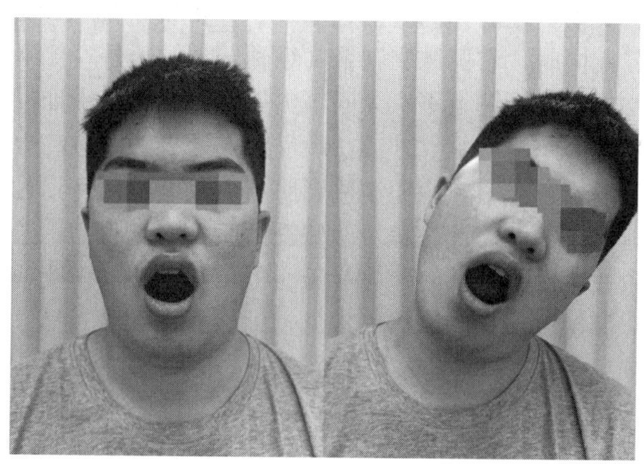

图 3-11　**颞颌关节功能评估**

（1）开闭口运动：开闭口运动时两侧关节运动对称，下颌颏点的运动轨迹向下向后。侧面观为一曲线，正面观似一直线，即开口型“↓”。其开口的大小距离为开口度，正常开口度平均为4cm，异常情况有以下几种。

1）开口度过大；超过4cm，为脱位或半脱位，提示翼外肌功能亢进、关节韧带松弛或关节盘后弹力纤维损伤。

2）开口度过小：小于3cm，提示翼外肌功能受限、翼外肌痉挛或其他闭口肌群痉挛。开口困难可分为三度：轻度开口困难，开口度2～3cm；中度开口困难，开口度1～2cm；重度开口困难，开口度1cm以内。

3）开口型偏斜：向左或向右斜提示左右侧翼外肌功能不协调，翼外肌痉挛侧运动功能受限，开口型偏向痉挛侧，对侧翼外肌功能正常或亢进。

4）开口型歪曲S形：提示关节盘脱出、移位并伴有两侧翼外肌功能失调。

5）开闭口运动交锁：开口运动中出现停顿，需做一特殊运动才能张大口，提示关节盘嵌顿或破碎。凡有交锁者都存在开口型歪曲。

（2）前伸运动：为两侧对称性运动，如咬合关系正常，前伸运动时下颌向前而不偏斜，下前牙沿切道向前下方直线运动，或下前牙切缘超过上前牙切缘。此时髁突和关节盘沿髁道向前下方滑动，至关节结节下方。前伸运动的距离约2mm。

前伸运动由两侧翼外肌同时收缩完成。如下颌不能前伸或前伸运动度小，提示两侧翼外肌功能受限或消失；前伸运动时下颌中线偏一侧，提示偏向侧翼外肌功能受限，对侧正常或功能亢进。

（3）后退运动：后退运动时双侧翼外肌松弛，颞肌后部纤维收缩牵引下颌后退，使髁突及关节盘沿髁道向后上方滑回正中咬合位。下颌后退与前伸运动（正常或异常）轨迹相同，正常为一直线。

（4）侧移运动：为不对称运动，一侧髁突滑行，另一侧髁突旋转。滑行侧为相对稳定侧，旋转侧为运动侧。在侧移运动开始前，两侧翼外肌先略为收缩，使下颌稍向下移，以解除正中咬合关锁。之后如向右侧运动，由左侧翼外肌收缩，使左侧髁突向前、向下、向内滑行。与此同时，右侧髁突则依其纵轴转动，于是左侧下磨牙循上同名牙牙尖斜面向前下右侧移动，使右侧上下磨牙同名尖接触。在检查中如发现运动幅度小，或左右侧移距离不对称，提示受限侧翼外肌功能受限。牙尖斜面过高也会妨碍侧移运动。

当下颌自所向侧返回正中时，由稳定侧颞肌后束收缩，使髁突循原轨迹回到关节凹内，下颌由侧方位返回正中位，此过程中两侧升颌肌群强烈收缩，是咀嚼运动中磨碎食物发挥功能最大的阶段，做此运动时疼痛或无力提示颞颌关节病变或牙周病变。

（5）辅助检查：颞颌关节功能障碍的常见辅助检查包X线检查、CT检查、MRI检查和超声检查等。

第四节　案例分析（周围性面瘫）

一、案例介绍

患者，女性，29 岁，自诉 10 天前无明显诱因睡觉起来后发现左侧额纹消失，鼻唇沟变浅，口角向右歪斜，左侧眼睑闭合不全，鼓腮漏气，无肢体乏力、麻木，无言语不清，无头痛、头晕等其他不适。症状出现后患者遂至当地医院诊治，行头部 CT 检查，未见明异常，诊断为“左侧周围性面瘫”，予以甲钴胺营养神经及针灸等治疗。患者既往体健，精神、食欲、睡眠等一般情况可，大小便正常，体重无减轻。外院肌电图示：左侧面神经损伤。

二、评估过程

（一）主观评估

了解患者的社会史，如患者的基本情况、既往身体情况、是否首次发生面瘫等。

此次发病的病程发展：

1. 患者 10 天前无明显诱因睡觉起来后发现面部不适、左侧额纹消失、鼻唇沟变浅、左侧眼睑闭合不全、口角向右歪斜、鼓腮漏气。

2. 症状出现后患者遂至当地医院诊治，行头部 CT 检查，未见明异常。发病以来，症状基本维持不变。诊断为“左侧周围性面瘫”，予以甲钴胺营养神经及针灸等治疗，症状未见明显改变。

3. 患者发病以来，心里比较着急，睡眠不佳，为求进一步治疗，遂转入本院。

4. 患者既往病史、个人史无特殊。

（二）客观评估

1. 静态评估：静态时两侧面部表情稍不对称。安静时印象分为良（1 分）。

2. 动态评估：两侧表情、运动不对称，患侧表情迟钝或无表情。

（1）面部运动功能评估：皱眉、闭眼、提鼻、嘟嘴、微笑（示齿）、鼓腮 6 个动作，除皱眉稍有主动运动（1 分），其余均未见主动运动。

（2）面部感觉功能检查：触诊患者左侧面部耳前及耳后疼痛，感觉过敏；左侧腮部按压酸胀痛；味觉检查异常。面神经损伤部位：鼓索及镫骨肌神经之间。

（3）特殊检查：Bell 征阳性。

（4）辅助检查：肌电图示左侧面神经损伤。

三、物理治疗思路分析

根据患者主诉及症状，判断周围性面瘫的分型及严重程度，依次针对不同阶段的面瘫进行康复物理治疗。通过感觉功能检查，可以推测患者的神经损伤部位为鼓索及镫骨肌神经之间，目前处于急性期。

周围性面瘫的急性期治疗方式的选择非常重要，控制面神经炎症，消除水肿，不建议进行过多的刺激。

根据患者对治疗的反应，以及疾病的发生发展，及时调整物理治疗的侧重点，预防后遗症的发生。考虑患者年龄，根据评估，初步判断患者在1～2个月内面部运动功能可以恢复大部分。基于这一预测，初步估计患者1～2周可出现味觉恢复，面部6个动作的运动功能有主动收缩等功能改善。如果功能恢复能够达到，提示功能恢复预后较好；如果功能恢复不能达到，则提示后期预后较差。

面瘫使患者面部表情功能丧失，对患者的心理健康有很大的影响，必要的心理疏导以及精准的康复评估判断预后及恢复时间对患者有积极作用。这需要治疗师不断学习，积累丰富的经验，掌握更精确的评定方法。

（张黎明　薛建良）

主要参考文献

[1] 何成奇. 神经康复物理治疗技能操作手册［M］. 北京：人民卫生出版社，2017.

[2] 邓永安，郭家奎，于金栋，等. 面瘫临床评价方法的研究进展［J］. 中国康复理论与实践，2017，23（12）：1407－1410.

[3] 刘群，何霏，余波. 颞下颌关节紊乱病康复评定量表的应用现状［J］. 中华物理医学与康复杂志，2015，37（12）：965－968.

[4] Pou J D，Patel K G，Oyer S L. Treating nasal valve collapse in facial paralysis：What I do differently［J］. Facial Plastic Surgery Clinics of North America，2021，29（3）：439－445.

第四章　颈椎物理治疗评估

第一节　解剖基础

一、颈椎解剖

颈椎各骨性结构与头颅、T_1 组成寰枕关节、寰枢关节、关节突关节、钩椎关节，其中 C_1 上关节面和枕髁构成寰枕关节，C_2～C_7 上位颈椎的下关节突和下位颈椎的上关节突、T_1 上关节突构成左右对称的 6 对关节突关节，C_3～C_7 椎体上面两侧的钩突和上位颈椎椎体的下面两侧构成左右对称的 4 对钩椎关节。另外，C_2～T_1 各椎体与椎体之间的椎间盘构成非典型关节结构的椎盘关节。

由于颈椎支撑头部重量且活动频繁，不少与肩关节、胸廓活动有关的肌肉附着在颈椎上，且颈椎连接头颅、胸椎，因此，颈椎功能活动与头部（含颞下颌关节）、肩部、呼吸功能活动密切相关。

各颈椎上面观见图 4－1。

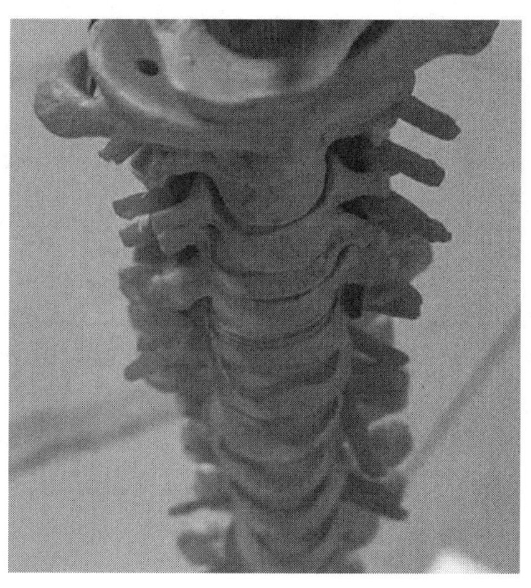

图 4－1　各颈椎上面观

各颈椎前面观见图 4－2。

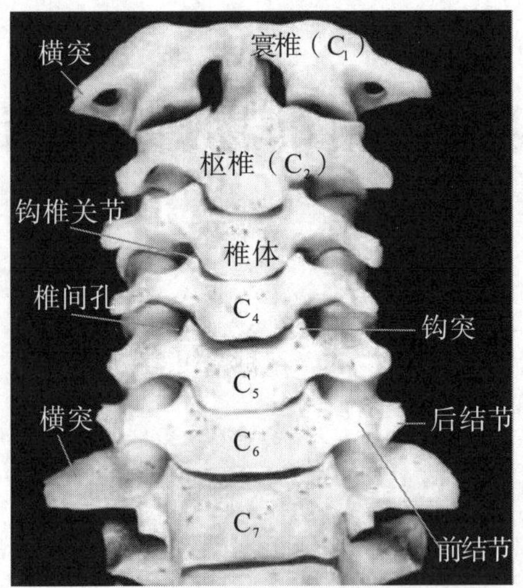

图 4－2 **各颈椎前面观**

各颈椎侧面观见图 4－3。

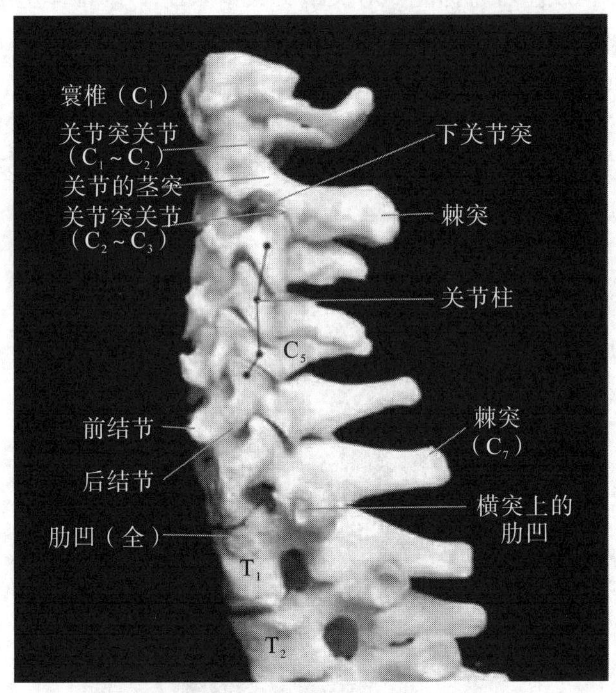

图 4－3 **各颈椎侧面观**

二、颈椎功能表现

正常情况下，颈椎的活动包括前屈、后伸、侧屈和旋转。这些活动由寰枕关节、寰枢关节、椎盘关节、关节突关节（小面关节）完成。

寰枕关节活动包括前屈、后伸、侧屈。

寰枕关节活动见图 4-4。

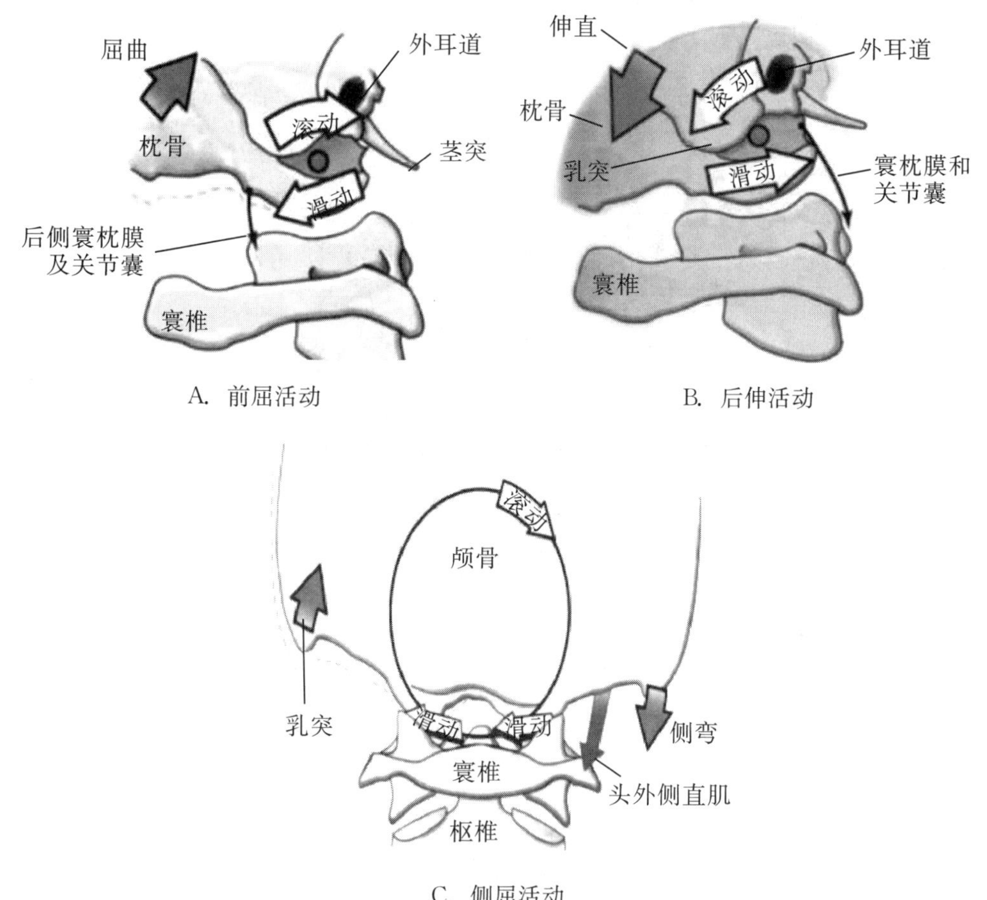

A. 前屈活动　　B. 后伸活动

C. 侧屈活动

图 4-4　寰枕关节活动

寰枢关节活动包括前屈、后伸、旋转。寰枢关节活动见图 4-5。

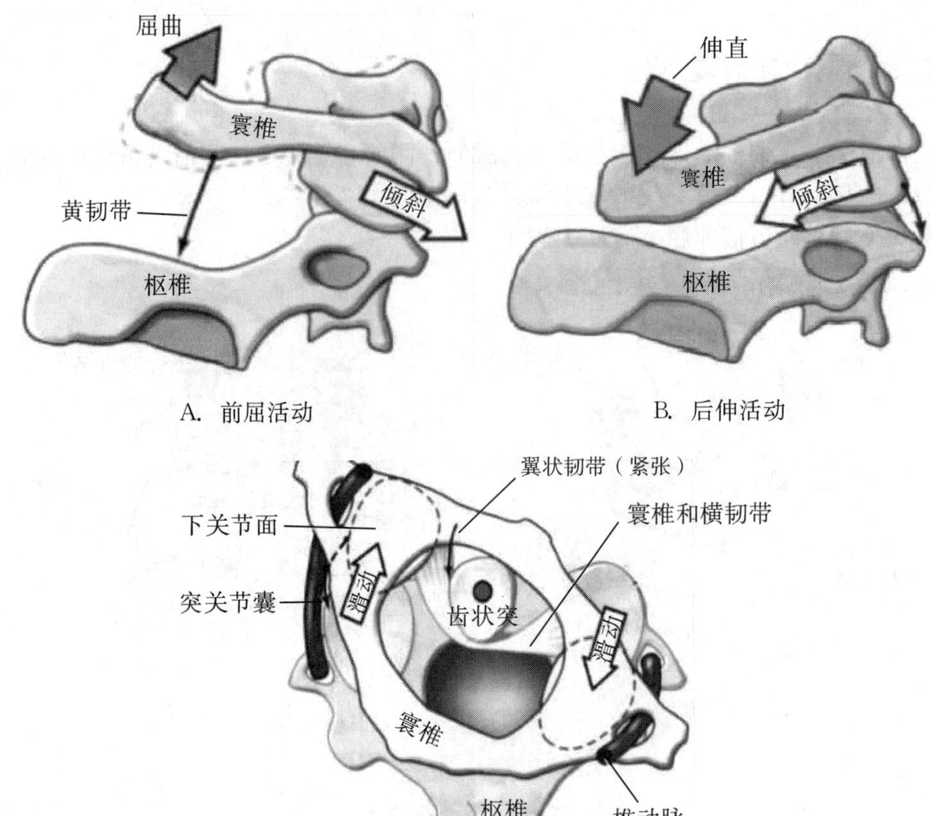

A. 前屈活动　　B. 后伸活动

C. 旋转活动

图 4－5　寰枢关节活动

椎盘关节活动包括前屈、后伸。椎盘关节活动见图 4－6。

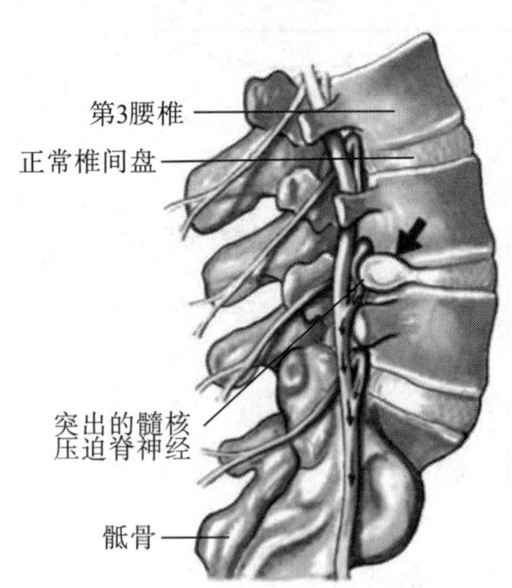

图 4－6　椎盘关节活动

关节突关节（小面关节）活动包括前屈、后伸、侧屈等。关节突关节活动见图4－7。

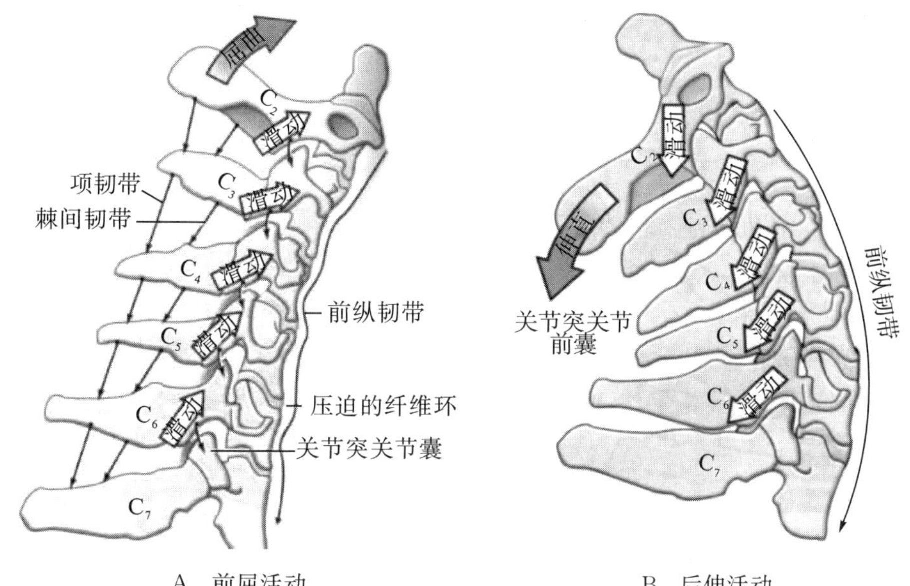

A. 前屈活动　　　　B. 后伸活动

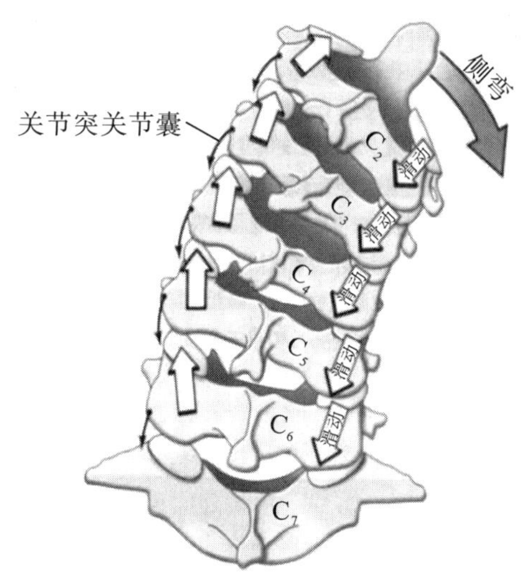

C. 侧屈活动

图4－7　关节突关节活动

三、颈椎神经支配

颈椎的感觉神经分布：C_1～C_4 颈神经根背支。

颈椎的运动神经分布：C_1～C_4 颈神经根腹支。

第二节　颈椎常见疾病简介

一、颈椎病

颈椎病是一种以颈椎退行性改变为基础的疾病，与颈椎及周围软组织长期劳损，骨质增生，或椎间盘突出、韧带增厚，致使颈椎脊髓、神经根或椎动脉受压有关。临床上包括颈型颈椎病、神经根型颈椎病、椎动脉型颈椎病、脊髓型颈椎病、交感神经型颈椎病和混合型颈椎病。

颈型颈椎病：主要表现为颈部局部疼痛，部分患者可出现头、肩、臂的疼痛及相应的压痛点，无上肢放射症状或体征。排除其他疾病（如外伤、肿瘤、感染等）可诊断。

神经根型颈椎病：主要与颈椎退行性改变刺激神经根有关。患者有颈部疼痛及上肢放射症状，可出现上肢发麻、疼痛、感觉异常及肌力异常等，影像学检查提示颈椎椎间盘突出，且症状表现与影像学表现一致。临床上需要与肩袖损伤、尺神经炎、腕管综合征、胸廓出口综合征等鉴别。

椎动脉型颈椎病：各种机械性与动力性因素使椎动脉遭受刺激或压迫，椎动脉血管狭窄、折曲导致椎－基底动脉供血不全。临床主要表现为头晕、耳鸣、听力减退，部分患者可出现视力减退、视物模糊。症状多在一侧转头时发生或加重。查体可见旋颈诱发试验阳性。临床上需要与颅内病变、先天性椎动脉畸形等鉴别。

脊髓型颈椎病：与颈椎椎间盘突出、颈椎滑脱或韧带增厚压迫、损害脊髓有关。临床表现为一侧或两侧肢体感觉障碍，肌力降低，运动控制障碍，动作笨拙，精细动作困难。临床查体可见感觉减退、肌力降低、肌张力异常、反射异常，出现病理反射阳性。MRI 检查可见椎管狭窄、脊髓病变等。临床上需要与脑血管疾病、颈部肿瘤、运动神经元疾病、脊髓空洞症、慢性酒精中毒性神经疾病鉴别。

交感神经型颈椎病：椎间盘退行性改变和节段性不稳定等因素，对颈椎周围的交感神经末梢造成刺激，产生交感神经功能紊乱。交感神经型颈椎病症状繁多，多数表现为交感神经兴奋症状，少数为交感神经抑制症状。常表现为心悸、胸闷、心率变化、心律失常、血压变化等。面部或某一肢体多汗、无汗、畏寒或发热，有时感觉疼痛、麻木，但是又不按神经节段或走行分布。部分患者还可出现头晕、耳鸣、听力异常、胃肠道症状等。以上症状往往与颈部活动有明显关系。临床上常需要与以下疾病相鉴别：其他原因导致的眩晕，如耳源性眩晕（梅尼埃病、耳内听动脉栓塞等）、眼源性眩晕（屈光不正、青光眼等）、脑源性眩晕（动脉粥样硬化造成椎－基底动脉供血不全、腔隙性脑梗死、脑部肿瘤、脑外伤后遗症等）、血管源性眩晕（椎动脉狭窄导致椎－基底动脉供血不全、高血压病等），以及其他疾病（糖尿病、神经官能症、过度劳累、长期睡眠不足等）。

混合型颈椎病：此型颈椎病是指患者具备上述 2 种或 2 种以上类型颈椎病的临床表现，可能出现前述各种类型颈椎病的体征。

二、寰枢关节不稳及脱位

寰枢关节脱位是指颈椎的第一节（寰椎）、第二节（枢椎）之间的关节失去正常的对合关系，常见于先天发育畸形、外伤、类风湿疾病等。

寰枢关节失去正常的对合关系，但是未达到临床上寰枢关节脱位的诊断标准，此种情况称为不稳。

寰枢关节不稳或脱位的患者可表现为颈部疼痛，颈部活动受限、僵直，尤其是头颈部的旋转活动受限、头枕部疼痛等。部分患者可无明显症状或症状较轻，容易被误诊为普通颈椎病。

由于寰枢关节不稳可能造成脊髓和延髓的损伤，带来较大风险，因此在临床上要高度重视。临床上可采用寰枢椎 X 线检查、CT 检查、MRI 检查等。

三、强直性脊柱炎

强直性脊柱炎是以骶髂关节和脊柱附着点炎症为主要症状的疾病。与 HLA－B27 强关联，患者在后期可出现颈椎关节僵硬。部分患者的发病可能从颈椎开始，容易被误诊为普通颈椎病。鉴别时，可以通过病史特点、颈椎 X 线检查、CT 检查，结合 HLA－B27 检查及其他类风湿相关检查等判断。

第三节　颈椎功能障碍评估

一、颈椎物理治疗评估的目的

颈椎物理治疗评估是制订物理治疗方案并实施相关物理治疗的基础和前提。评估的目的：①了解当前症状的具体表现特征，包括发病的原因、症状变化规律、前期诊疗经历等。②明确患者的诉求。③探寻导致症状的原因、机制，明确诊断。④建立合理的目标，寻求合理的方案，评估预后。

二、颈椎常见功能障碍

颈椎常见功能障碍包括局部肌肉、韧带的急、慢性损伤，骨性结构的改变导致颈椎生理曲度改变从而压迫神经根、脊髓，继而出现组织僵硬、挛缩或相对松弛，局部肌肉无力、紧张，上肢或合并下肢麻木，支配心脏、膈肌的神经功能异常，甚至影响颅内供血、颞下颌关节活动，进而产生一系列健康问题。

三、主观评估

症状的部位、性质、激惹性、加重/缓解因素（主要询问具体的动作），症状首次产生的诱因，症状的发展及变化，治疗经历以及效果，其他病史，个人史，以及特殊因素和临床资料等。

1. 询问症状诱发因素：追问患者本次出现症状的诱发因素，可初步判断颈痛的类型。如在快速行驶的交通工具中遇到急刹车导致挥鞭样损伤；长时间固定某一姿势（如打字、刷墙、打游戏等）工作后出现疼痛，考虑颈部肌肉劳损。

2. 询问症状的特点，包括症状的部位、性质、程度、深浅，持续性或间歇性，症状的加重/缓解因素。这些对于疼痛性质、原因、机制的判断极其重要。

3. 询问其他伴随症状：是否有心悸、发热、下肢发麻无力、体重变化等。治疗师在判断时不能仅仅将患者问题局限于肌骨相关的功能障碍，还应该考虑是否存在高血压、糖尿病、类风湿疾病、感染、肿瘤等其他健康问题。

4. 询问病程：患者整个的起病过程、诊治经过、必要的检查。结合症状的特点，治疗师应能构建合理的诊断猜想。

5. 询问生活习惯与运动习惯、社会需求：需要关注患者的生活、工作习惯，如是否久坐、有无规律锻炼等，并了解患者的运动需求及康复需求。

在完成主观评估后，治疗师应该能够构建主要诊断和次要诊断，并形成诊断、鉴别诊断的策略，通过进一步的客观评估来明确判断。

四、客观评估

1. 体态评估（视诊）：观察患者的头部位置、整体姿势和整体运动状态。通常将视诊与触诊结合，明确患者的肢体空间位置特点，进一步分析患者的功能状态。

（1）头部前置姿势：在不同角度、不同体位观察，多数患者存在不同程度的颈部前伸、含胸驼背的姿势，即上交叉综合征姿势（图 4−8）。

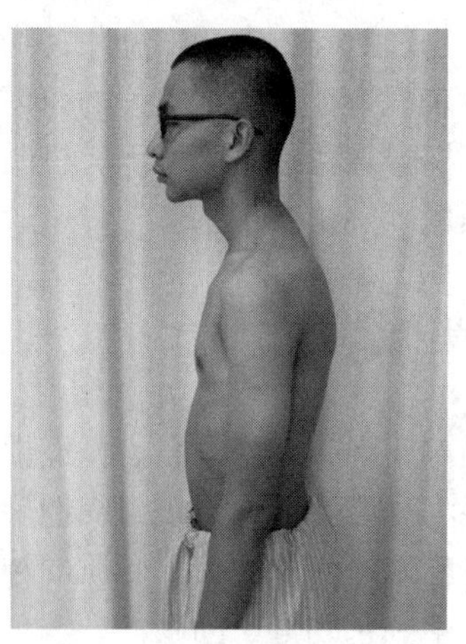

图 4−8　上交叉综合征姿势

（2）头部后置姿势：此类患者在临床上极为少见，可见于少数中枢神经受损者或军人。

（3）头部侧倾：头部向一侧倾斜，可能由倾斜侧颈部侧屈肌群张力增加、脊柱侧弯、双下肢不等长等因素导致。头部侧倾伴向对侧旋转（斜颈姿势见图 4－9），可能是由倾斜侧的胸锁乳突肌张力过高所致。

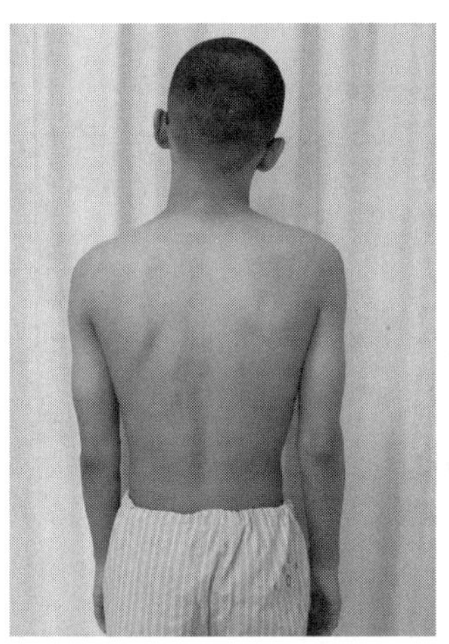

图 4－9　斜颈姿势

（4）双肩不等高：不同利手可能存在不同程度的高低肩现象，一般来说，利手侧肩部稍低。异常的双肩不等高可能与姿势习惯、脊柱侧弯等有关。双肩不等高见图 4－10。

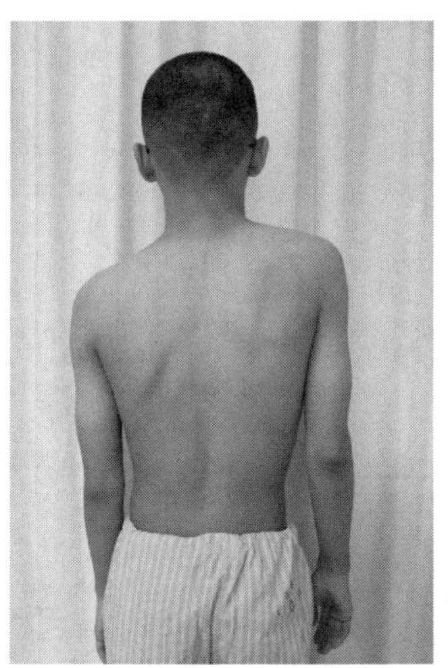

图 4－10　双肩不等高

2. 运动评估：不限于直立体位、仰卧位、侧卧位各向运动评估。评估应关注不同体位的各向运动、运动范围与疼痛或症状发生的关系。

（1）运动范围与症状评估：颈椎运动包括前屈、后伸、侧屈和旋转。通过主动运动范围评估、被动运动范围评估及在不同运动角度下症状变化的规律，结合主观评估中的信息，分析功能受损的原因和机制，如关节僵硬、肌筋膜僵硬、肌肉无力、神经肌肉张力增加、神经肌肉运动控制障碍等。这些变化可能与关节退行性改变、生活习惯、运动习惯等有密切关联。

（2）关节运动功能特殊检查：

1）颅颈关节屈伸被动运动测试（图 4－11）。

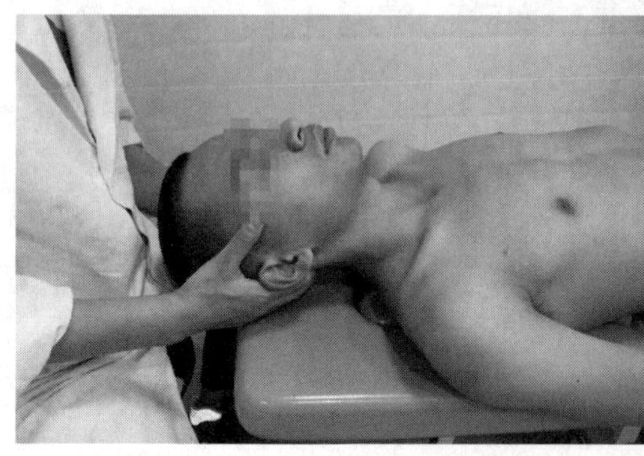

A. 被动后伸测试

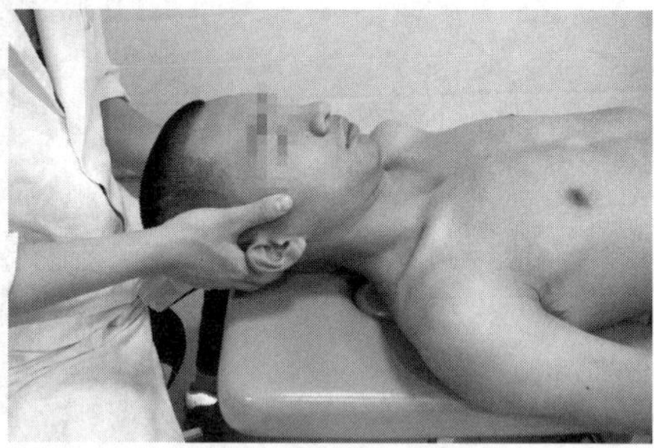

B. 被动前屈测试

图 4－11 颅颈关节屈伸被动运动测试

目的：评估与 C_1、C_2 相关的颅颈部屈伸被动活动。

患者体位：仰卧位，头放于枕头上，头顶可置于检查床边沿。

治疗师体位：站或坐于患者头部处。

治疗师手的位置：双手轻柔地抓住颅骨侧面。

步骤：治疗师双手轻柔地分别向前后方向屈伸颅颈部，但避免颈椎全范围活动；给予一定压力评估终末端感觉和反应水平。

注意事项：正常颅颈前屈和后伸范围为 10°～30°。被动运动受限在颈源性头痛、头部前置姿势和中颈段不稳人群中常见。

2）颅颈关节侧屈被动运动测试（图 4－12）。

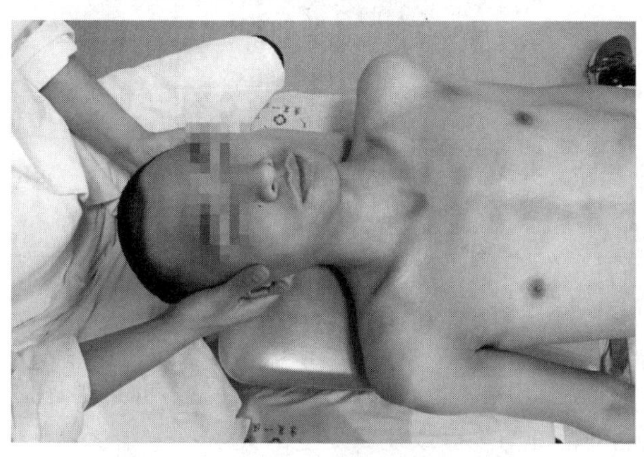

图 4－12 颅颈关节侧屈被动运动测试

目的：评估与 C_1、C_2 相关的颅颈部侧屈被动活动。

患者体位：仰卧位，头放于枕头上，头顶可置于检查床边沿。

治疗师体位：站或坐于患者头部处。

治疗师手的位置：双手轻柔地抓住颅骨侧面。

步骤：治疗师双手轻柔地将患者颅颈向一侧屈曲，但避免颈椎全范围活动；标记患者整体侧屈可达到的位置；给予一定压力评估终末端感觉和反应水平；然后以同样方法向对侧屈曲颈部，同样记录活动位置，进行两侧对比。另外一种方法是触诊被动侧屈运动时 C_1 横突的运动情况。

注意事项：侧屈时运动轴应该通过患者鼻部。正常颅颈侧屈范围为 5°～15°。被动运动受限在颈源性头痛、头部前置姿势和中颈段不稳人群中常见。

3）屈曲－旋转被动运动测试（全段颈椎前屈时颅颈旋转被动椎间运动测试，图 4－13）。

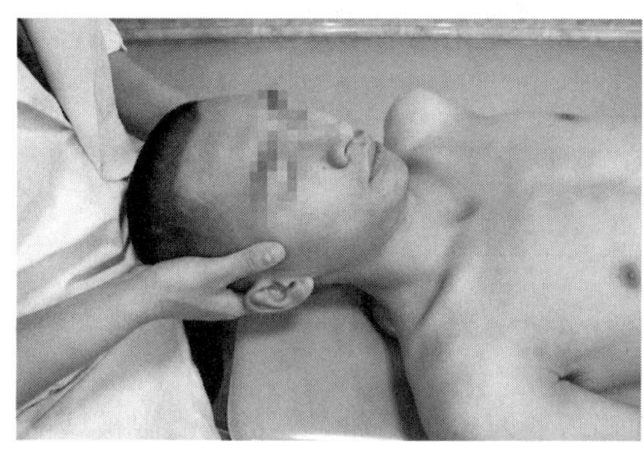

A. 起始位　　B. 终末位

图 4－13　屈曲－旋转被动运动测试（全段颈椎前屈时颅颈旋转被动椎间运动测试）

目的：在颈椎屈曲锁定下段颈椎时评估 C_1、C_2 被动旋转功能。

患者体位：仰卧位，头放于枕头上，头顶可置于检查床边沿。

治疗师体位：站或坐于患者头部处。

治疗师手的位置：双手轻柔地抓住颅骨侧面。

步骤：治疗师将患者的头颈完全被动屈曲，用自身腹部支撑患者头颅。当维持患者头颈完全屈曲时，将患者头向一侧轻柔地旋转到终末位，然后向另外一侧旋转，左右两侧对比。

注意事项：记录两侧运动的非对称性和疼痛激惹时出现的位置。活动受限被认为由 C_1、C_2 僵硬所致。

4）全段颈椎侧屈时颅颈旋转被动椎间运动测试（图 4－14）。

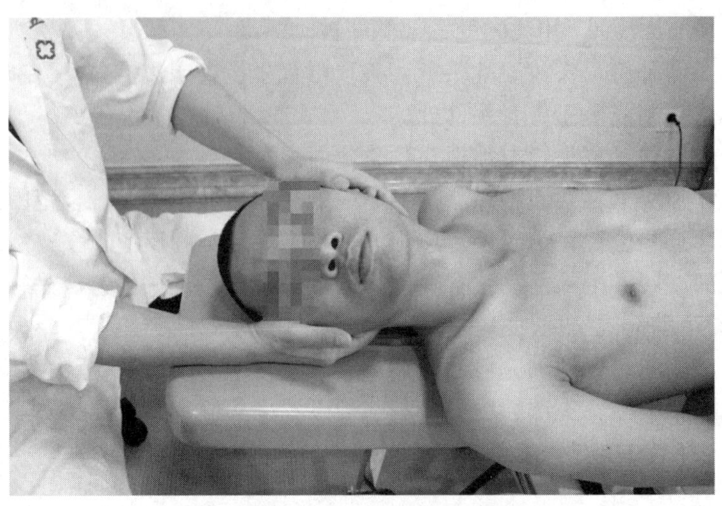

图 4－14　全段颈椎侧屈时颅颈旋转被动椎间运动测试

目的：在颈椎侧屈时评估颅颈 C_1、C_2 旋转功能。

患者体位：仰卧位，头放于枕头上，头顶可置于检查床边沿。

治疗师体位：站或坐于患者头部处。

治疗师手的位置：双手轻柔地抓住颅骨侧面。

步骤：治疗师将患者的头颈完全侧屈，然后轻柔地将患者头向对侧旋转到终末位，然后按同样的方法检查另一侧，左右两侧对比。

注意事项：记录两侧运动的非对称性和疼痛激惹时出现的位置。活动受限被认为由 C_1、C_2 僵硬所致。

5）颈椎向下滑动被动椎间运动测试（图 4－15）。

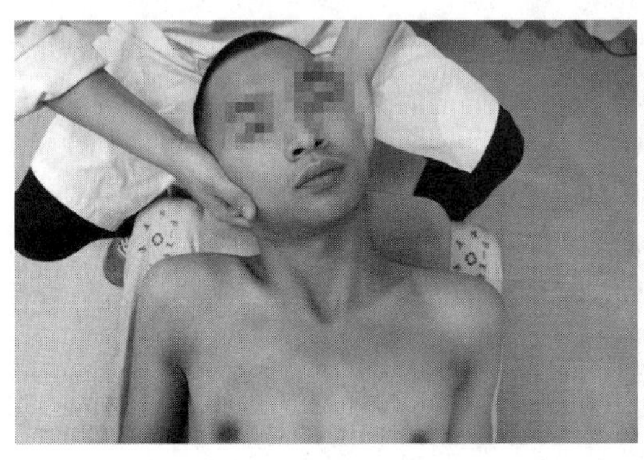

A. 前面观

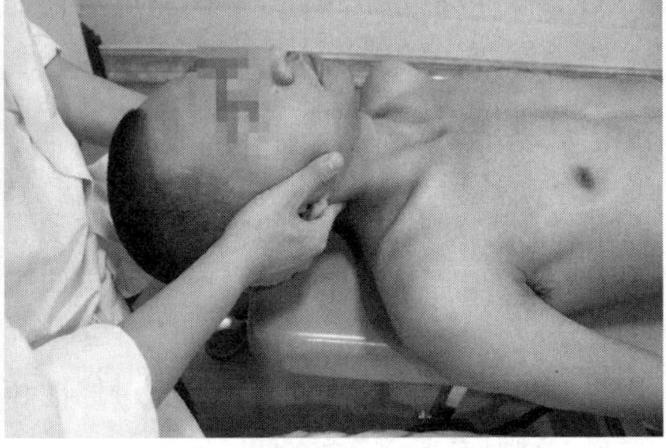

B. 侧面观

图 4－15　颈椎向下滑动被动椎间运动测试

目的：评估 $C_2 \sim C_3$ 到 $C_7 \sim T_1$ 的被动向下滑动功能。

患者体位：仰卧位，头放于枕头上，头顶可置于检查床边沿。

治疗师体位：站或坐于患者头部处。

治疗师手的位置：双手示指掌指关节的桡侧缘与特定节段的关节柱接触，第四、第五掌骨与指骨用来支撑患者的头部。

步骤：治疗师双手轻柔地固定患者头颈，将患者的头颈带到轻微侧屈（约 20°），然后将患者的头顶部放置于治疗师腹部。双手示指掌指关节的桡侧缘与 C_2 关节柱接触，第四、第五掌骨与指骨用来支撑患者的头颅。在屈曲侧（通过颈侧屈一侧手的接触点）朝向对侧施加外力，然后治疗师持续在患者的头顶处施加轻微的向尾端的力。记录被动向下滑动达到的程度，同时注意是否有肿胀或压痛。然后，另外一侧进行同样的测试。整个过程重复用来评估其余颈段的活动情况。对每一部分向下被动滑动可达到的范围进行评估并记录，两侧对比。

注意事项：该评估可从 C_2 逐渐开始向尾端一直到 C_7。当接触 C_2 关节柱时，被测试的向下被动椎间运动（passive intervertebral motion ，PIVM）的活动范围是 $C_2 \sim C_3$ 关节柱。从 C_2 向下很容易计算每一节段的颈椎。当固定患者头部时，治疗师腹部不宜向下施加过大的压力，患者的头顶不能移动，颈椎侧屈是通过治疗师的手施加力量引导的被动向下滑动，而且，治疗师必须确定患者的头是在治疗床边沿并且不能离开床边。如果在某一特定的脊柱节段出现疼痛反应，治疗师应该轻微调整头部的头或尾端的位置，或者使用手柔软的掌面施加外力。如果该评估方法持续出现疼痛，其原因可能是被测试水平小关节的关节囊反应。

6）颈椎侧方滑动被动椎间运动测试（图 4－16）。

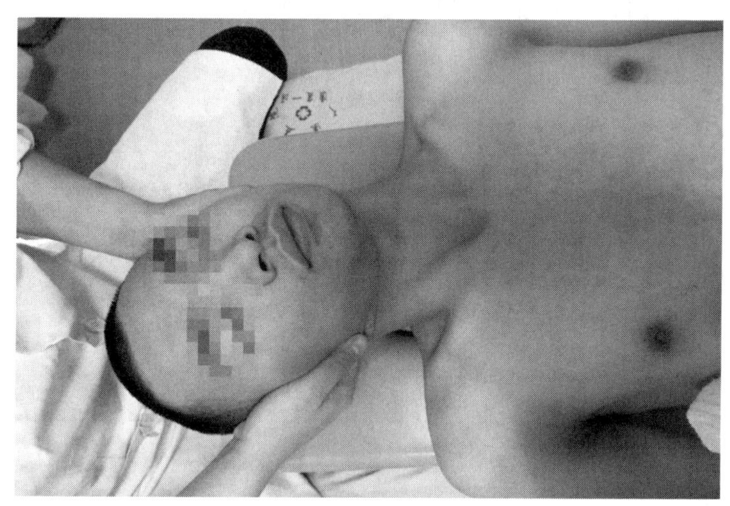

图 4－16　颈椎侧方滑动被动椎间运动测试

目的：评估 $C_2 \sim C_3$ 到 $C_7 \sim T_1$ 的被动侧方滑动功能。

患者体位：仰卧位，头放于枕头上，头顶可置于检查床边沿。

治疗师体位：站或坐于患者头部处。

治疗师手的位置：双手示指掌指关节的桡侧缘与特定节段的关节柱接触，第四、第五掌骨与指骨用来支撑患者头部。

步骤：治疗师双手轻柔地固定患者头颈，将患者的头颈带到轻微侧屈（约 20°），但是不将患者的头顶部放置于治疗师腹部。双手示指掌指关节的桡侧缘与 C_2 关节柱接触，第四、第五掌骨与指骨用来支撑患者的头颅。在侧屈一侧（通过颈侧屈一侧手的接触点）施加向对侧滑动的外力。记录可向对侧被动滑动达到的程度，同时注意是否有肿胀或压痛。然后，另外一侧进行同样的测试。整个过程重复用来评估其余颈段的活动情况。对每一部分向侧方被动滑动可达到的范围进行评估并记录，两侧对比。

注意事项：该评估可从 C_2 逐渐开始向尾端一直到 C_7。当接触 C_2 关节柱时，从 C_2 向下很容易计算每一节段的颈椎。如果在某一特定的脊柱节段出现疼痛反应，治疗师应该轻微调整头部的头或尾端的位置，或者使用手柔软的掌面施加外力。如果该评估方法持续出现疼痛，其原因可能是被测试水平小关节的关节囊反应。侧方滑动通常用于评估非椎间关节（如关节突关节和节段性神经组织）的关节内活动，如果侧方滑动测试受限，终末端范围的等级振动（Ⅲ级或Ⅳ级松动手法）可用来处理同样的节段性自由活动受限。

7）颈椎侧方滑动被动椎间运动合并 UNDT1 测试（图 4－17）。

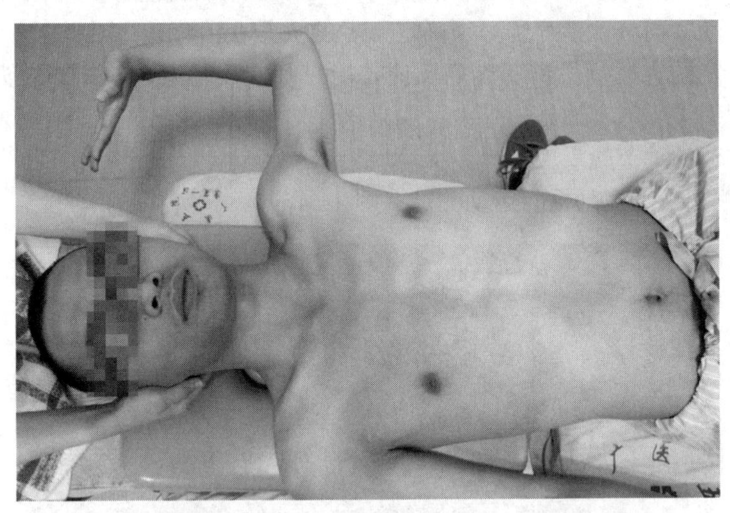

图 4－17　颈椎侧方滑动被动椎间运动合并 UNDT1 测试

目的：评估中下颈段被动侧方滑动和神经根受压情况。

患者体位：仰卧位，头放于枕头上，头顶可置于检查床边沿；将测试侧肩关节外展 90°，屈肘 90°，前臂旋后，腕关节伸展。

治疗师体位：站或坐于患者头部处。

治疗师手的位置：同颈椎侧方滑动被动椎间运动测试。

步骤：同颈椎侧方滑动被动椎间运动测试，并嘱患者在终末位进行 10～15 次来回伸肘关节活动，注意患者是否有上肢麻木、疼痛等症状。

注意事项：该方法用于评估下颈段是否有神经根受压。

8）颈椎斜上滑动被动椎间运动测试（图 4－18）。

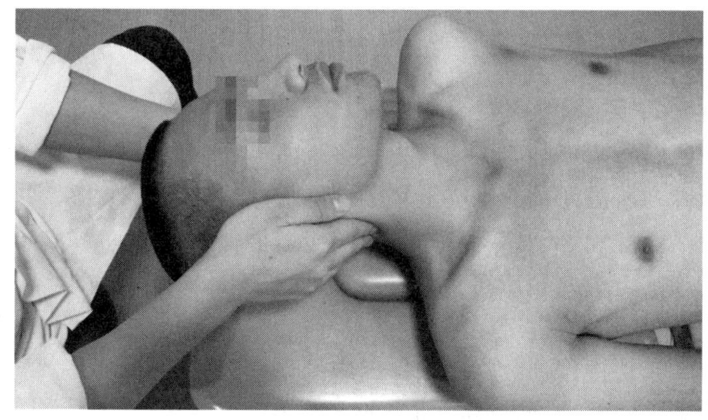

图 4－18　颈椎斜上滑动被动椎间运动测试

目的：评估 C_2～T_1 的被动向上滑动情况。

患者体位：仰卧位，头放于稍柔软的枕头上。

治疗师体位：站或坐于患者头部处。

治疗师手的位置：测试向左侧旋转，右手示指钩住上位关节柱的后外侧，左手用来支撑患者头部；测试向右侧旋转，右手用来支撑患者头部，左手示指钩住上位关节柱的后外侧。

步骤：右手示指触诊右侧 C_2 关节柱，示指掌垫钩住关节柱后方且触及关节基底面，通过拉动关节柱向头左前侧方旋转 45°。左手轻柔地固定患者头并引导颈部轻微向右侧屈和后伸，旋转之后将头摆回中立位。记录可被动旋转达到的程度。然后，对左侧进行同样的测试。整个过程重复用来评估其余颈段的活动情况。对每一部分旋转可达到的范围进行评估并记录，两侧对比。将每一节段左手示指向右侧被动旋转过程和旋转程度做对比。

注意事项：该评估可从 C_2 逐渐开始向尾端一直到 C_7，从 C_2 向下很容易定位每一节段的颈椎。治疗师必须确定患者的头在治疗床边沿并且不能离开床边。

9）颈椎后向前被动附属运动测试（图 4－19）。

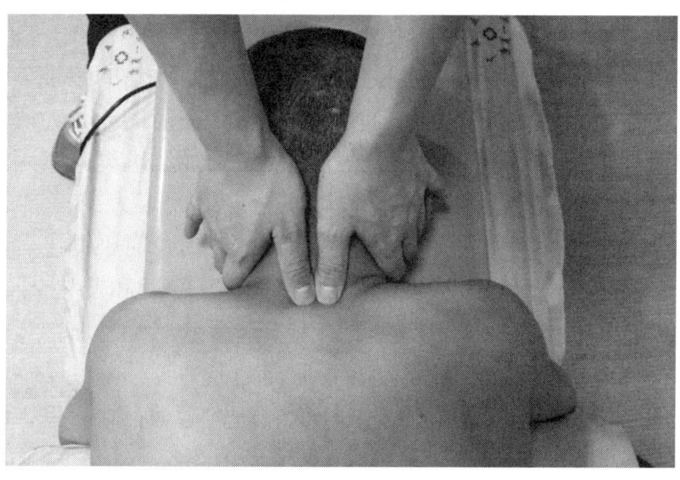

图 4－19　颈椎后向前被动附属运动测试

目的：评估 C_2～C_3 到 T_1～T_2 的被动附属运动情况。

患者体位：俯卧位，枕头置于胸部，头颈保持中立位。

治疗师体位：站于患者头部处。

治疗师手的位置：治疗师双手拇指指尖置于所需评估的颈椎节段棘突上。

步骤：治疗师在所需评估的棘突上轻柔地施加从后往前的外力，评估患者是否有激惹性疼痛，以及活动度和活动感觉。力量宜缓慢增加，重复 4～5 次。

注意事项：施加力量的角度可以变化，以便发现最大阻力或疼痛最明显的运动平面。为提高治疗效果，阻力也可以从评估到手法治疗时变化。该评估伴随的激惹性疼痛被认为是颈椎快速手法操作疗效临床阳性反应的重要因素。

10）颈椎单侧后向前被动附属运动测试（图 4－20）。

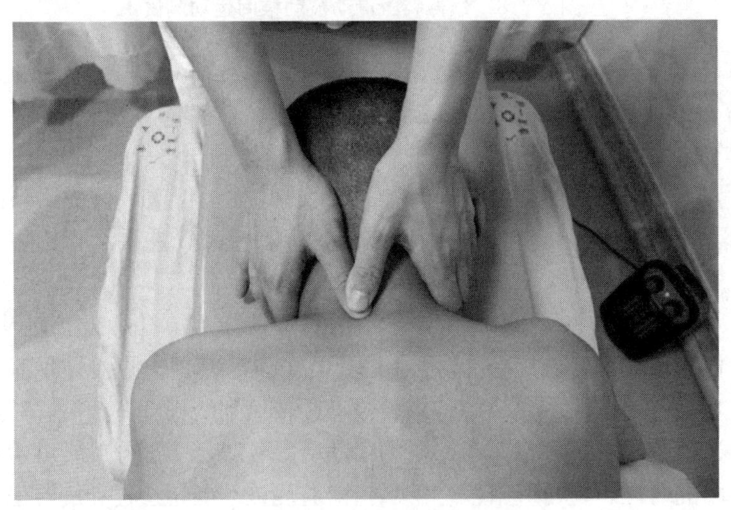

图 4－20　颈椎单侧后向前被动附属运动测试

目的：评估 C_2～C_3 到 T_1～T_2 的被动附属运动情况。

患者体位：俯卧位，枕头置于胸部，头颈保持中立位。

治疗师体位：站于患者头部处。

治疗师手的位置：治疗师双手拇指指尖重叠置于所需评估的颈椎节段上。

步骤：治疗师在所需评估的棘突上轻柔地施加从后往前的外力，评估患者是否有激惹性疼痛，以及活动度和活动感觉。每次力量宜缓慢增加，重复 4～5 次。

注意事项：施加力量的角度可以变化，以便发现最大阻力或疼痛最明显的运动平面。被动附属运动的阻力，可以在关节附属运动评估或治疗时根据患者情况改变。

3. 神经功能评估：颈髓发出的神经分为颈丛（C_1～C_4）和臂丛（C_5～T_1）。颈丛主要支配颈部皮肤感觉和肌肉运动，臂丛主要支配上肢皮肤感觉和肌肉运动。临床上可根据皮肤感觉异常部位或颈肩部、上肢运动支配肌肉的肌力评估判断某一节段的颈髓或神经根受损情况。但是，由于节段支配的皮肤感觉和肌肉运动存在交叉，精确判断还需根据影像学检查。

（1）皮节：C_1 发出的神经主要支配枕下肌群运动，C_2 感觉定位在枕骨粗隆，C_3 感觉定位在锁骨上窝，C_4 感觉定位在肩锁关节顶部，C_5 感觉定位在肘窝前外侧，C_6 感觉定位在拇指，C_7 感觉定位在中指，C_8 感觉定位在小指，T_1 感觉定位在肘窝前内侧。不同节段神经根或脊髓受压出现相应部位温度觉、触觉或本体感觉功能障碍。

（2）肌节：C_1 发出的神经主要支配枕下肌群运动，C_2～C_4 发出的神经支配颈肩活动的肌肉（如斜方肌、胸锁乳突肌、肩胛提肌、菱形肌），C_3～C_5 发出的膈神经支配膈肌运动。C_4 肌节定位在中指屈曲肌群，C_5 肌节定位在肱二头肌，C_6 肌节定位在伸腕肌群，C_7 肌节定位在肱三头肌，T_1 肌节定位在小指外展肌。不同节段神经根或脊髓受压出现相应部位头颈部、上肢运动功能障碍。另外需要注意的是，C_3～C_5 损伤可影响膈肌功能，导致吸气功能障碍；颅神经中的副神经损伤，可导致与颈部活动有关的胸锁乳突肌功能受限。

（3）反射：反射包括浅反射和深反射。临床上评估颈椎病变检查的深反射主要是肱二头肌腱反射、肱三头肌腱反射和桡骨膜反射（图 4－21）。上述反射减弱，分别提示 C_5、C_7、C_6 神经根受压；如反射亢进，考虑相应颈髓节段损伤。

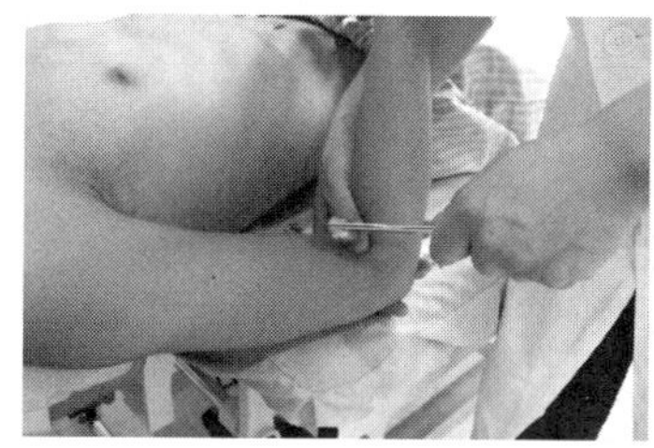

A. 肱二头肌腱反射

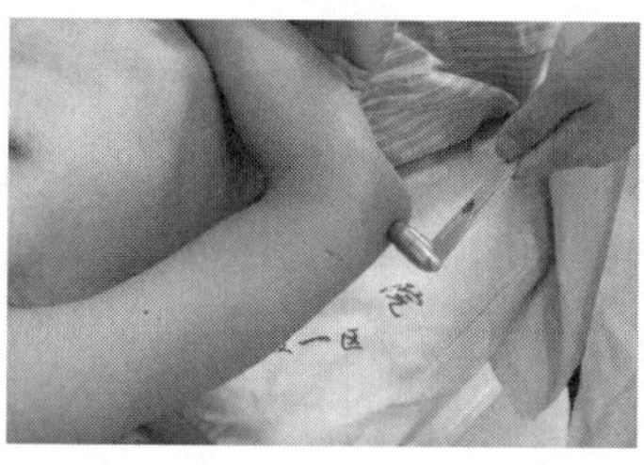

B. 肱三头肌腱反射

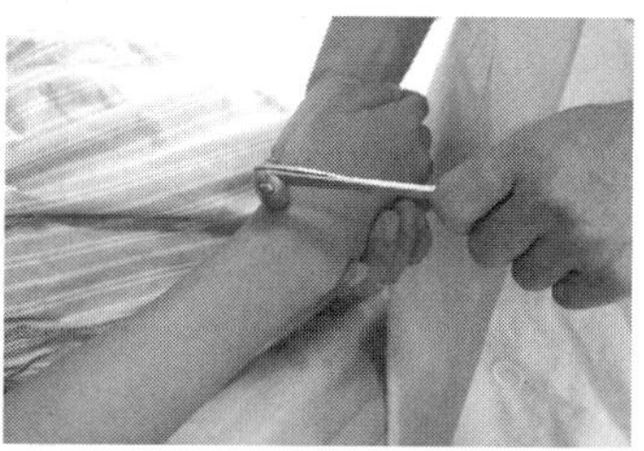

C. 桡骨膜反射

图 4－21　上肢深反射检查

（4）病理反射：临床上可采用霍夫曼征、巴宾斯基征等进行检查。霍夫曼征测试（图 4－22）操作如下：检查者以左手持被检查者腕关节上方，右手中指与示指夹持被检查者中指，被检查者腕轻度过伸而其余各指自然弯曲，然后检查者用拇指迅速弹刮被检查者中指指甲，由于中指深屈肌受牵拉而引起其余四指轻微掌屈（霍夫曼征阳性）。

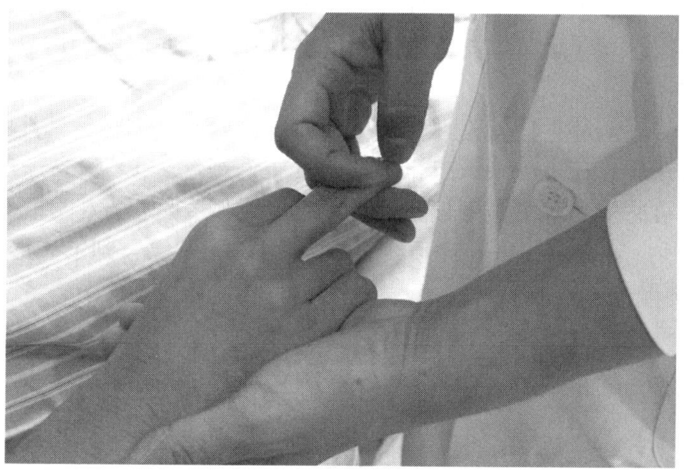

图 4－22　霍夫曼征测试

(5) 神经张力测试：可评估神经在不同走行部位的紧张度。与颈椎病变有关的神经张力测试主要是评估臂丛神经分支中的正中神经、桡神经和尺神经张力情况（详见本章的“上肢神经动力学试验”部分）。

4. 触诊。

(1) 颈椎骨性标志触诊：通过对颈椎骨性标志触诊可明确颈椎病变的具体部位和性质，以及施加治疗时治疗师手的位置。

1) 颈椎棘突触诊（图 4-23）。

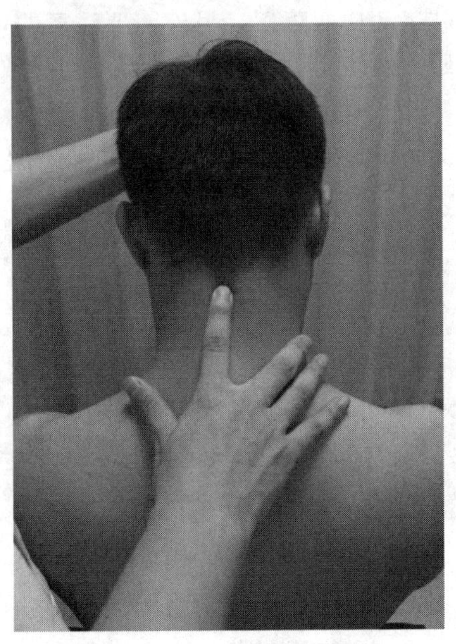

图 4-23　颈椎棘突触诊

目的：确定棘突有无偏歪或位移，以及棘突位移的方向、大小，是否有触痛。

患者体位：坐位。

治疗师体位：站于患者左侧，身体可紧贴患者左侧。

治疗师手的位置：左手掌置于患者前额或下颌，右手拇指第一指节指腹置于下项线与正中线交界处。

步骤：左手稳定头部，使颈椎保持适度前屈位置。右手指腹从枕外隆突沿着后正中线向下轻到中度按压，在下项线下方正中凹陷处骨性突起为 C_2 棘突。自 C_2 到 C_7 逐一顺次滑动按压，可感受到棘突是否偏移，各棘突连线弧度是否发生变化。一般触摸比较 4 条线（中心轴线、棘突旁线、棘突顶线、棘突尖线），可综合判定病情。

2) 颈椎横突触诊（图 4-24）。

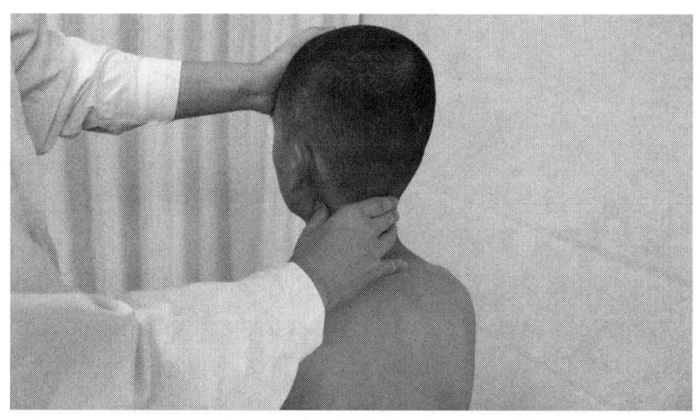

图 4－24　颈椎横突触诊

目的：确定横突位置有无偏歪或位移，以及位移的方向、大小，是否有触痛。

患者体位：坐位。

治疗师体位：站于患者左侧，身体可紧贴患者左侧。

治疗师手的位置：左手掌置于患者前额或下颌，右手拇指第一指节指腹置于乳突前方和耳垂下方的凹陷处（C_1 横突处）。

步骤：左手稳定头部，右手第一指节指腹起始位用力深压触及 C_1 横突，继续向稍内下与 C_2 棘突水平处为 C_2 横突，然后逐一顺次滑动按压 C_3～C_7 横突。之后进行另外一侧横突触诊。可感受到两侧横突与相应节段的棘突距离是否有差异。

3）颈椎关节突关节触诊（图 4－25）。

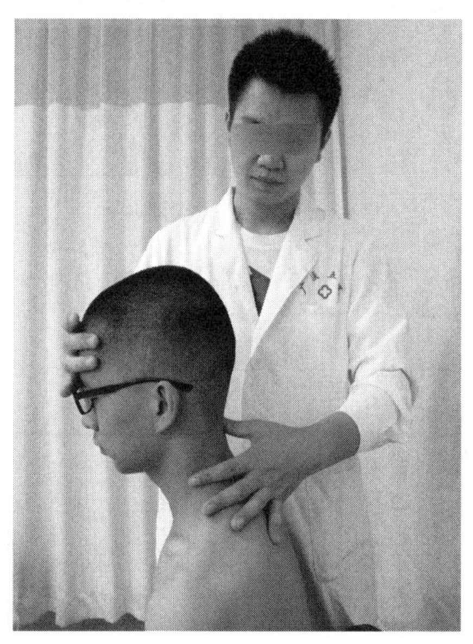

图 4－25　颈椎关节突关节触诊

目的：确定关节突关节的位置、是否存在压痛或产生其他症状。

患者体位：坐位。

治疗师体位：站于患者一侧，身体可紧贴患者以提供稳定支撑。

治疗师手的位置：一手掌置于患者前额，另一手拇指第一指节指腹置于 C_2 棘突和 C_2 横突之间的中点处。

步骤：一手（左手）稳定头部，另一手（右手）第一指节指腹起始位用力深压触及 $C_2 \sim C_3$ 关节突关节，然后逐一顺次滑动按压 $C_3 \sim T_1$ 关节突关节。之后进行另外一侧关节突关节触诊。

颈椎关节突关节为颈部深层核心稳定肌的附着处（如多裂肌、回旋肌），同时相邻上下关节突之间的椎间孔有脊神经穿过。当这些颈部深层肌肉在颈关节突关节处有损伤或出现无菌性炎症时，通过上述方法也可查出压痛点或异常改变。如果关节突关节骨质增生，导致椎间孔狭窄，在触诊按压时可能出现相应节段神经受压症状，其支配区域皮肤感觉障碍或肌肉无力。

（2）颈部肌肉触诊：

1）胸锁乳突肌触诊（图 4－26）。

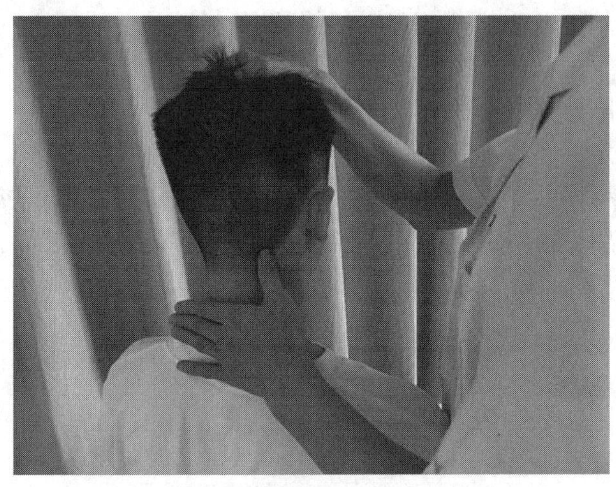

图 4－26　胸锁乳突肌触诊

目的：判断胸锁乳突肌是否有紧张、压痛及放射性疼痛。

患者体位：坐位。

治疗师体位：站于患者前面。

治疗师手的位置：一手掌置于患者枕部，另一手中指置于胸锁乳突肌走行附着点（锁骨部、胸骨部和乳突部）。

步骤：置于枕部的手稳定头部，并将头被动转向对侧，同时稍向同侧屈曲；另一手中指指腹从上端或下端附着点沿肌纤维走向垂直方向触压、弹拨，感受肌肉紧张度，并观察患者表情或询问是否有触痛。放射性激痛点有前额、眼眶、耳朵后上方。之后触诊另一侧，两侧对比。

2）前中斜角肌触诊（图 4－27）。

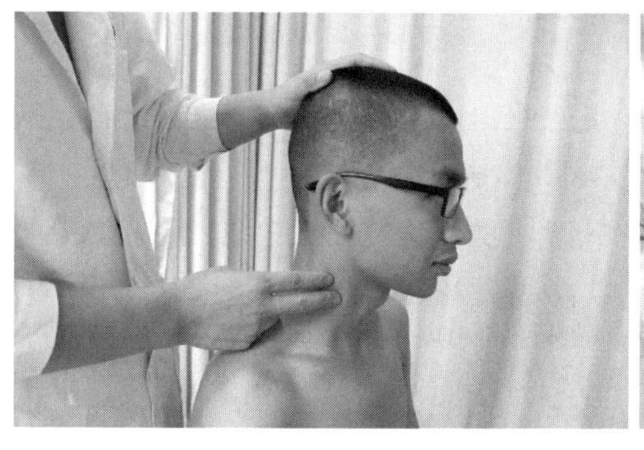

A. 触诊前斜角肌

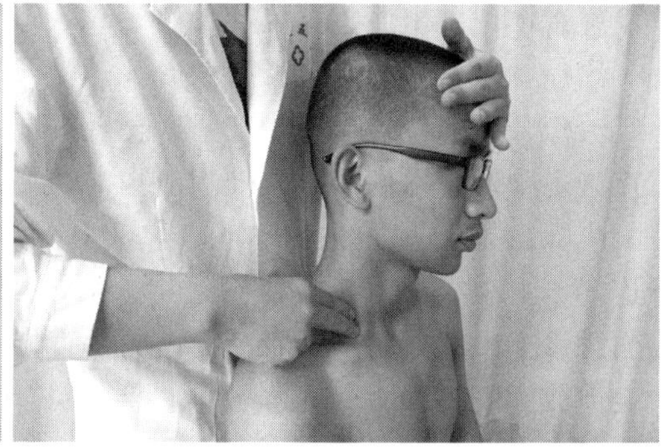

B. 触诊中斜角肌

图 4－27　前中斜角肌触诊

目的：判断斜角肌是否有紧张、压痛及放射性疼痛。

患者体位：坐位。

治疗师体位：站于患者后面。

治疗师手的位置：一手掌置于患者头顶或前额，另一手中指和示指并拢置于斜角肌附着处（C_2～C_7 横突、第 1 肋骨中段稍靠后上缘、第 2 肋骨中段上缘，此肌附着点较难以触及）。

步骤：置于头顶或前额的手稳定头部，另一手中指和示指指腹在胸锁乳突肌走行后缘稍向后外侧移行，向下深处触压前斜角肌（再往后深面为中斜角肌，上斜方肌前缘深层触诊后斜角肌），再沿肌纤维走向垂直方向触压、弹拨，感受肌肉紧张度，并观察患者表情或询问是否有触痛。放射性激痛点有肩前部、拇指。之后触诊另一侧，两侧对比。

3）上中斜方肌触诊（图 4－28）。

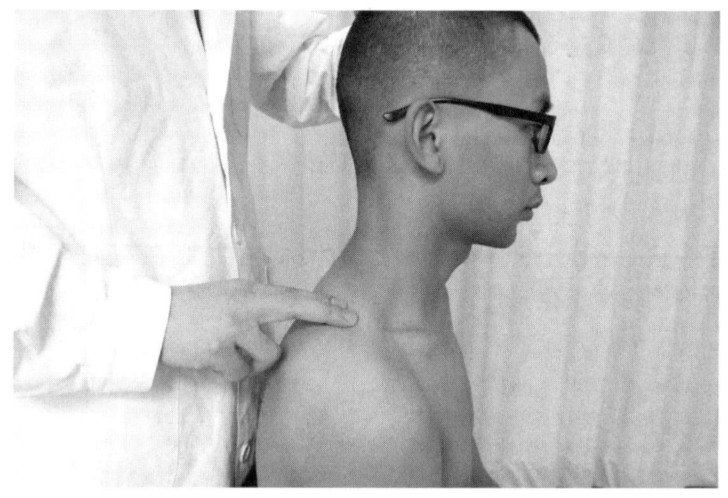

图 4－28　上中斜方肌触诊

目的：判断上中斜方肌是否有紧张、压痛及放射性疼痛。

患者体位：坐位。

治疗师体位：站于患者后面。

治疗师手的位置：一手掌置于患者头顶，另一手中指和示指并拢置于上中斜方肌附着点（上项线、项韧带、颈椎和上胸椎棘突、锁骨外侧端、肩峰）。

步骤：置于头顶的手稳定头部，另一手中指和示指指腹在后正中线、T_2 棘突到肩峰连线、上项线中内三分之一交点与锁骨中外三分之一交点连线组成的三角形区域内浅表面触诊上中斜方肌，沿肌纤维走向垂直方向触压、弹拨，感受肌肉紧张度，并观察患者表情或询问是否有触痛。放射性激痛点有颞部、耳朵上方。之后触诊另一侧，两侧对比。

4）肩胛提肌触诊（图 4－29）。

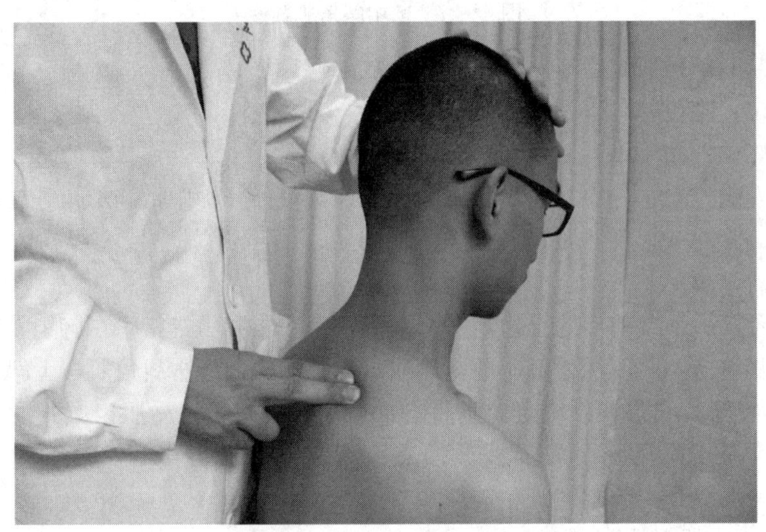

图 4－29　肩胛提肌触诊

目的：判断肩胛提肌是否有紧张、压痛及放射性疼痛。

患者体位：坐位。

治疗师体位：站于患者后面。

治疗师手的位置：一手掌置于患者头顶，另一手中指和示指置于肩胛提肌附着处（$C_1 \sim C_4$ 横突、肩胛骨内上角）。

步骤：置于头顶的手稳定头部，另一手中指和示指指腹在 $C_1 \sim C_4$ 横突连线、肩胛冈内侧与肩胛骨内侧缘交点至肩胛骨内上角连线处向深部按压，再沿肌纤维走向垂直方向触压、弹拨，感受肌肉紧张度，并询问患者是否有触痛。放射性激痛点有颈部和肩胛骨内侧缘。之后触诊另一侧，两侧对比。

5）枕下肌群触诊（图 4－30）。

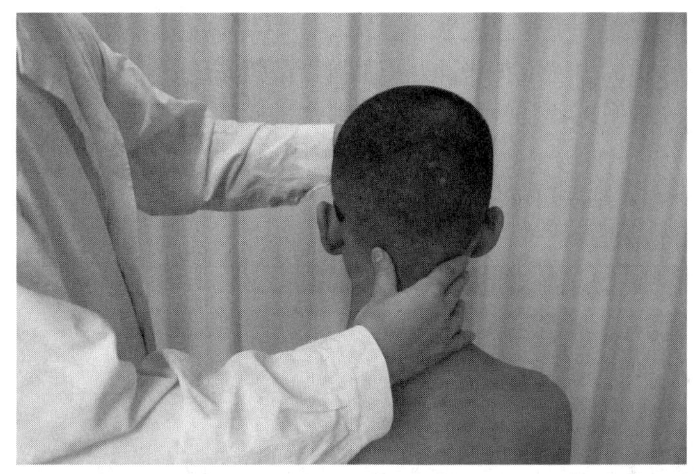

图 4－30　**枕下肌群触诊**

目的：判断枕下肌群是否有紧张、压痛。

患者体位：坐位。

治疗师体位：站于患者一侧。

治疗师手的位置：一手掌置于患者前额，另一手拇指置于枕骨底部下项线、C_2 棘突和横突部位。

步骤：置于头顶的手稳定头部，另一手拇指指腹向枕下前下方深压触诊，感受肌肉紧张度，并询问患者是否有触痛。放射性激痛点有颞部、头顶。之后触诊另一侧，两侧对比。

6）颈部竖脊肌触诊（图 4－31）。

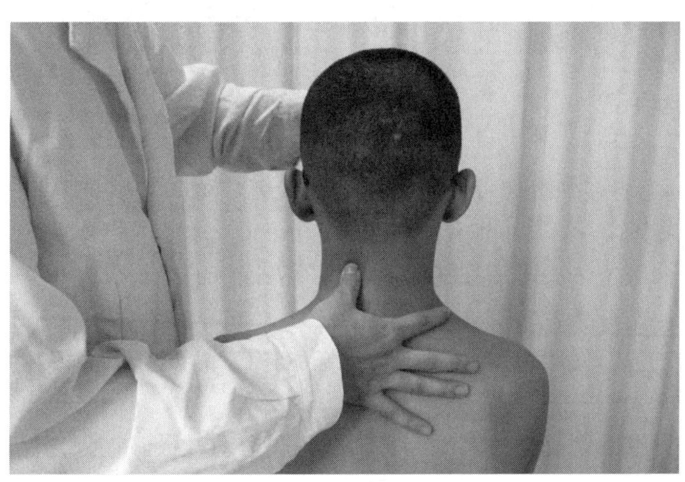

图 4－31　**颈部竖脊肌触诊**

目的：判断颈部竖脊肌是否有紧张、压痛。

患者体位：坐位。

治疗师体位：站于患者一侧。

治疗师手的位置：一手掌置于患者前额，另一手拇指置于颈椎棘突、横突之间。

步骤：置于头顶的手稳定头部，另一手拇指指腹深压棘突、横突间深层的肌肉，感受肌肉紧张度，并询问患者是否有触痛。放射性激痛点有后颈部、头顶。之后触诊另一侧，两侧对比。

5. 特殊检查：对某些可能的损伤进行特异性检查，包括激惹性试验和缓解性试验。针对颈椎常用的特殊检查如下。

（1）翼状韧带应力试验（仰卧位，见图 4－32）。

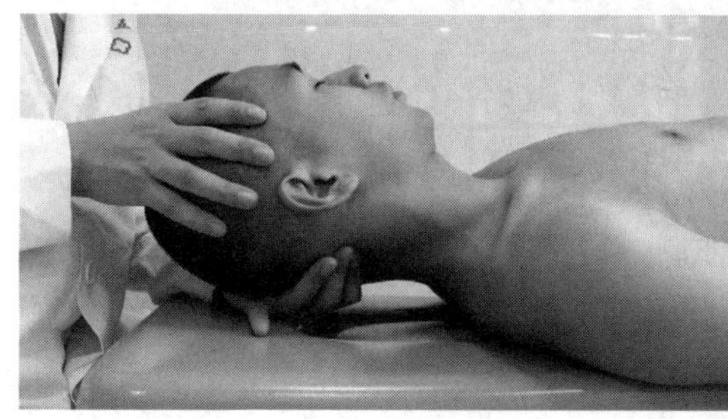

A. 轻微前屈

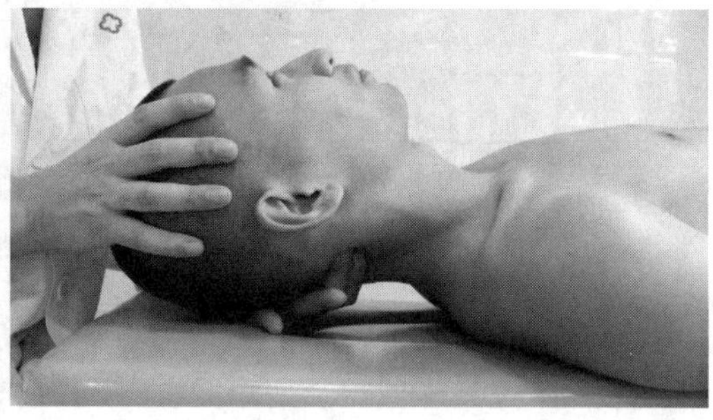

B. 中立位

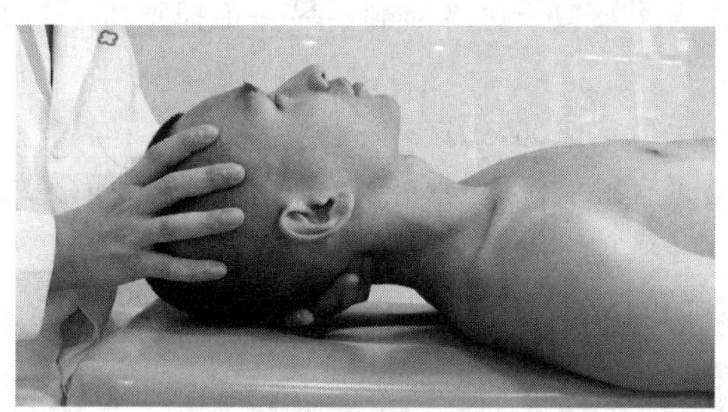

C. 轻微后伸

图 4－32　翼状韧带应力试验（仰卧位）

目的：测试 C_1～C_2 翼状韧带的完整性，翼状韧带可防止寰椎与枢椎过度旋转，这条韧带松弛时易导致 C_1～C_2 关节不稳。

患者体位：仰卧位，头可放在枕头上，头顶靠近床的边缘。

治疗师体位：站在患者头部处。

治疗师手的位置：使用左手的拇指和示指固定 C_2 的棘突、椎板和关节柱面，右手稳定患者的头顶。

步骤：头和寰椎围绕寰枢关节的矢状轴做侧屈运动，最好在颈部保持前屈、中立或后伸共三个方向都进行测试。阴性：C_2 微侧屈，强烈的关节囊末端感觉，停止时有固体感；阳性：C_2 过度侧屈，柔软的末端感觉，或出现上述一些颈椎不稳的症状与体征。

注意事项：上颈段不稳的体征包括三个方向的侧屈关节活动范围均增加、颈椎不稳的症状、摆动性眼球震颤和恶心。需结合 MRI 检查结果进行诊断。

（2）翼状韧带应力试验（端坐位，见图 4－33）。

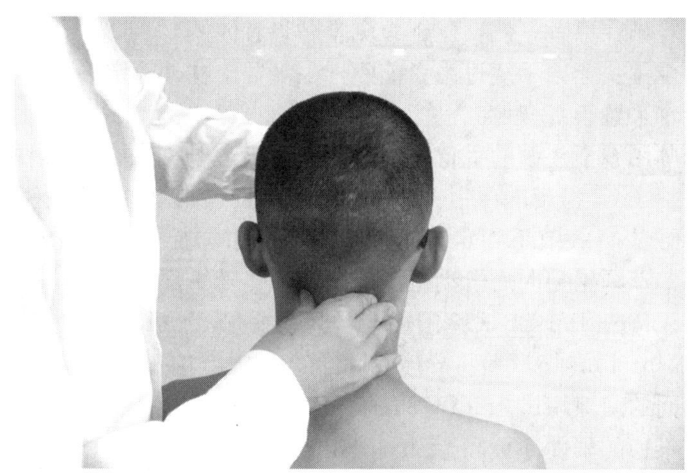

图 4－33　翼状韧带应力试验（端坐位）

目的：测试 C_1～C_2 翼状韧带的完整性，翼状韧带可防止寰椎与枢椎过度旋转，这条韧带松弛时易导致 C_1～C_2 关节不稳。

患者体位：端坐位，起始时头保持中立位。

治疗师体位：站在患者一侧，躯干腹侧紧贴患者体侧。

治疗师手的位置：用右手的拇指和示指固定 C_2 的棘突、椎板和关节柱面，左手扶住患者的前额。

步骤和注意事项同翼状韧带应力试验（仰卧位）。上颈段不稳定性体征：①三个测试方向的活动范围增加以及终末端的落空感；②出现颈椎不稳的症状；③出现一侧眼球震颤和恶心。需结合 MRI 结果进行诊断。

（3）Sharp－Purser 试验（图 4－34）。

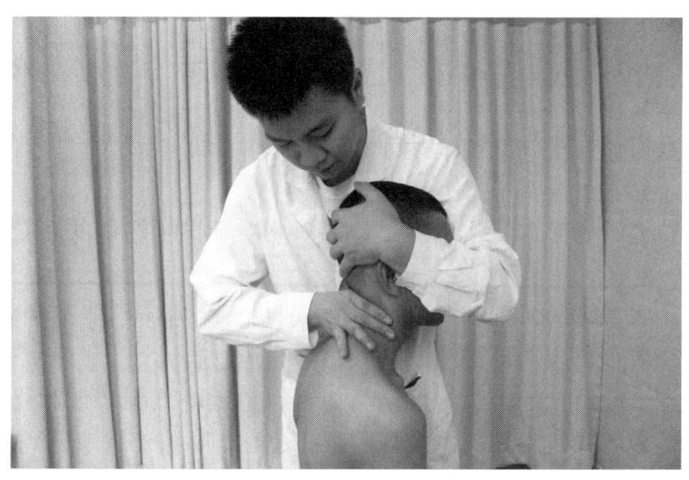

图 4－34　Sharp－Purser 试验

目的：测试寰枢关节的稳定性（齿状突和横韧带之间的稳定性）。

患者体位：端坐位，嘱其头部放松呈半屈曲位。

治疗师体位：站在患者一侧，躯干腹侧紧贴患者体侧。

治疗师手的位置：上方手绕过患者前额，手掌置于枕外隆突；下方手拇指和示指空间部位（虎口）水平置于 C_2 棘突。

步骤：治疗师用置于头颅的手臂在前额部向后沿着与 C_2 椎体上沿平行的方向向后推，同时下方手给予 C_2 稳定的压力。头部沿着枢椎向后滑动提示寰枢关节的不稳定性。此手法操作降低了寰枢关节不稳定患者在颈椎半屈曲位置下发生寰枢关节半脱位的风险。阳性体征：治疗师感觉向后滑动范围增加或者伴随头部向后运动时患者疼痛减轻。

注意事项：Sharp－Purser 试验阳性与类风湿关节炎（RA）患者寰枢关节不稳有关，RA 患者 Sharp－Purser 试验特异度达 96%，灵敏度达 85%。有研究显示，如果 C_1 前弓与齿状突之间的间隙超过 4mm，Sharp－Purser 试验与颈椎屈曲位影像学检查结果比较，寰枢关节不稳的阳性率更高。Sharp－Purser 试验阳性提示寰枢关节不稳，因此，该患者禁用通过颅颈部位施加应力的颈椎手法。RA 患者由于稳定齿状突与寰椎前弓的横韧带变弱，寰枢关节不稳。

（4）前方应力试验（横韧带稳定性测试，见图 4－35）。

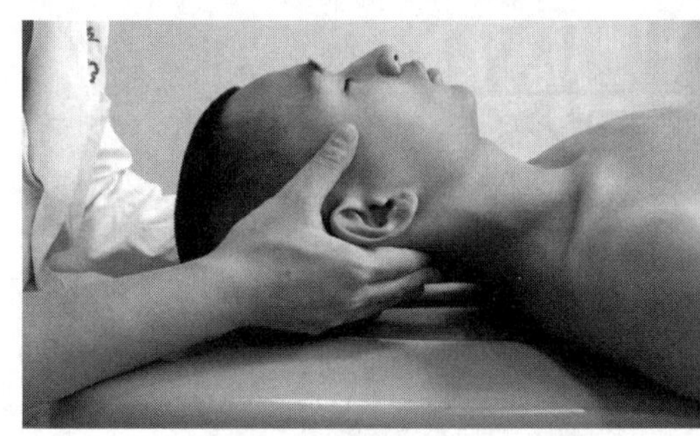

A. 起始位　　　　B. 终末位

图 4－35　**前方应力试验**

目的：评估上颈段韧带的稳定性和因寰枕后膜不稳定产生的体征或症状（如头痛、眩晕或者下肢麻木）。

患者体位：仰卧位，头部和颈椎在中立位摆放于枕头上。

治疗师体位：站在患者头上方处。

治疗师手的位置：两手掌托住患者枕骨部，双手示指放在枕部和 C_2 棘突之间，覆盖寰椎弓中部。

步骤：治疗师将患者的头部和 C_1 同时向前上抬，然后头部保持中立位，通过头部重力固定颈部。患者可出现局部疼痛、酸胀之外的其他症状。

注意事项：测试中可见的不稳定性体征如下。①运动范围增加和终末端的落空感；②再次出现不稳的症状；③出现外侧眼球震颤及恶心。咽喉部肿块的刺激感也可诱发阳性体征。Mintken 等描述了一个 23 岁头痛和下肢麻木的女性患者，其下肢麻木症状可被前方应力试验诱发，但是进行 Sharp－Purser 试验时症状减轻，随后 X 线检查和 MRI 检查显示该患者 C_2～C_3 Klippel－Feil 先天性融合以及齿状突游离。

（5）椎间孔挤压试验（Spurling test，见图 4－36）。

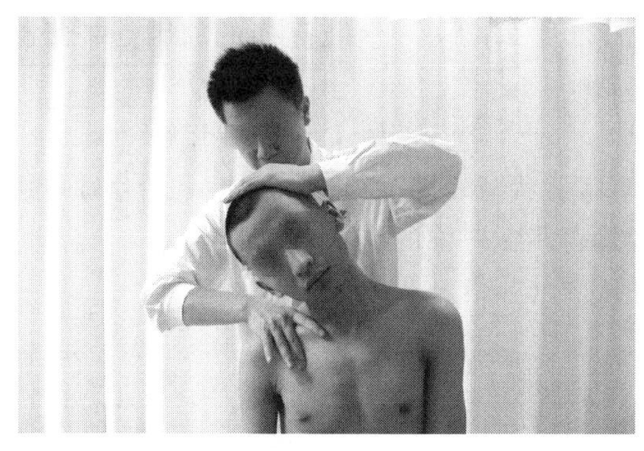

A. 侧屈

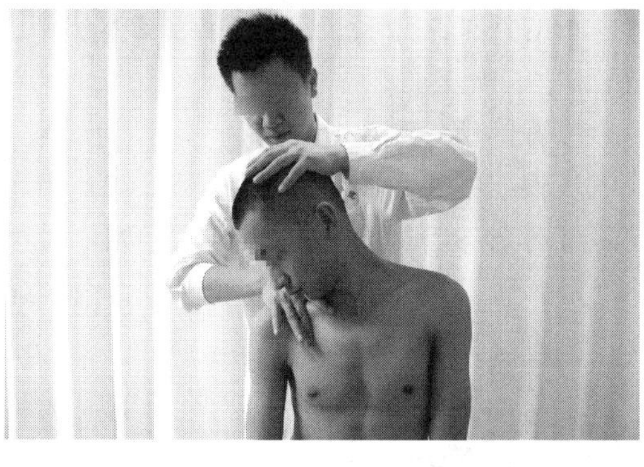

B. 侧屈合并旋转

图 4－36　椎间孔挤压试验

目的：如果患者描述伴随试验再次出现疼痛或外周症状加剧，被认为是颈神经根激惹的阳性结果。

患者体位：端坐在直立靠背椅上，测试过程中可以使患者面对镜子帮助监测疼痛时的面部表情。

治疗师体位：站在患者背后，身体可紧贴患者躯干背侧以稳定患者。

治疗师手的位置：上方手放于非检查侧颞顶部，下方手置于检查侧肩部。

步骤：治疗师用下方手稳定患者肩部，上方手将患者头被动向有症状的一侧侧屈，并用力向对侧屈方向用力（约 7kg）挤压患者，完成 A 测试部分。如果患者无症状，可进一步进行 B 测试，将患者颈椎置于后伸、旋转和侧屈的复合运动体位，再如同 A 测试施压。

注意事项：进行该试验时如果患者在任何位置再次出现相应的颈部或肢体症状，被认为是阳性，此时不需要进一步施加压力。椎间孔挤压试验有 30％灵敏度和 93％特异度。因此，该试验并非一种非常有效的评估依据，但是在临床上该方法对帮助确定颈椎病理变化有一定作用。椎间孔挤压试验 A 测试阳性是临床颈源性放射性病理变化中四种阳性反应之一。

（6）肩外展试验（shoulder abduction test，见图 4－37）。

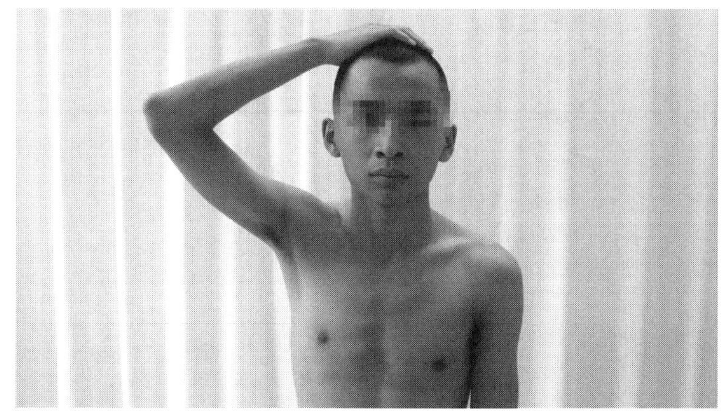

图 4－37　肩外展试验

目的：如果患者上肢疼痛在该体位下减轻，那么可认为上肢疼痛的原因是神经根激惹。

患者体位：端坐位。

步骤：嘱患者将患侧手置于头部，患者肢体症状减轻即为该试验阳性。治疗师可以在测试时对患者提出开放性问题，如："这样是否能减轻你的症状?"

（7）颈分离试验（neck distraction test，见图 4－38）。

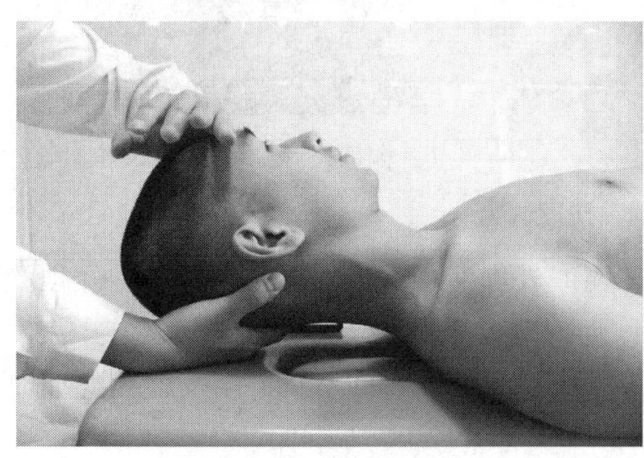

A. 手放于前额的颈椎分离

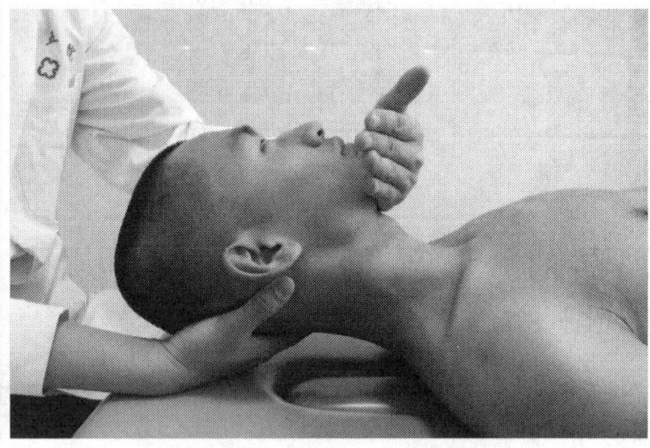

B. 手放于下颌的颈椎分离

图 4－38 颈分离试验

目的：如果患者反映施加颈椎分离的力量时症状减轻，即为阳性。该试验用来辅助诊断颈椎放射性病变。

患者体位：仰卧位，头部置于小枕头上放松，头顶置于治疗桌边缘。

治疗师体位：坐或站在治疗桌头侧。

治疗师手的位置：控制手的拇指张开，其余四指并拢，手掌托住患者枕外隆突，示指桡侧缘和拇指内侧置于两侧下项线。非控制手掌心置于患者下颌或前额。

步骤：治疗师用控制手缓慢将患者头抬起到舒适位置，离开枕头（分离上颈段为主时可将颈部置于中立位，分离下颈段时屈曲 20°～25°），然后控制手和非控制手同时平行于颈矢状轴方向向上逐渐用力牵拉（力量达 14kg）。

注意事项：如果该试验可减轻症状，手法或者机械的颈椎牵引可以联合应用作为该患者的康复治疗方法。治疗师可以在试验时对患者提出开放性问题，如："这样是否能减轻你的症状?"

（8）颈牵引试验（neck traction test，见图 4－39）。

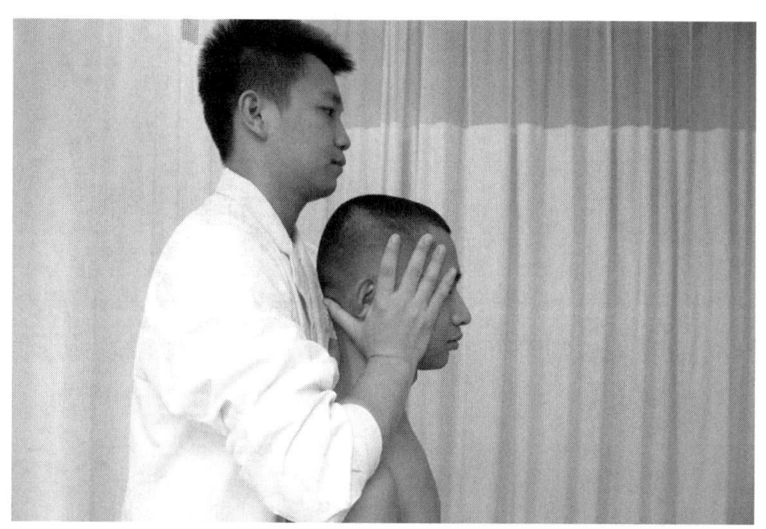

图 4－39　**颈牵引试验**

目的：如果患者反映在颈椎施加分离牵引的力量时放射性症状减轻，即为阳性。该试验用来辅助诊断颈椎放射性病变。

患者体位：坐位或站立位（最好面对镜子）。

治疗师体位：正对着患者后面坐或站立。

治疗师手的位置：双手拇指和大鱼际分别托住患者的枕外隆突和乳突下方，两前臂相对置于患者肩部上方。

步骤：治疗师逐渐施加牵引力量将患者头向上抬离产生颈椎牵引。如果患者症状减轻，即为阳性。

注意事项：如果该试验可以减轻症状，手法或者机械的颈椎牵引可以联合应用作为该患者的康复治疗方法。治疗师可以在试验时对患者提出开放性问题，如："这样是否能减轻你的症状?"

（9）上肢神经动力学试验 1（图 4－40）。

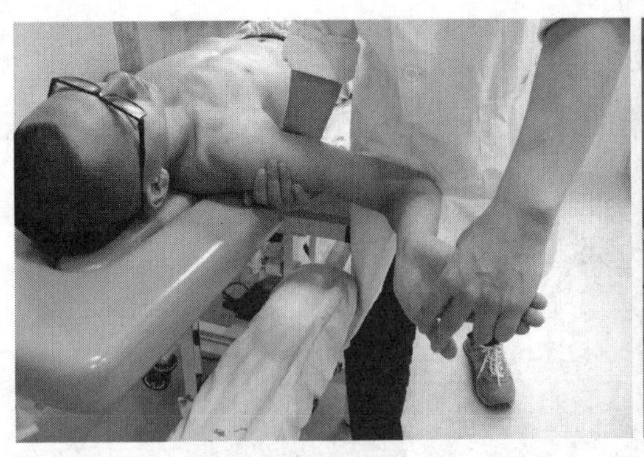

A. 起始位

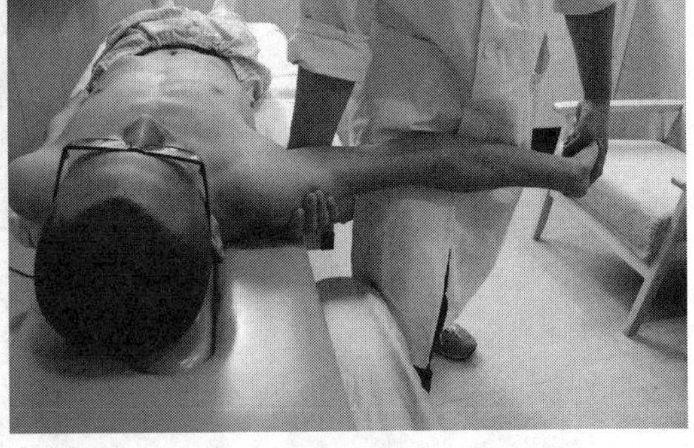

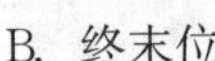

B. 终末位

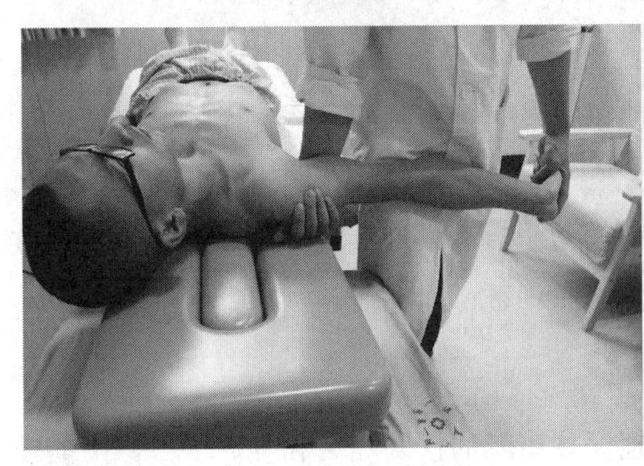

C. 终末位伴头向对侧屈

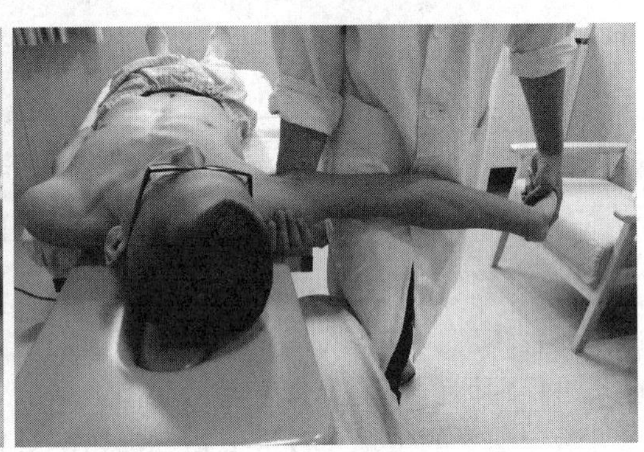

D. 终末位伴头同侧屈

图 4－40　上肢神经动力学试验 1

目的：应用臂丛和颈神经根的张力测试，判断上肢症状是否由神经根和周围结缔组织激惹所致。上肢神经动力学试验 1 用于判断正中神经和其相应的神经根张力。

患者体位：仰卧位。

治疗师体位：治疗师站在被测试侧一边的对角线方向，内侧腿向前成弓步，大腿与被测试侧上肢的下面相对。患者肩关节外展 90°，肘关节屈曲 90°。

治疗师手的位置：内侧手置于患者肩部，穿过肩胛骨后上部，固定肩带。外侧手绕过患者被测试侧的手掌表面握住患者手掌和手指。

步骤：治疗师内侧手固定患者肩胛骨（患者肩关节外展 90°，10°水平伸展），保持该位置。外侧手依次进行如下操作：①将患者前臂旋后；②将患者肩关节外旋；③将患者腕关节和手指伸直；④将患者肘关节伸直。嘱患者告知整个运动过程中上肢的症状。典型的症状发生在肘关节伸展的最后阶段。治疗师可记录此结果并注意出现症状时的伸肘角度，应该进行两侧对比，两侧出现症状的伸肘角度差超过 10°时，该试验为阳性。

注意事项：如果试验时无激惹症状，在重复试验前可将颈椎向对侧屈，以增强神经结构的敏感性，以期诱发阳性结果。如果通过向对侧屈颈才诱发阳性结果，表明由较低水平的神经结构激惹所致。那么，在治疗上可应用刺激性较强的神经活化技术。随后可增加向同侧屈颈作为阳性试验，以明确试验结果。如果向同侧屈颈时，增加伸肘角度激发出阳性体征，说明该阳性结果来源于神经动力学异常，可能是颈椎问题。进一步增加神经系统张力可通过另外一位治疗师在试验前增加一个被动的同侧直腿抬高试验，进一步增加硬脊膜和神经结构的张力，以确定是否出现中央硬脊膜延展性降低。同样，终末关节活动的张力感觉，紧绷感和刺痛感，特别是在试验的终末点范围而且两侧同时出现时，可以被认为是正常的。该试验是临床颈源性放射性病理变化中四种阳性反应之一。

（10）上肢神经动力学试验 2（图 4－41）。

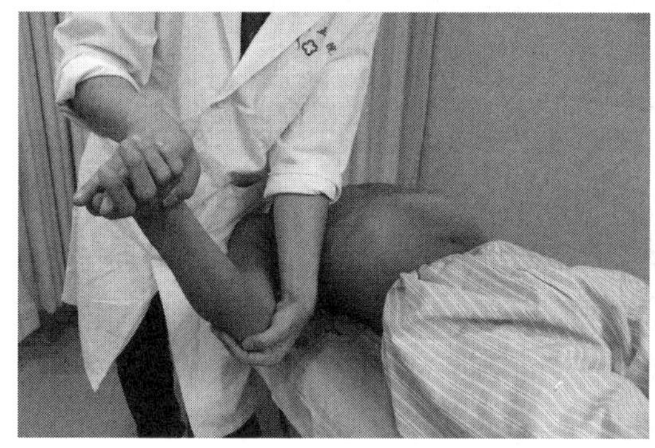

A. 上肢神经动力学试验 2 起始位

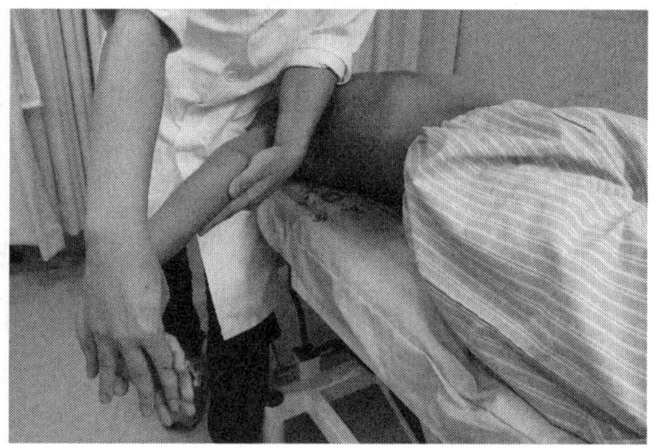

B. 上肢神经动力学试验 2 终末位

图 4－41　**上肢神经动力学试验** 2

目的：应用臂丛和颈神经根的张力测试，判断上肢症状是否由神经根和周围结缔组织激惹所致。上肢神经动力学试验 2 用于判断正中神经和其相应的神经张力。

患者体位：仰卧位，被测试侧肩部轻微离开床沿。

治疗师体位：治疗师站于被测试侧对角方向，内侧腿向前成弓步，内侧髋部位于被测试侧上肢肩带上面以稳定肩关节。

治疗师手的位置：内侧手稳定患者上臂和肘部。外侧手绕过患者被测试侧的手掌表面握住患者手掌和手指。

步骤：治疗师内侧髋前部被动压住患者肩胛骨（患者肩关节外展 10°，10°水平伸展），保持该位置。外侧手依次进行如下操作：①将患者前臂旋后；②将患者肩关节外旋；③将患者腕关节和手指伸直；④将患者肘关节伸直。嘱患者告知整个运动过程中上肢的症状。典型的症状发生在肘关节伸直的最后阶段。治疗师可记录此结果并注意出现症状时的伸肘角度，应该进行两侧对比，两侧出现症状的伸肘角度差超过 10°时，该试验为阳性。

注意事项：同上肢神经动力学试验 1。

（11）上肢神经动力学试验 3。

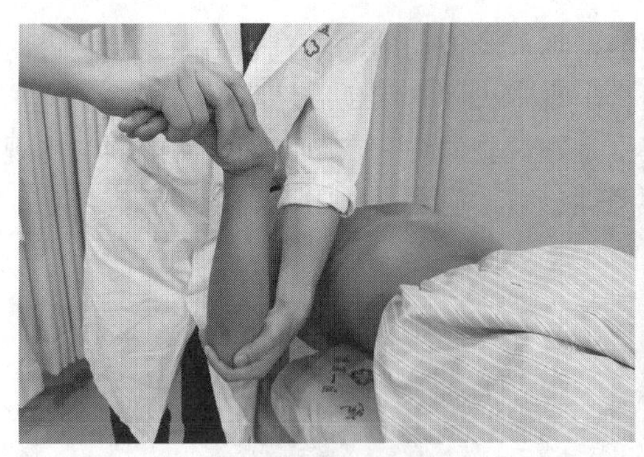

A. 上肢神经动力学试验 3 起始位

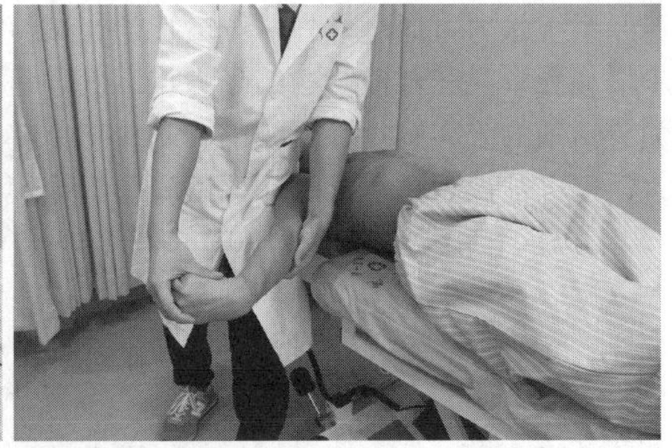

B. 上肢神经动力学试验 3 终末位

图 4－42　上肢神经动力学试验 3

目的：应用臂丛和颈神经根袖的张力测试，判断上肢症状是否由神经根和周围结缔组织激惹所致。理论上，上肢神经动力学试验 3 用于判断桡神经和其相应的神经根张力。

患者体位：仰卧位，被测试侧肩部轻微离开床沿。

治疗师体位：治疗师站于被测试侧对角线方向，内侧腿向前成弓步，将内侧髋部旋转置于被测试侧上肢肩带上方以稳定肩关节。

治疗师手的位置：内侧手稳定患者上臂和肘部。嘱患者被测试手拇指置于掌心握拳，治疗师外侧手握住患者手背和手指。

步骤：治疗师内侧髋前部被动压住患者肩胛骨，保持该位置。外侧手依次进行如下操作：①将患者肩关节内旋；②将患者肘关节伸直；③将患者腕关节和手指屈曲。嘱患者告知整个运动过程中上肢的症状。典型的症状发生在腕关节屈曲的最后阶段。治疗师可记录此结果并注意出现症状时的伸肘角度，应该进行两侧对比，两侧出现症状的屈腕角度差超过 10°时，该试验为阳性。

注意事项：同上肢神经动力学试验 1。

（12）上肢神经动力学试验 4（图 4－43）。

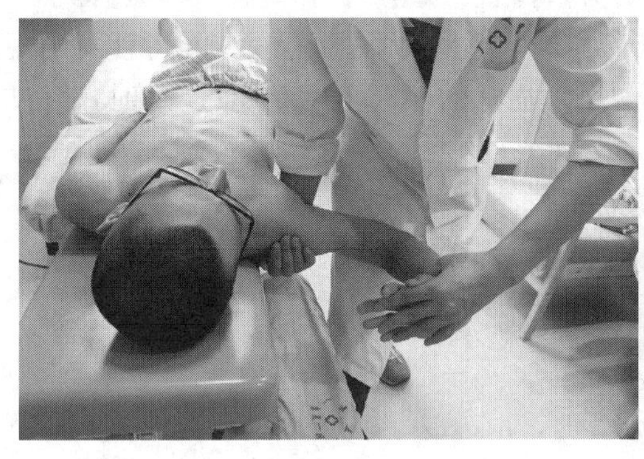

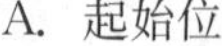

A. 起始位

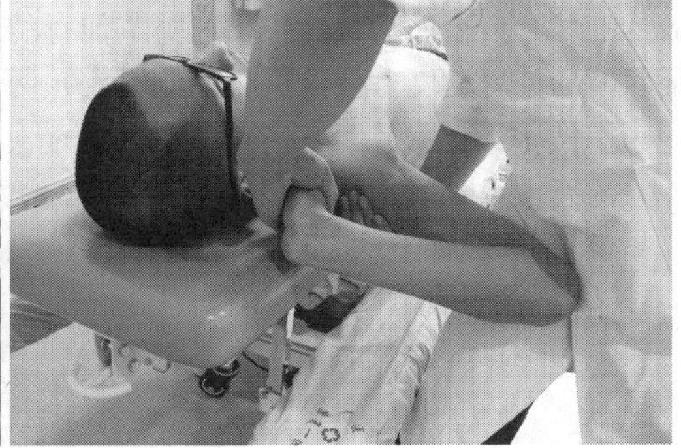

B. 终末位

图 4－43　上肢神经动力学试验 4

目的：应用臂丛和颈神经根袖的张力测试，判断上肢症状是否由神经根和周围结缔组织组织激惹所致。理论上，上肢神经动力学试验 4 用于判断尺神经和其相应的神经根张力。

患者体位：仰卧位，被测试侧肩部轻微离开床沿。

治疗师体位：治疗师站于被测试侧对角线方向，微侧身面向患者，内侧腿向前成弓步，外侧腿伸直。

治疗师手的位置：内侧手置于患者肩部，穿过肩胛骨后上部，下压稳定肩胛骨。外侧手绕过患者被测试侧的手掌表面握住患者手掌和手指。

步骤：治疗师外侧手依次进行如下操作：①将患者肩关节外旋；②将患者肘关节完全屈曲；③将患者前臂旋前；④将患者腕关节和手指伸展；⑤通过治疗师大腿前面将患者肩关节外展。嘱患者告知整个运动过程中上肢的症状。典型的症状发生在肩外展的最后阶段。治疗师可记录此结果并注意出现症状时的肩关节外展角度，应该进行两侧对比，两侧出现症状的肩关节外展角度差超过 10°时，该试验为阳性。

注意事项：同上肢神经动力学试验 1。

（13）旋转－后伸椎动脉试验（图 4－44）。

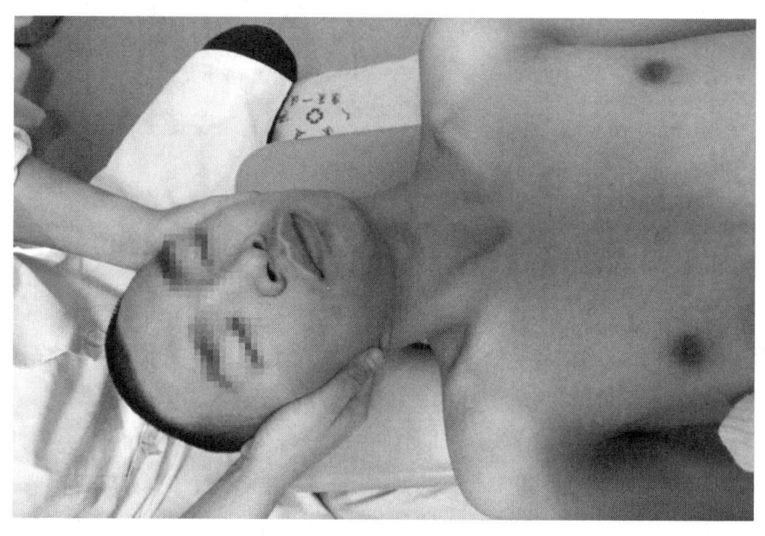

图 4－44　旋转－后伸椎动脉试验

目的：对椎动脉供血不足和颅内侧支循环进行评估。

患者体位：仰卧位，头部置于枕上，头顶离开检查床边沿。

治疗师体位：站或坐于患者头部处。

治疗师手的位置：双手掌分别置于患者头部两侧，手指张开。

步骤：治疗师指导患者整个过程中视线转向治疗师前额，治疗师必须随着患者眼睛保持清晰视线，以评估是否有眼震。治疗师同时必须观察整个测试过程中的言语反馈。如果测试过程中出现或有延迟的眩晕、头晕眼花、恶心症状，则该测试为阳性。治疗师支撑患者头部，缓慢将患者颈椎向一侧旋转到可活动范围的终末点，在此位置停留 3～5 秒以观察患者的反应。如果测试结果仍为阴性，治疗师可温和地增加侧屈和后伸角度，保持 5～10 秒。如果仍是阴性，治疗师可重复测试对侧。

注意事项：如果患者出现阳性反应，治疗师应立即将患者头部重新摆放于中立位或轻微屈曲，并继续监测患者。治疗师用 1～2 个枕头支撑患者头部并将患者下肢摆放在屈髋屈膝 90°位置，或者让患者坐在凳子上，或者靠在治疗师肩膀。治疗师继续监测患者直到患者反应完全消失。Cote 等报道，该测试的灵敏度接近 0，说明常规的检测有很高的假阴性结果。

（14）头旋转试验（图 4－45）。

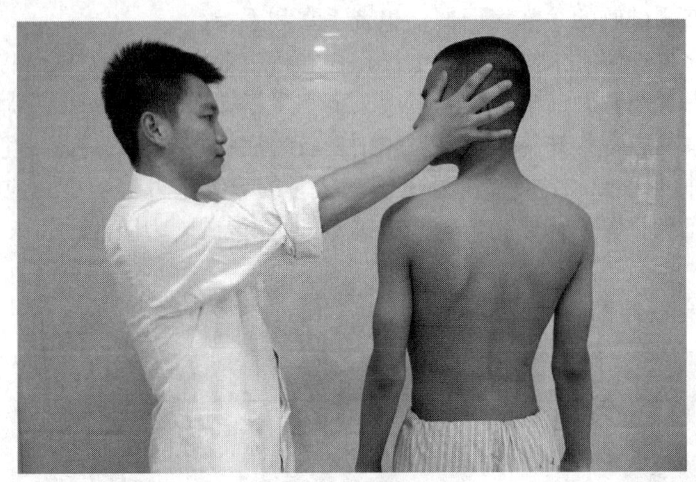

图 4－45　头旋转试验

目的：评估前庭活动时，通过避免头和内耳运动检查是否有颈源性眩晕。

患者体位：与治疗师相对站立。

治疗师体位：站于患者前面，双手四指张开放置在患者头部两侧。

步骤：当治疗师维持患者头部位置时，嘱患者躯干向一侧完全旋转并维持 10 秒，治疗师监测患者的反应，并向相反方向重复。

注意事项：如果测试激惹出眩晕，应该告知患者进行医疗咨询以进一步检查椎动脉和颅内侧支循环状况。如果眩晕出现于仰卧位椎动脉试验而该试验未出现，应该嘱患者进行前庭康复治疗。如果患者出现阳性体征且确定是血管源性眩晕，应该按照颈源性眩晕处理。该试验也可在患者取坐位的情况下完成。

（15）上斜方肌长度测试和维持/放松牵伸（图 4－46）。

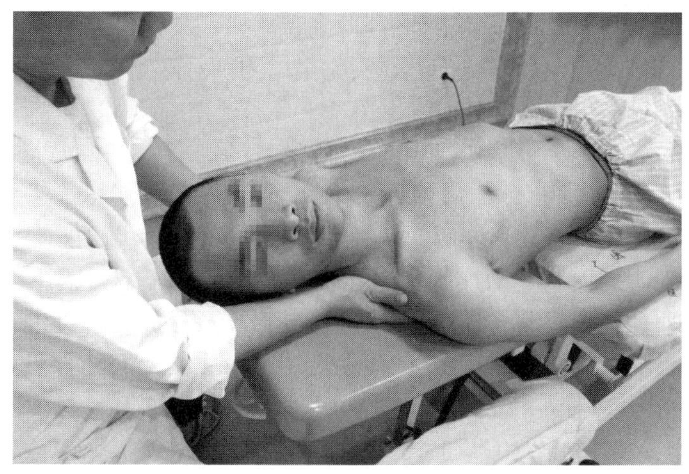

图 4－46　上斜方肌长度测试和维持/放松牵伸

目的：评估上斜方肌长度以及牵伸上斜方肌。

患者体位：仰卧位，头放于枕头上。

治疗师体位：站于患者头部处。

治疗师手的位置：一手手掌托住患者枕外隆突，另一手虎口和掌指关节桡侧稳定置于第 1 肋和肩胛骨上表面。

步骤：治疗师稳定检查和牵伸侧的肩胛骨，将患者颈稍微前屈，然后完全向对侧屈曲和同侧旋转。对牵伸而言，治疗师稳定在活动范围的终末端，嘱患者抬高牵伸侧肩部，产生上斜方肌的等长收缩。维持 10 秒后，嘱患者放松。接着可进一步下压肩关节或原方向侧屈、前屈和旋转，维持 10 秒。重复 3～4 次。之后可指导患者进行家庭自我牵伸，每次维持 30～60 秒，每天 2～3 次。

（16）肩胛提肌长度测试和维持/放松牵伸（图 4－47）。

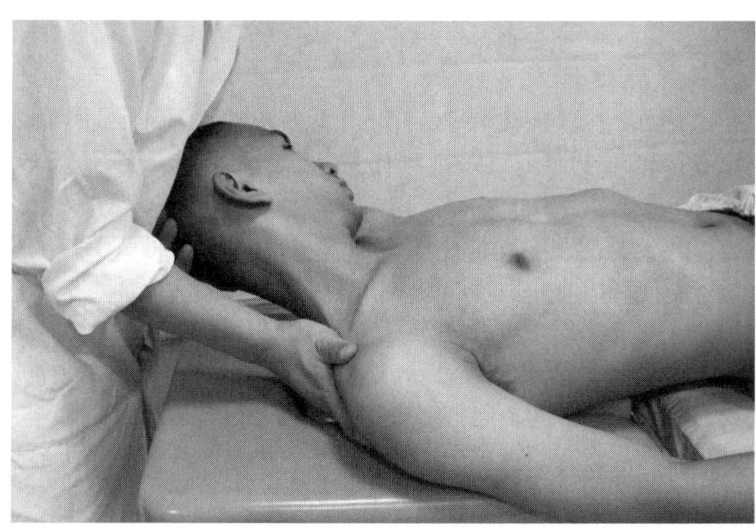

图 4－47　肩胛提肌长度测试和维持/放松牵伸

目的：评估肩胛提肌长度以及牵伸肩胛提肌。

患者体位：仰卧位，头放于枕头上，头完全向测试对侧侧屈。

治疗师体位：站于患者头部处。

治疗师手的位置：一手手掌托住患者枕外隆突，另一手虎口和掌指关节桡侧置于第1肋和肩胛骨内上角表面，以稳定肩胛骨。

步骤：治疗师稳定检查和牵伸侧的肩胛骨，将患者颈稍微前屈，然后完全向对侧屈曲和对侧旋转。对牵伸而言，治疗师稳定在活动范围的终末端，嘱患者抬高牵伸侧肩部，产生肩胛提肌的等长收缩。维持10秒后，嘱患者放松。接着可进一步下压肩关节或原方向侧屈、前屈和旋转，维持10秒。重复3～4次。之后可指导患者进行家庭自我牵伸，每次维持30～60秒，每天2～3次。

6. 辅助检查：X线检查、CT检查、MRI检查等。

第四节　案例分析

一、案例介绍

患者由骨科医师转诊，目的是解决其颈部和右手臂疼痛问题。患者，男性，55岁，已婚，育有一个已成年男孩。受教育程度是本科，职业是警察，自述每天要低头工作6小时，每周参加体育运动2～3次，业余爱好是打羽毛球。

二、评估过程

（一）主观评估

基本信息：患者由骨科医师转诊来治疗，最想解决的问题是颈部疼痛、活动受限和右上肢麻木。患者是55岁男性，已婚，育有一个已成年男孩。受教育程度是本科，职业是警察，自述每天要低头工作6小时。

症状的部位以及表现：患者颈部两侧酸痛，以右侧明显，低头工作半小时即开始加重，伴肩背疼痛，右前臂内侧和手背内侧麻木、疼痛。患者无头痛、头晕，无胸闷、心悸，无视物模糊，无恶心、呕吐，无下肢感觉异常以及无力麻木。C_2～T_2棘突两旁、右肩上部区域，深部酸痛，数字分级评分法（NRS）评分4/10。在颈部各方向活动，较长时间低头或右上肢较长时间抬起打字，夜间右侧卧位时疼痛最高可达（5～6）/10。在初次检查时，患者重复进行颈椎多次运动测试后，静息时酸痛感稍缓解。患者更喜欢向两侧侧卧位睡，但因疼痛受限，现在的主要睡姿是左侧卧位。

病程发展：5年前首次出现颈部不适，之前并没有颈痛或肩部不适史。自述肩部不适可能与自己之前某次睡觉前长时间床上侧卧看书有关。之后颈部开始疼痛。此后，患者在长时间低头打字或看手机时，都有颈部不适，偶尔伴肩部不适，但并没有寻求治疗。数周后，患者在一次长时间开车后开始感到颈部活动时颈部、右侧肩部疼痛明显。自行使用外用药膏（具体不详），症状无明显缓解，遂求诊于当地医院中医科，诊断为“颈椎病”，给予针灸、推拿等治疗后，症状缓解。但 2 年后每次于长时间低头、开车 1 小时后或疲劳后都会出现颈肩部疼痛，并伴有右上肢麻木、疼痛，每次外用药物缓解不明显，在当地医院诊治服药 3～4 周后，症状缓解 20%～30%（在此期间，他已经避免做会引起症状的活动），此后症状不再改善。1 年前医师给他进行了局部小针刀治疗，因局部切割引起的疼痛持续了 2 天，后疼痛缓解，但 1 年后又再发。

患者担心自己会因为长时间颈痛而导致“瘫痪”，于是去打羽毛球，但又出现肩部疼痛伴右上肢麻木、疼痛，天气较冷时明显，会影响睡眠，在翻身后需要 15～30 分钟才能再次入睡。医师建议他再次进行非甾体类抗炎药和类固醇注射，但患者不愿意，遂被转诊给物理治疗师。

1. 患者基本物理信息以及诊疗史：身高 175cm，体重 75kg，饮酒 30 年，每周饮酒 2～3 次，吸烟 30 余年，每天半包，嗜食辛辣食物。甘油三酯偏高，无高血压、糖尿病病史，身体整体状况尚可，无甲状腺疾病，家族无类风湿关节炎或其他肌肉骨骼方面的疾病史。无其他用药史，现已停用药物。

2. 患者需求：患者希望尽快缓解症状并延长每次发作之间的间歇时长，使工作时无特别不适感，以及能有自我缓解的方法。

（二）客观评估

1. 视诊：头前倾、右侧屈姿势伴肩胛骨前伸；右侧肩高于左肩，右手臂贴着身体并用左手支撑。

2. 触诊：枕下、C_2～C_7 棘突旁压痛，右侧明显；右肩胛提肌中度紧张，两侧前斜角肌高度紧张，两侧胸大肌和胸小肌轻度紧张。

3. 关节活动度：坐位颈椎各方向主动关节活动度（AROM）为正常范围的 50%，终末端伴疼痛，主动运动控制力弱。上胸段 AROM 为正常范围的 25%。仰卧位颈椎 AROM：右旋 0°～45°，左旋 0°～55°。颈椎被动关节活动度（PROM）：左旋和右旋时过度加压使疼痛增加，伴终末端关节囊紧张感。右肩关节 AROM：前屈 120°，外展 110°，伴终末端手臂疼痛；PROM：前屈 120°，外展 110°，伴终末端手臂疼痛。

4. 肌力评定：两侧下斜方肌、中斜方肌、前锯肌 3+/5 级，颈深屈肌 3/5 级。

5. 特殊检查：右侧 Spurling 试验阳性伴疼痛激惹。分离试验阳性。右侧 ULNT 试验阳性（肘伸展 60°，肱二头肌反射消失但感觉正常）。PIVM 测试：T_3～T_4、T_4～T_5 左旋和右旋运动功能减退。

6. 辅助检查：颈椎正侧位片示，颈椎生理曲度稍变直，C_3～C_6 椎体边缘骨质增生。颈椎 MRI：C_3～C_4、C_4～C_5 椎间盘轻度膨出，压迫硬膜囊。

三、物理治疗思路分析

患者症状的特点：基于病史、查体，患者的临床诊断考虑神经根型颈椎病。从功能障碍角度看，患者的发病及病区的发展与工作姿势、劳累（伏案工作）、不适当运动（打羽毛球）等有关。

问题列举：①颈部疼痛和右上肢麻木、疼痛。②颈部、右肩活动受限。③两侧枕下肌群、右肩胛提肌、两侧胸小肌和胸大肌紧张，两侧下斜方肌、中斜方肌、前锯肌、颈深屈肌肌力下降。④右侧 Spurling 试验、分离试验、ULNT 试验阳性，肱二头肌反射消失。右侧 C_5～C_6、C_6～C_7 关节关节突和周围肌肉与软组织压痛、防御性保护。PIVM 测试：T_3～T_4、T_4～T_5 左旋和右旋运动功能减退。⑤不健康的工作方式和工作姿势。⑥不合理的锻炼方式。

治疗目标：①缓解颈部疼痛和右上肢麻木、疼痛。②维持和增加颈椎、右肩活动度。③缓解紧张肌群，增加松弛肌群肌力，减轻神经根压迫。④恢复颈椎、上胸椎关节运动度。⑤建立良好的日常运动模式及制订个体化的治疗性训练方案。

治疗方案/干预措施：①颈椎电动牵引，间歇性牵引，牵引力为体重的 5%～10%，20 分钟/次，5 次/周；②两侧枕下肌群，右侧肩胛提肌、胸大肌、胸小肌牵伸，筋膜放松技术；③下颈椎、上胸椎关节松动术（分离牵引、关节突关节滑动），3～5 分钟/次，3 次/周；④下斜方肌、中斜方肌和前锯肌肌力以及颈深屈肌力训练（MET），各 3 分钟/次，5 次/周；⑤基于 Mckenzie 训练；⑥健康宣教，养成自我训练习惯。

（罗庆禄）

主要参考文献

[1] Magee D J. Orthopedic physical assessment [M]. 6th. Amsterdam: ELSEVIER，2014.

[2] Kisner C，Colby L A. Therapeutic exercise foundations and techniques [M]. 6th. California: Davis Company，2012.

第五章　胸椎与胸廓物理治疗评估

第一节　解剖基础

一、胸椎与胸廓的解剖

胸廓（thoracic cage）由12块胸椎、12对肋骨/肋软骨、1块胸骨以及关节和韧带构成，形状近似圆锥形（图5－1）。胸椎作为脊柱的一部分，是维持脊柱稳定和功能的重要部分，与颈椎及腰椎相连。胸椎共计12块，正常情况下的生理曲度表现为轻微向后弯曲，而其上的颈椎及其下的腰椎则表现为轻微向前弯曲。

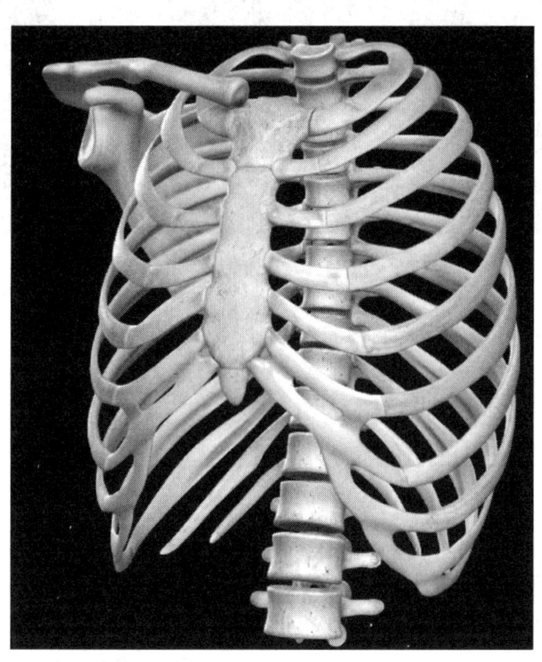

图5－1　胸廓

（一）胸椎的骨性结构

胸椎（图 5−2）具有典型的椎体结构特点，包括椎体、椎弓根、棘突、横突。此外，因为与肋骨相关节，因此还具有肋椎关节（costovertebral joint）和肋横突关节（costotransverse joint）。T_2～T_9 椎体两侧上下缘各有上肋凹与下肋凹，二者与肋骨头相关节，构成肋椎关节。胸椎横突末端有圆形的横突肋凹，与肋结节相关节，构成肋横突关节。这两个关节均为滑膜关节。胸椎上下关节突的关节面近似冠状位，上关节突朝向后上方，下关节突朝向前下方，二者构成关节突关节。胸椎棘突较长，伸向后下方。

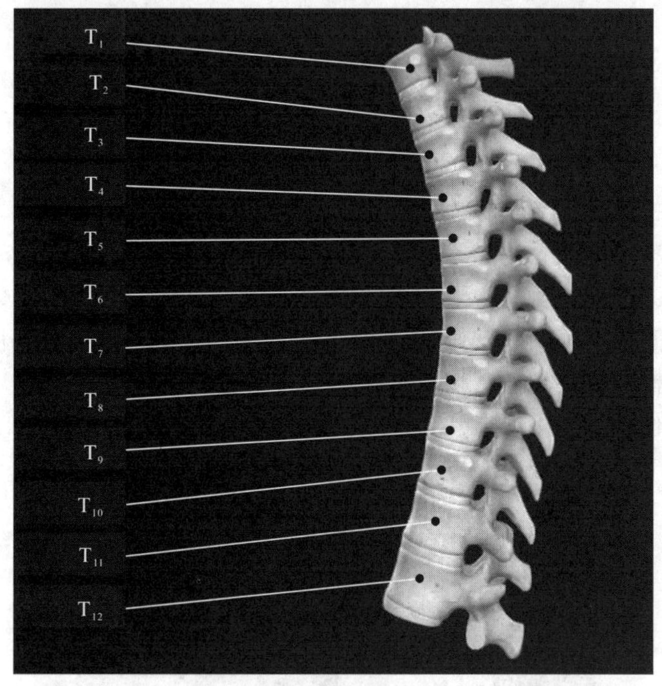

图 5−2 胸椎

与典型胸椎略有不同，T_1 椎体侧有一个圆形上肋凹，与第 1 肋骨头相关节，下肋凹为半圆形，与 T_2 上肋凹共同与第 2 肋骨头相关节。T_1 棘突较为突出。

T_{10} 至 T_{12} 椎体有圆形肋凹，与相对应的肋骨头相关节。T_{11}～T_{12} 无横突肋凹及肋横突关节。

（二）肋骨的骨性结构

肋骨属扁骨，一端连于胸椎椎体两侧，另一端呈游离状态或与胸骨相连。人体肋骨共 12 对，第 1 至 7 肋前段借软骨与胸骨相连，称为真肋；第 8 至 10 肋与其上位肋软骨相连，称为假肋，并构成肋弓；第 11 至 12 肋仅与胸椎椎体相连，而不与胸骨或上位肋软骨相连，称为浮肋。

（三）肋椎关节

肋椎关节（图 5-3）是胸椎椎体侧上下肋凹与肋骨头连接形成的关节，属于滑膜关节。肋椎关节的主要韧带为辐状韧带，围绕支撑肋骨头前侧、椎体两侧及两块椎体之间的椎间盘。

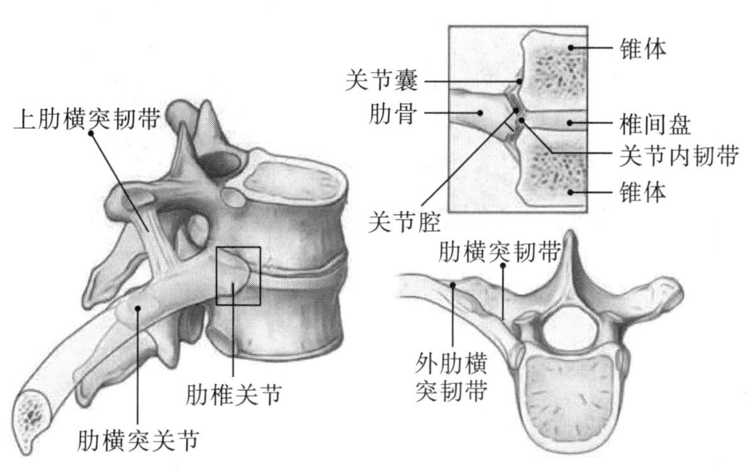

图 5-3　肋椎关节

（四）肋横突关节

肋横突关节是横突肋凹与肋结节相连构成的关节，亦属滑膜关节。因第 11 至 12 肋不与横突相关节，因此在这两个节段没有该关节。该关节的稳定韧带包括三条：第 1 肋横突上韧带起自下横突边缘，向上止于肋骨上缘及肋骨颈；第 2 肋横突韧带围绕肋骨颈与同节段横突；第 3 肋横突侧韧带起自横突末端，止于邻近肋骨。

（五）关节突关节

关节突关节（图 5-4）是由相邻椎体上下关节突构成的，关节面近似冠状位，上关节突朝向后上方，下关节突朝向前下方。

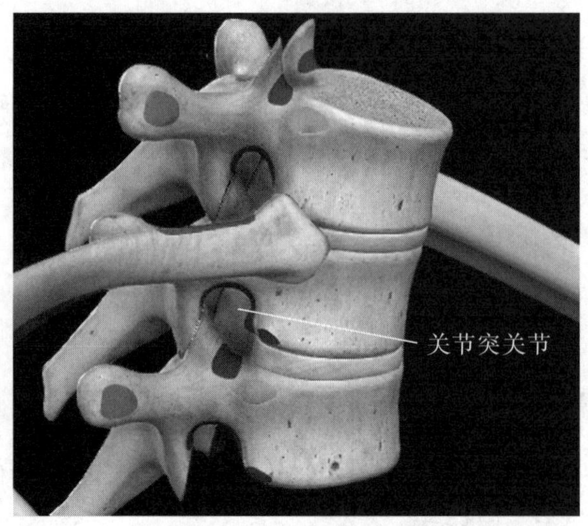

图 5-4 关节突关节

（六）胸肋关节

胸肋关节（图 5-5）是胸骨与肋软骨之间的关节。

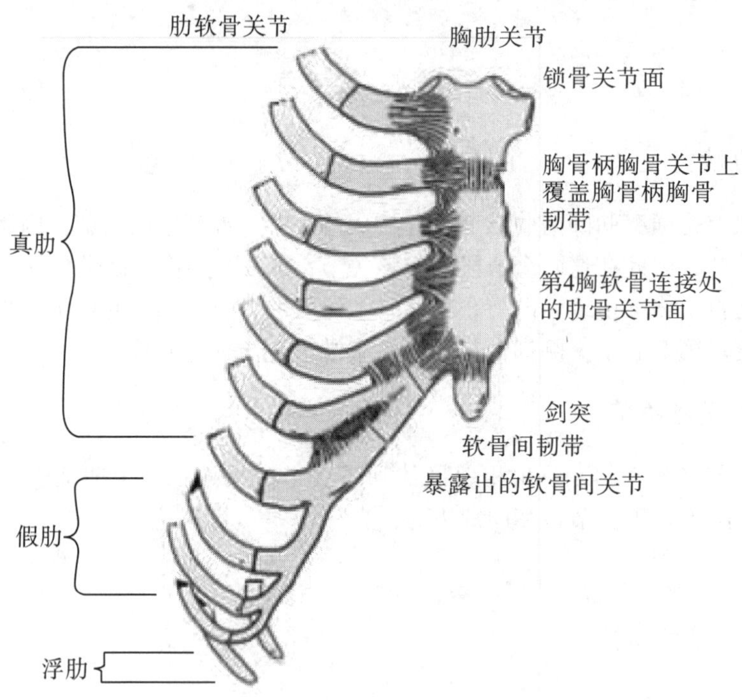

图 5-5 胸肋关节

（七）躯干肌群

胸腹部的肌肉功能主要在于实现胸廓的活动以及参与呼吸。

二、胸椎与胸廓的功能表现

（一）胸椎的生理活动

胸椎的正常生理活动主要包括前屈、后伸、旋转以及侧屈。正常胸椎前屈范围为30°～40°，前屈时，胸椎关节表现为向上滑动。后伸的正常范围为20°～25°，伴随着关节突关节向下滑动。两侧旋转的正常范围为30°～35°，旋转时，关节突关节向同侧滑动。侧屈的正常范围为25°～30°，侧屈时，同侧关节突关节向下滑动，对侧关节突关节向上滑动。

（二）胸廓的生理活动

胸廓的主要功能是支撑与保护内脏器官，以及辅助呼吸。吸气时，肋骨向上提起，向外扩张，以增加胸腔的前后径及左右径。上6肋围绕其长轴旋转，肋骨角向下旋转的同时伴随着下沉，而向上旋转时则向上提升，这样的运动称为“泵柄式运动”（pump handle movement）。第7至10肋主要增加左右径，肋骨向上、向后、向内运动，使胸骨下角增大；而向下、向前、向外运动，则使胸骨下角缩小。这样的运动称为“水桶提手样运动”（bucket handle movement）。呼气时，胸廓则回到其解剖学位置。

（三）肋骨的生理活动

胸椎的屈伸伴随着肋骨的生理活动。胸椎前屈时，肋骨外旋；胸椎后伸时，肋骨内旋。

三、胸椎与胸廓的神经支配

胸部的皮节分布存在很大程度的重叠，分布基本与肋骨走行一致，单个皮节的功能受损不会导致感觉消失。胸椎神经根症状按照肋骨走行分布，也可能源自牵涉痛。

第二节 胸椎与胸廓常见疾病简介

一、脊柱后凸

脊柱后凸（kyphosis）是最常见的胸椎疾病（图5－6）。正常情况下，人体胸椎有轻微向后凸起的生理曲度。40岁后，胸椎后凸的程度逐渐增大。后凸角超过40°被定义为过度的脊柱后凸。

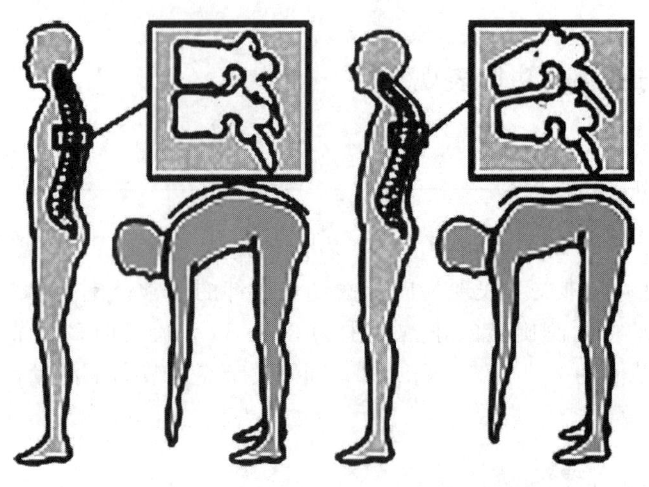

图 5－6　**脊柱后凸**

二、脊柱侧弯

脊柱侧弯（scoliosis）（图 5－7）是一种脊柱的三维畸形，包括冠状位、矢状位和水平位上的序列异常，按照病因可分为结构性脊柱侧弯与非结构性脊柱侧弯。

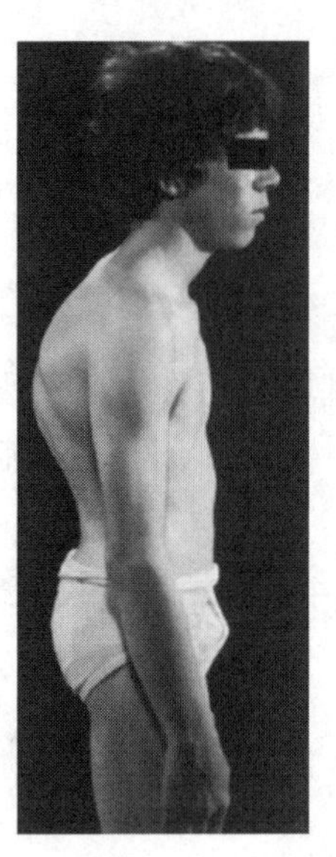

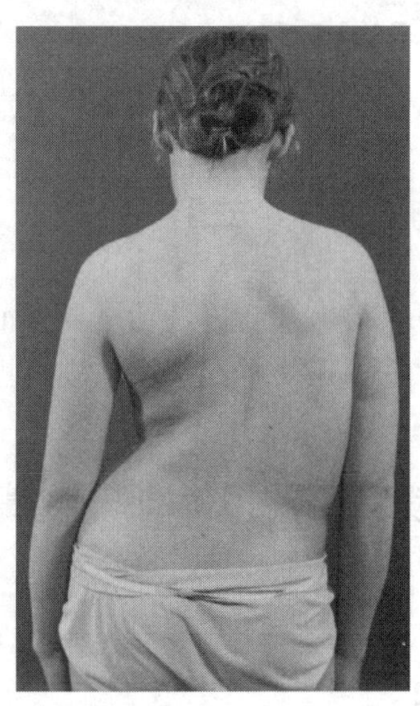

图 5－7　**脊柱侧弯**

结构性脊柱侧弯可分为先天性脊柱侧弯、特发性脊柱侧弯、神经肌肉性脊柱侧弯及后天获得性脊柱侧弯。

先天性脊柱侧弯：脊柱在胚胎时期出现脊椎的分节不完全、一侧有骨桥或者一侧椎体发育不完全或者混合有上述两种因素，造成脊柱侧弯畸形。往往同时合并其他畸形。

特发性脊柱侧弯：最为常见，其原因不清，但椎体发育正常。

神经肌肉性脊柱侧弯：可分为神经源性脊柱侧弯和肌源性脊柱侧弯，是由神经或肌肉方面的疾病导致肌力不平衡，特别是脊柱旁肌左右不对称所造成的侧弯。

非结构性脊柱侧弯：某些原因暂时引起的侧弯，一旦该原因去除，即可恢复正常。但长期存在者也有可能发展为结构性脊柱侧弯。临床常见姿势习惯不良性脊柱侧弯、腰腿疼痛性脊柱侧弯、双下肢不等长引起的脊柱侧弯、癔症性侧弯等。

脊柱侧弯早期表现：双肩高低不平，脊柱偏离中线，肩胛骨一高一低，一侧胸部出现皱褶皮纹，前屈时双侧背部不对称等。常用弯腰试验作为简单的筛查试验。

弯腰试验：让患者站立位自然弯腰，观察棘突是否为一条直线、左右两侧是否等高。可用测角仪来测量两侧高低差异，间接反映脊柱侧弯的程度（图 5-8）。

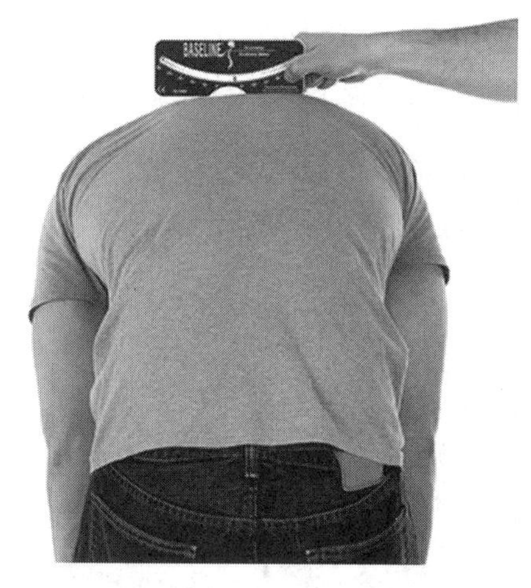

图 5-8　弯腰试验

全脊柱 X 线检查是脊柱侧弯最常用的检查方法。站立位的脊柱全长正侧位摄片，上端包括下颈椎，下端包括骨盆和股骨上段。CT 扫描，特别是脊柱三维重建 CT 可以很好地显示骨性畸形。脊髓造影 CT 扫描在一些复杂的脊柱畸形中可以很好地显示神经及脊髓病变，指导手术治疗。MRI 检查对软组织分辨率高，可以很好地显示脊髓病变。

三、胸廓畸形

鸡胸（pigeon chest）（图 5-9）：胸骨向前隆起畸形，形似鸡的胸脯。胸廓前后径增加，限制通气。

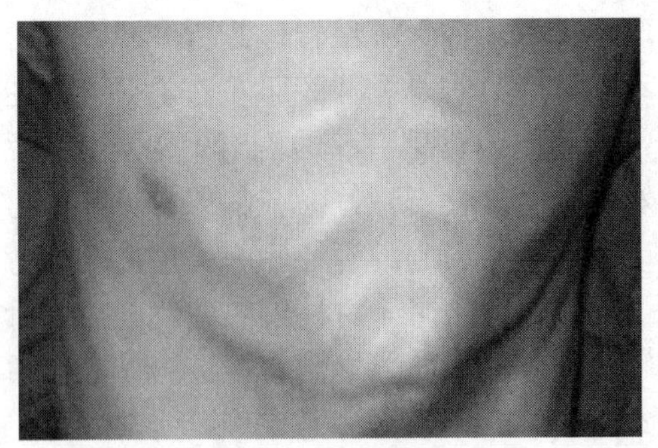

图 5-9　鸡胸

漏斗胸（funnel chest）（图 5-10）：肋骨过度生长，向后挤压胸骨导致的先天性畸形。胸部前后径减小，吸气时影响胸骨下沉，从而影响通气。

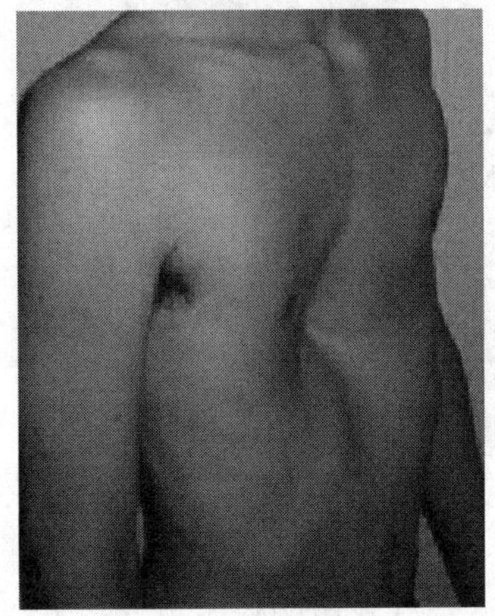

图 5-10　漏斗胸

桶状胸（barrel chest）（图 5-11）：胸骨向前上方向扩大，导致前后径增加，常见于肺气肿患者。

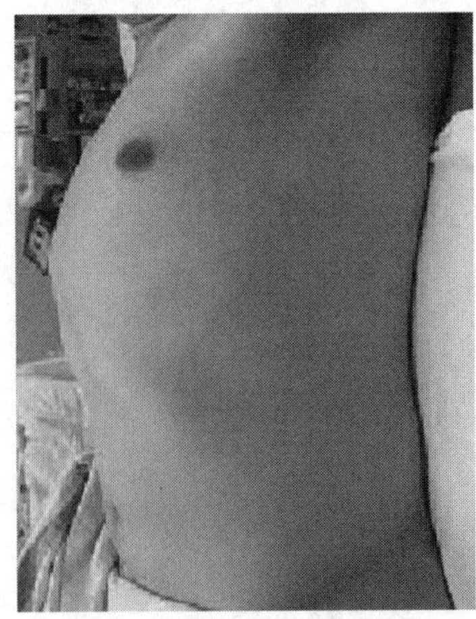

图 5-11　桶状胸

四、胸廓出口综合征

胸廓出口综合征（thoracic outlet syndrome）是指由各种组织结构压迫神经血管束而引起的一系列症状和体征，这种压迫发生在紧邻第 1 肋骨上方和锁骨后方的局限性胸廓出口间隙。

分类：根据受压迫的组织分为臂丛受压引起的神经性胸廓出口综合征、锁骨下静脉受压引起的静脉性胸廓出口综合征，以及锁骨下动脉受压引起的动脉性胸廓出口综合征。最常见的为神经性胸廓出口综合征，约占所有病例的 95％。

诊断：根据病史、临床表现、影像学检查（颈椎 MRI、多普勒超声、血管造影等）及肌肉电生理检查（神经传导速度测定）进行诊断。

鉴别诊断：胸廓出口综合征应与肩袖损伤、颈椎间盘异常、纤维肌痛、多发性硬化以及复杂性局部疼痛综合征等相鉴别。

第三节　胸椎与胸廓功能障碍评估

一、胸椎与胸廓物理治疗评估的目的

胸椎与胸廓物理治疗评估是制订并开展物理治疗计划的基础。评估应当基于 ICF 模型，鉴别躯体损伤、功能限制以及参与受限。治疗师应以评估为基础，设计治疗方案，并通过多次再评估判定物理治疗是否有效。此外，评估还需排除“红旗征”，鉴别是否需要转诊等。

二、临床基本筛查

胸椎与胸廓的症状可能来自脊柱疾病，也可能来自邻近器官的牵涉症状。因此，在进行物理治疗评估前，治疗师应获取完整的病史，对一些常见问题进行筛查，并判定患者是否有转诊的需求。

1. 心肌梗死相关症状：胸痛、苍白盗汗、呼吸困难、恶心、心悸等。

2. 肺栓塞：胸部、肩部、上腹部疼痛，呼吸困难。

3. 胸膜炎：吸气时产生刀刺样尖锐疼痛，有呼吸系统相关病史。

4. 气胸：吸气时胸痛，近期外伤史或过度用力史，叩诊时过清音，呼吸音减弱。

5. 肺炎：胸膜痛，可辐射至肩部，发热寒战，头痛恶心，咳痰等。

6. 胆囊炎：右上腹绞痛，放射至右肩胛骨，摄入高脂肪含量的食物症状加重，症状不随休息缓解。

7. 消化性溃疡：上腹部钝痛，有胃灼热感，症状随食物摄取而缓解，便秘，出血，

呕吐，柏油样粪便，咖啡样呕吐物。

8. 肾盂肾炎：尿道感染，前列腺肥大，肾结石或肾结石病史等。

9. 肾结石：突发剧烈的背痛，发热寒战，恶心，呕吐，肾绞痛，尿路感染等。

10. 内脏牵涉痛：其表现可能与胸椎疼痛类似，因此治疗师也应掌握常见的内脏牵涉痛的诊断。

针对上述问题，治疗师应及时寻求相关专科医师的合作和支持，或转诊患者进行进一步的检查以明确诊断。

三、主观评估

主观评估中，治疗师需要对患者的年龄、职业、运动习惯等进行评估，并对症状发生的潜在原因、变化过程及规律进行询问和记录。针对胸段，治疗师需要排查患者是否存在局部疼痛、呼吸障碍、躯干运动功能障碍，是否有呼吸系统、心血管系统及运动系统的相关病史，了解相关检查及结果。对其他病史、手术史、家庭史、药物史等也需要照例询问。

主观评估后，治疗师要能够归纳出患者的症状特点、发病经过、诊疗经过，并能够初步形成临床诊断和功能障碍诊断的假设，为规划客观评估提供思路。

四、客观评估

客观评估需要基于主观评估形成的假设来规划，实现诊断与鉴别诊断。治疗师通过系统完整且有针对性的客观评估，判别出物理治疗可干预的问题，设定可行的目标，并制订物理治疗计划，最后实施治疗。

（一）视诊

1. 姿势：观察患者在各个体位下的姿势。治疗师应从正面、背面、侧面多角度进行观察。常见的体表标志：肩胛冈与 T_3 棘突平齐，肩胛下缘与 T_7 棘突平齐，肩胛内侧缘与脊柱平行，距棘突约 5cm。姿势异常可以提示功能状态的变化。

2. 皮肤：治疗师应观察患者皮肤是否完整，有无开放性伤口，皮肤颜色等。

3. 胸廓畸形：胸廓畸形一定会产生胸廓运动功能障碍，影响呼吸功能和肢体运动功能。

4. 呼吸模式：儿童的呼吸模式常为腹式呼吸，女性常用上胸部呼吸，男性则常用上胸部与下胸部呼吸。治疗师应观察呼吸频率、节律、模式，有无咳嗽，有无辅助呼吸肌的参与等。

（二）关节活动度检查

主动关节活动度的测量体位多为站立位，亦可于坐位完成，通过不同体位下的运动检查，可以更好地判断关节的运动功能及受限机制。胸椎由于胸廓以及长棘突的限制，屈伸及侧屈活动度相对有限，在旋转方向上有较大的运动范围。

1. 前屈：胸椎前屈的正常范围为 30°～40°。测量时可以用特殊的测角仪。临床上也可以用卷尺测量（图 5－12）。治疗师可在患者站立位时测量 C_7～T_{12} 棘突的距离，再测量前屈后的距离，其差值作为前屈运动度的间接衡量指标，此外，也可以测量患者指尖至地面的距离；或用测角仪进行测量（图 5－13）。

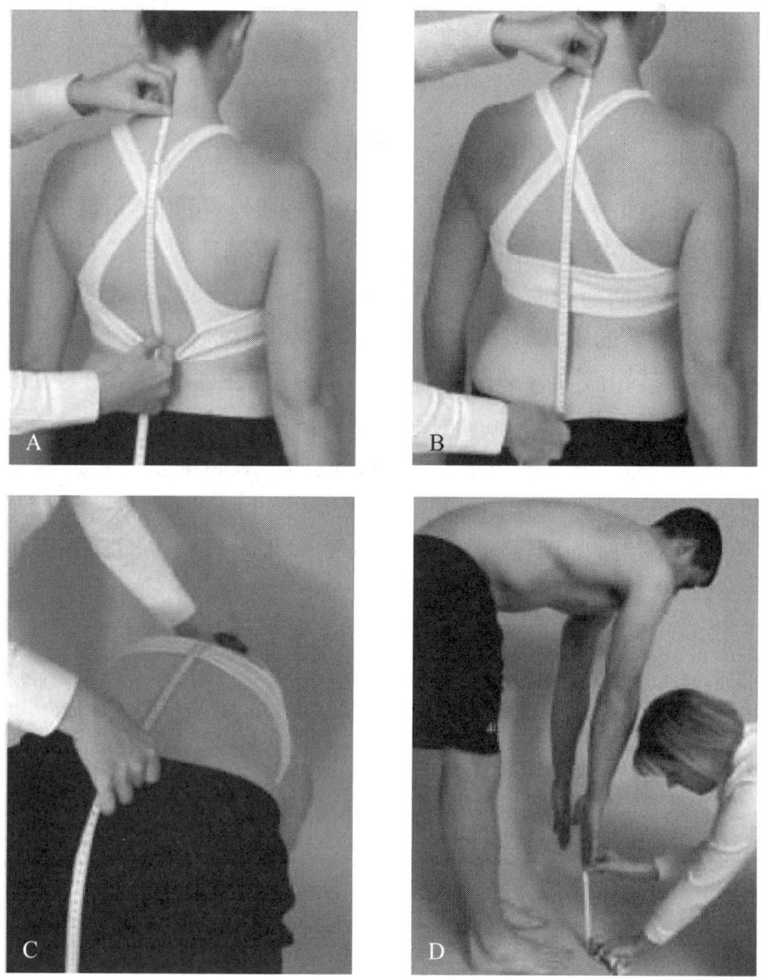

图 5－12　卷尺测量

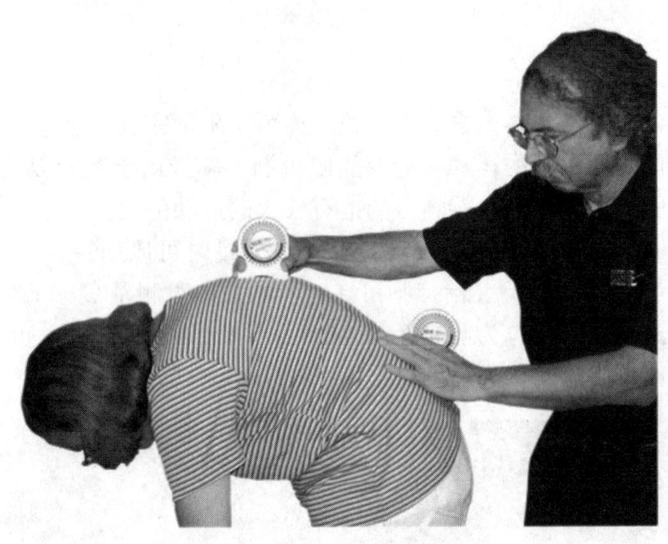

图 5－13 测角仪测量

2. 后伸：胸椎后伸的正常范围为 20°～25°。测量时，可用测角仪进行测量。

3. 侧屈：胸椎侧屈的正常范围为 25°～30°。患者侧屈时，将手沿着腿向下滑动，治疗师注意观察，避免向前屈曲或向后伸展代偿。测量测试侧指尖到地面的距离。

4. 旋转：胸椎旋转的正常范围为 30°～35°。患者取坐位，双手环抱于胸前，向左右两侧旋转。由于旋转由腰椎、胸椎共同完成，治疗师在评估中需要对旋转范围的测量结果进行必要的鉴别和分析，以了解胸椎的旋转范围。

5. 胸椎的象限检查：在胸椎前屈、后伸、侧屈、旋转的基础上进行复合方向的运动检查。

6. 胸廓活动度：治疗师用卷尺在患者第 4 肋间水平环绕一圈，分别在患者用力吸气和用力呼气时，测量患者胸围。两次测量结果相减为胸廓活动度，正常情况下应在 3.0～7.5cm。

7. 肋骨的运动：患者取仰卧位，治疗师将双手平放于患者前胸，感受肋骨的前后移动。

胸椎的被动关节活动度，相对于身体其他部位来讲，较难测量。可在患者取坐位时，一手置于患者头部，一手置于胸椎棘突上，施加压力完成胸椎的被动运动。治疗师应该仔细感受活动的范围、质量以及终末端感受。胸椎关节活动度的正常终末端感受应为组织牵伸感。

在胸段的运动范围检查中，治疗师要注意运动范围与症状变化的关联，以实现明确诊断或鉴别诊断。

（三）肌力测量

肌力测量采用徒手肌力测试法。患者取坐位并保持脊柱中立位，治疗师站于患者体侧，双手环住患者胸背部。测量患者前屈、后伸、侧屈、旋转的肌力，对患者施加相反方向的阻力，嘱患者用力抵抗，指令为“别让我移动你”（图 5－14）。治疗师应感受患者力量大小以及是否产生疼痛。测量也可以采用测力计进行精确的力量测量。

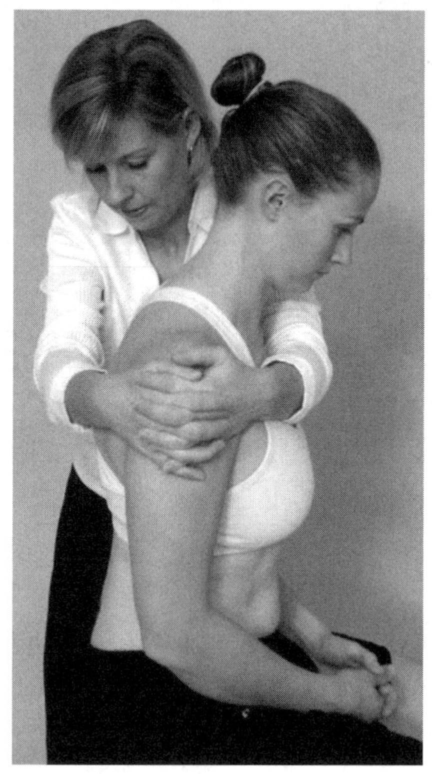

图 5－14　**肌力测量**

（四）感觉检查与反射检查

胸椎的感觉检查与一般感觉检查方式一致，注意左右对比。

胸椎无特定的反射检查，但治疗师仍可进行腰椎的反射检查，因为胸椎的病变亦可引起腰椎反射的改变。此外，治疗师可进行腹壁反射检查（图 5－15）。方法：患者仰卧，两下肢稍屈，腹壁放松，然后用火柴杆或钝头竹签按上、中、下三个部位，轻划腹壁皮肤。受刺激的部位可见腹壁肌收缩。若腹壁反射消失，根据消失的位置可将病损定位于相应节段。上部腹壁反射消失，病损定位于 T_7～T_8；中部腹壁反射消失，病损定位于 T_8～T_{10}；下部腹壁反射消失，病损定位于 T_{11}～T_{12}。上、中、下腹壁反射消失多见于昏迷或急腹症患者、肥胖患者、老年人、经产妇。一侧腹壁反射消失常见于同侧锥体束病损。

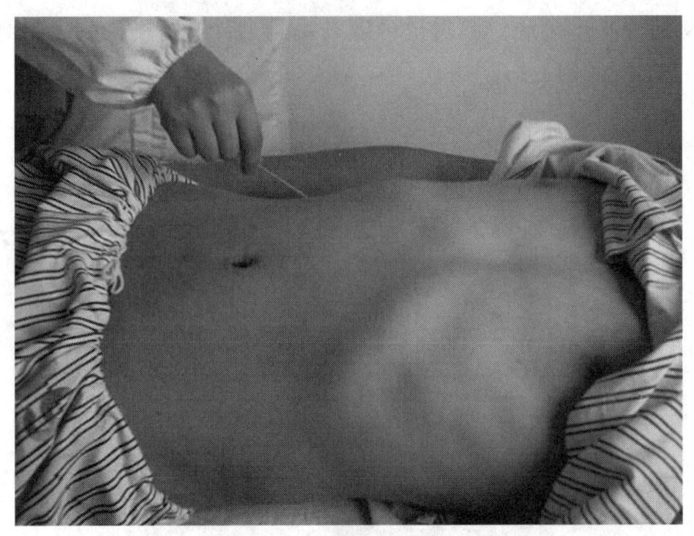

图 5－15　腹壁反射检查

（五）触诊

触诊应感受皮温，是否有肿胀、压痛、肌肉紧张、肿块、关节附属运动等。胸椎与胸廓的触诊应全面系统，包括正面胸壁、侧面胸壁以及背部的触诊。

正面胸壁：按照从上到下的顺序，左右对称地触诊锁骨、胸骨、肋骨及肋软骨、腹部。触诊有无异常或压痛。

侧面胸壁：从上到下，左右对比，触诊有无异常或压痛。

背部：从上至下触诊棘突及脊旁肌肉，感觉有无对位问题，有无压痛或肌肉紧张等。触诊肩胛骨及其边缘，感受有无压痛或肿胀等。

此外，背部的触诊检查还应包括肋骨角的触诊。患者取俯卧位，双臂自然悬于床边，使肩胛骨外展，治疗师触诊肋骨角及肋间隙。肋骨角压痛是胸壁功能紊乱的重要标志（表 5－1）。

表 5－1　肋骨角压痛与胸壁功能紊乱

功能紊乱	肋骨角	肋间隙
肋骨前脱位	不突出	压痛
肋骨后脱位	更加突出	压痛
肋骨外旋	上缘突出伴压痛	上一肋间隙变宽，下一肋间隙变窄
肋骨内旋	下缘突出伴压痛	上一肋间隙变窄，下一肋间隙变宽

关节附属运动检查主要评估关节的僵硬程度，包括中央后前向或双侧后前向、单侧后前向、棘突横向、横突后前向（椎体旋转）。治疗师应当感受每个节段的关节活动度、有无伴随肌肉紧张或疼痛以及终末端感受。

正中关节附属运动测试（图 5－16）：治疗师用双手拇指或手腕部施压，力作用于测试的棘突上，治疗师通过拇指施加压力，推动棘突向前。由于胸椎棘突与椎体的位置关系，后前向施力并不能够很好地检查关节在后前向运动上的度，因此可以选择双手在横突两侧施加前向推力，评估关节僵硬程度。

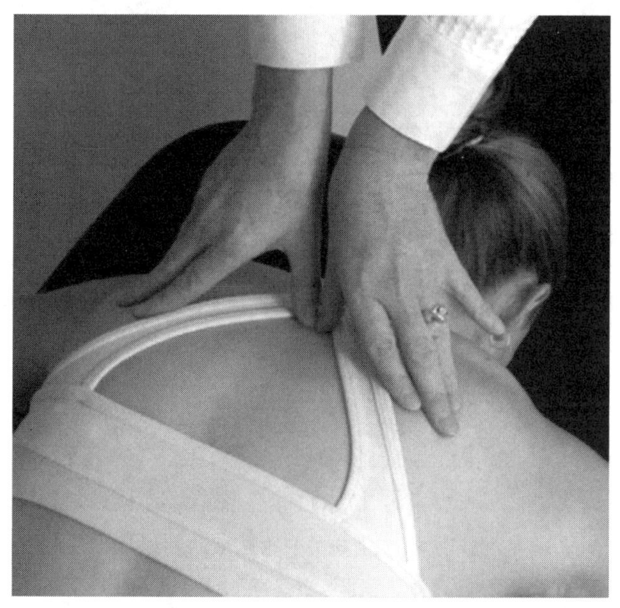

图 5－16　正中关节附属运动测试

单侧关节附属运动测试（图 5－17）：治疗师拇指向外侧移动，约置于胸椎椎弓板的位置，同样施加从后向前的压力，感受每个节段的活动度。

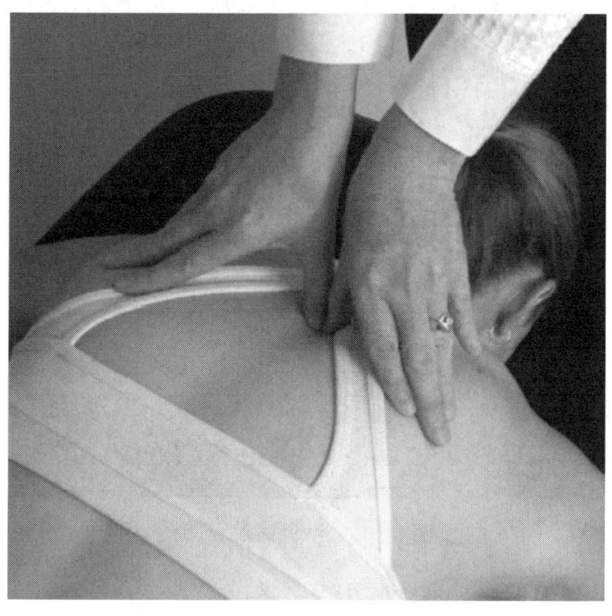

图 5－17　单侧关节附属运动测试

横向关节附属运动测试（图 5－18）：拇指位于棘突一侧，施加横向的压力，感受棘突的活动。

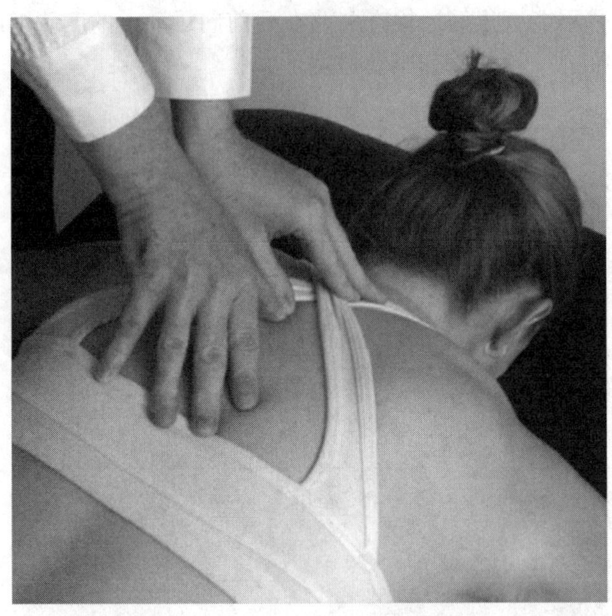

图 5－18　**横向关节附属运动测试**

肋骨弹跳测试（图 5－19）：治疗师双手置于胸廓上，对肋骨施加向下的压力，然后快速松开，感受双侧肋骨的活动度。

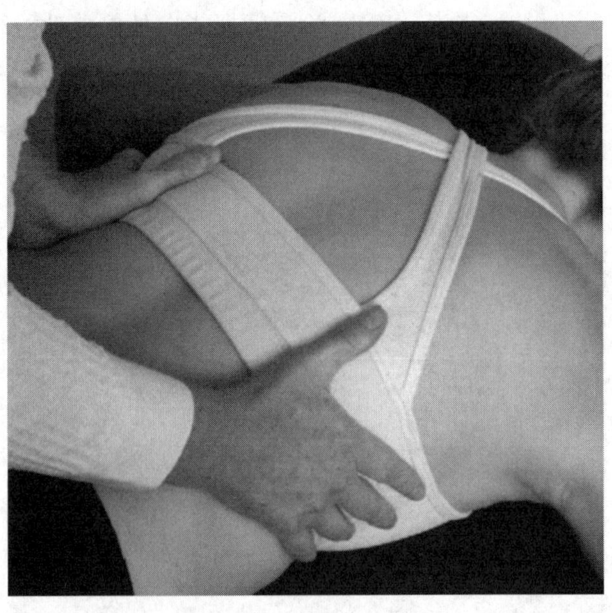

图 5－19　**肋骨弹跳测试**

第 1 肋活动度：患者仰卧，治疗师用第 2 掌指关节将上斜方肌向后移开，然后轻柔地来回移动第 1 肋骨，两侧对比，感受第 1 肋的位置及活动度。

（六）整体功能性评估

胸椎的稳定性对于颈椎、腰椎以及肩部的正常运动都有重要的作用，因此，对于胸椎与胸廓的整体功能性评估，一些囊括了其他部位的复合型运动可以包括在其中。比如，举起或搬运物体，既需要上肢力量，也需要胸椎与腰椎的稳定性，可作为胸椎整体功能性评估的一种。

（七）特殊检查

胸廓出口综合征有两个常见的特殊检查，可以帮助诊断。

1. Adson 试验（图 5－20）：治疗师找准患者桡动脉，感受动脉搏动。患者取坐位，将头转向同侧，并后伸颈部。治疗师后伸并且外旋患者同侧肩部，指导患者深呼吸再屏住呼吸。若桡动脉搏动消失或减弱，则该试验阳性。

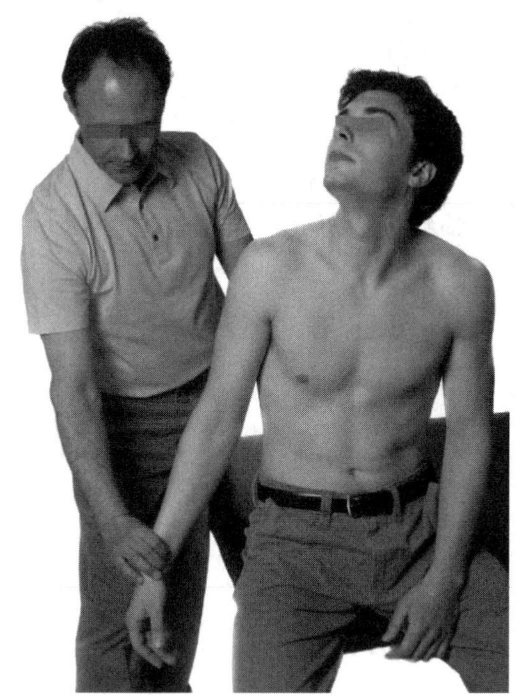

图 5－20　Adson **试验**

2. Roos（EAST）试验（图 5－21）：患者站立，肩关节外展外旋，肘关节屈曲并置于冠状面稍后位置。嘱患者握拳松拳，重复 3 分钟。若出现无力、疼痛、麻木的症状，则试验为阳性。

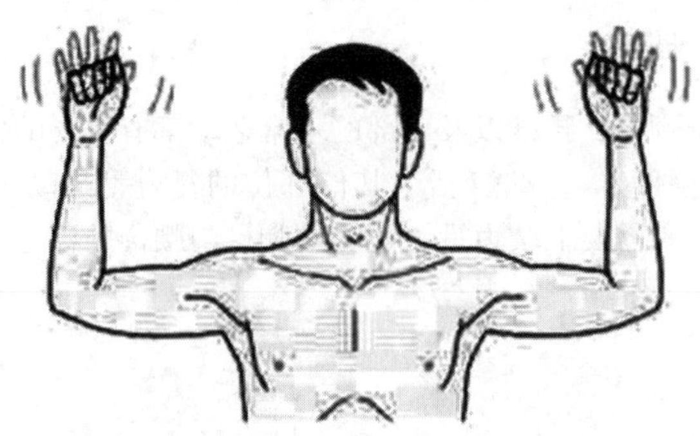

图 5－21 Roos（EAST）试验

五、辅助检查

1．X 线检查：胸椎的 X 线检查包括前后位、侧位以及斜位等。X 线检查最易观察到胸椎及胸廓的骨性结构变化。

2．CT 检查：可以对肺的结构进行较好的显示，是肺部检查常用方式，同时可针对脊柱骨性结构、脊髓内容物以及周围软组织进行检查。

3．MRI 检查：用于评估软组织的病变，包括椎间盘病变、脊髓内病变等。

第四节 案例分析

一、案例介绍

患者，女性，70 岁，退休在家。主诉背部疼痛 3 天。无外伤史。患者自述翻身时疼痛明显加重，并偶尔伴有胸前区疼痛，咳嗽及打喷嚏时疼痛加重。患者与其老伴居住在居民小区 1 楼，平日无运动锻炼的习惯。

二、评估过程

根据患者主诉，由于伴有胸前区疼痛，治疗师的首要任务是排除“红旗征”，判断是否需要转诊。治疗师可询问患者是否有呼吸困难、恶心、心悸、发热寒战等问题，以排除心肌梗死、肺炎等疾病。

（一）主观评估

患者病程发展：3 天前，患者在打喷嚏后突然出现背部疼痛，疼痛位于 T_{12} 椎体附近，疼痛随病程延长而逐渐加重，并出现翻身及下床困难。疼痛 24 小时持续存在，疼痛评分 7/10 分。

加重/缓解因素：翻身及起床时疼痛明显加重，咳嗽及打喷嚏时疼痛加重，仰卧位疼痛加重；冰敷能暂时减缓疼痛。

四肢症状筛查：无四肢疼痛、麻木、无力等症状。

活动水平：无运动锻炼的习惯，日常活动为买菜以及在家看电视。

相邻节段筛查：无颈部或腰部症状。

既往史：无脊椎相关手术史，无外伤史，长期服用类固醇药物。

患者目标：减轻疼痛，改善睡眠。

（二）客观评估

视诊：患者坐位及站立位均表现为驼背姿势，呼吸较为浅快，皮肤完整，无其他明显的胸廓畸形。

关节活动度：胸椎各方向关节活动度受限严重，并伴随疼痛。

感觉检查与反射检查正常，上下肢关键肌肌力正常。

触诊：T_{12}及周围软组织有明显压痛，胸椎脊旁肌肉紧张；肋骨触诊正常。

特殊检查：叩诊征阳性，仰卧征阳性。

（三）辅助检查

根据病史、主观评估及客观评估，怀疑是脊柱压缩性骨折导致的背部疼痛。转诊患者至医师处，并进行 X 线检查。X 线检查结果见图 5－22。

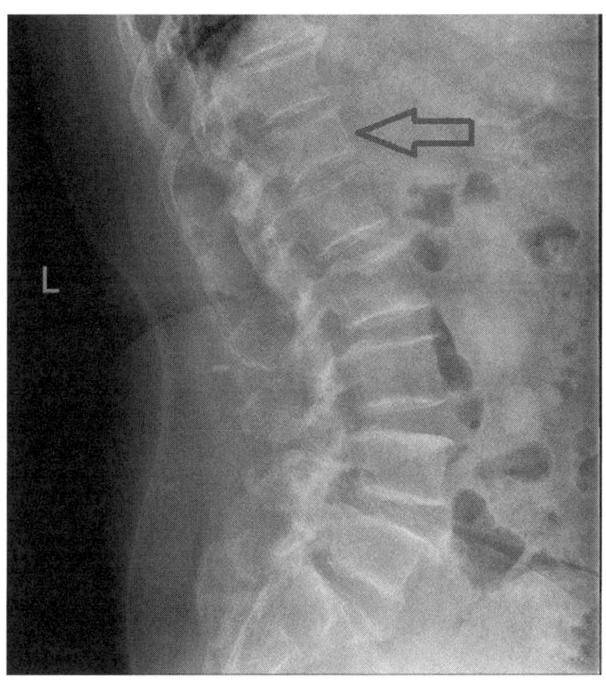

图 5－22　X 线检查结果

三、物理治疗思路分析

患者 70 岁，为绝经后女性，无运动锻炼的习惯，并且长期服用类固醇药物。这些因素都是骨质疏松的危险因素。该患者患重度骨质疏松，打喷嚏成为脊柱压缩性骨折的诱因。患者的加重/缓解因素、触诊结果以及特殊检查结果均与压缩性骨折一致。

这类患者需要立即转诊，进行影像学检查，并由专科医师判定是否需要手术。在此期间，治疗师需对患者进行相关教育，教育患者脊柱压缩性骨折需要注意的防范措施。例如，避免脊柱过度旋转和屈曲；在翻身时，使用滚筒式翻身法，以避免加重症状。

（王　苗）

主要参考文献

[1] 印平，马远征，马迅，等. 骨质疏松性椎体压缩性骨折的治疗指南［J］. 中国骨质疏松杂志，2015，21（6）：643－648.

[2] Brinjikji W，Luetmer P H，Comstock B，et al. Systematic literature review of imaging features of spinal degeneration in asymptomatic populations［J］. American Journal of Neuroradiology，2015，36（4）：811－816.

[3] Fisher L R，Alvar B A，Maher S F，et al. Short-term effects of thoracic spine thrust manipulation，exercise，and education in individuals with low back pain：a randomized controlled trial［J］. Journal of Orthopaedic & Sports Physical Therapy，2020，50（1）：24－32.

第六章　腰椎物理治疗评估

第一节　解剖基础

一、腰椎解剖

腰椎共有 5 个，椎体宽而大，前高后低，呈肾形。椎孔大，呈三角形，大于胸椎，小于颈椎。大部分腰椎具有相似的特征。腰椎横突结构几乎完全伸向侧方，那些与 $L_1 \sim L_4$ 相关的横突较细且呈锥形，但是 L_5 的横突短、粗且壮。从各个椎板联合部位向水平方向伸出的棘突较宽，呈矩形。各个腰椎后表面上的上关节突部位均伸出较短的乳状突。腰椎的上关节面轻度下凹，朝向中线或后中线。在上腰段，上关节面都接近于矢状面方向。在中下腰段，上关节面通常朝向矢状面与冠状面的正中方向。下关节面则与上关节面的形状和方向相反。一般而言，下关节面通常轻度凸向侧方或前侧方。相邻椎体构成的关节叫椎间关节，每个椎间关节包含一个椎间盘、椎骨终板与邻近的椎骨体。腰椎间盘由中央的髓核与周围的纤维环组成。髓核位于椎间盘中后部，它是一种髓样凝胶物质，在年轻人中，其水分含量可达 90%。正因如此，椎间盘具有很好的缓冲重力的作用。除此以外，椎间盘还对脊柱的稳定性起十分重要的作用，这与椎间盘纤维环中的胶原纤维的走行方向有关。

二、腰椎功能表现

健康的成年人在站立时，腰段脊柱存在 40°～50°的前凸。腰段脊柱可以完成前屈，后伸，左、右侧屈，左、右旋转 6 个方向 3 个平面的运动。其中腰段脊柱在矢状面的运动范围较大，而冠状面和水平面的运动范围较小。这与腰椎关节突关节面大部分朝向矢状面有关。

三、腰丛神经

腰丛来自第 1 至 4 腰神经。其中，第 4 腰神经同时参与腰丛和骶丛神经的构成。另外，腰丛与第 12 胸神经也有少部分连接。与臂丛一样，腰骶丛神经根在经过椎间孔时分为背支和腹支。背支或后支支配椎旁肌，并支配附近的皮肤感觉。腰丛的腹支或前支支配大腿前侧及内侧的运动和感觉，以及小腿和足内侧的感觉。腰丛的分支包括髂腹下神经、髂腹股沟神经、生殖股神经、股外侧皮神经、股神经和闭孔神经。

第二节　腰椎常见疾病简介

一、腰椎间盘突出症

腰椎间盘突出症是导致腰腿痛的常见原因之一。它是因腰椎间盘变性、纤维环破裂、髓核组织突出压迫和刺激腰骶丛神经根、马尾神经所引起的一种综合征。腰椎间盘突出症常发生于青、中年，男性多于女性。好发部位为 L_4～L_5、L_5～S_1，占 90%以上。腰椎间盘突出症发病的基础是椎间盘退行性变、腰部外伤，或工作、生活中反复的轻微损伤导致髓核突出产生症状。

诊断要点：

1. 既往有慢性腰部疼痛病史，急性发生腰腿痛、腰痛或下肢疼痛，疼痛呈典型的腰骶丛神经根区域分布，腿痛重于腰痛，常因腹压增高，如咳嗽、喷嚏、弯腰时加重，休息时缓解。

2. 脊柱侧弯，腰椎生理弧度消失，病变部位椎旁有压痛，并向下肢放射，腰活动受限，直腿抬高试验或加强试验阳性，神经根张力试验或股神经牵拉试验阳性。

3. 按神经分布区域出现以下四种神经障碍体征中的两种及以上：感觉异常、肌力减弱、肌肉萎缩和反射改变。

4. 影像学检查（包括 X 线、CT、MRI 检查或椎管造影等）显示腰椎间盘突出的部位及程度、椎管受压程度等。

二、腰肌劳损

腰肌劳损是骨科门诊最常见的疾病，但目前对腰肌劳损的发生发展及生物力学机制还缺乏一致的观点，一般认为是劳动负荷超出组织承载能力产生损伤后形成的一系列相关症状，主要表现为局部疼痛。

诊断要点：

1. 反复发作的一侧或双侧腰部酸痛、胀痛。疼痛多在劳累时加重，休息可缓解。

长时间姿势保持相关的疼痛，可能出现静态保持疼痛加重，适当运动可缓解的特点。

2. 受损结构受力增加时疼痛可加重，可表现为运动牵拉时疼痛、局部压痛。

3. 结合发病诱因、症状变化规律、体征等，同时排除相关疾病后，可以确诊。

三、腰椎管狭窄症

腰椎管狭窄症是指各种原因引起椎管各径线缩短，压迫硬膜囊、脊髓或神经根，从而导致相应神经功能障碍及临床症状的一类疾病。最为多见的是退变性腰椎管狭窄症，多发于40岁以上男性。

诊断要点：

1. 多缓慢发病。患者典型的症状可包括双下肢渐进性无力、麻木，间歇性跛行，行走困难。做腰部过伸动作可引起下肢疼痛、麻木加重，此为过伸试验阳性，是诊断腰椎管狭窄症的重要方法。

2. CT、MRI检查是诊断腰椎管狭窄症的常用影像学方法，采用的指标主要是椎管的孔径和硬膜囊的径线。腰椎管骨窗矢状径、横径分别小于13mm和17mm时，为中央椎管狭窄；当矢状径和横径分别小于8mm和12mm时，为绝对狭窄。硬膜囊矢状径、横径在7mm和11.5mm以下，为椎管狭窄；而在5mm和8.5mm以下则为绝对狭窄。此外，在椎弓根上切迹层面，腰椎管与椎体矢状径比值小于0.45则可确诊为腰椎管狭窄症。

四、退行性腰椎滑脱症

退行性腰椎滑脱症是指由于退行性改变，某节腰椎椎体相对于下位椎体移位，以前移多见。椎体滑脱不伴椎弓的断裂或缺损，一般是后天关节退变导致的。

诊断要点：临床症状可能仅有偶发的腰部疼痛，慢性腰痛伴或不伴根性症状，神经根性症状伴或不伴神经功能缺损，椎管狭窄时可出现间歇性跛行。影像学检查方面，腰椎侧位X线检查是诊断退行性腰椎滑脱症最合适、无创的检查。拍摄时可结合屈曲位和伸展位检查。拍摄腰椎双斜位片，可查看是否有椎弓断裂。

第三节 腰椎功能障碍评估

一、腰椎物理治疗评估的目的

腰椎物理治疗评估是制订腰椎物理治疗方案并实施相关物理治疗的基础和前提。评估的目的包括：

1. 了解当前症状的具体表现，以及寻找导致症状的原因。

（1）症状的产生部位、性质、发展及变化等。

（2）与症状表现相关的局部结构性改变或功能性改变。

（3）从整体功能性考虑，腰椎邻近关节及部位（如骶髂关节、骨盆、胸椎等）的功能改变（如运动模式的异常）是不是导致相关症状的原因。

2. 评估患者目前的情况是否急需其他专业的帮助。

3. 为临床决策、治疗方案的设计提供参考依据，为再次评估提供可对比的信息，从而更好地指导具体方案的实施。

二、腰椎常见功能障碍

组织及结构功能异常：软组织延展性降低，如肌肉短缩或紧张、关节囊及韧带缩短、关节僵硬、腰椎关节不稳、神经张力增加等。

感觉功能障碍：疼痛、下肢麻木、下肢感觉减退。

运动功能障碍：腰椎主动关节活动度和被动关节活动度受限，腰部或下肢肌力下降，腰部或下肢肌肉耐力下降等。

日常生活及社会参与能力受限：不能正常起居、自我照顾，不能正常参加工作。

三、主观评估

1. 病史：询问患者发病时间（包括初始起病及最近的加重时间），是否存在外伤。若有，是如何受伤的？受伤当时的情况是怎样的？是否接受相关的检查和治疗，情况如何？是否同时存在其他损伤或疾病？既往是否有过其他损伤或疾病？

2. 疼痛激惹性：精确标记疼痛部位，记录疼痛持续时间、位置深度、性质及程度。疼痛程度采用视觉模拟评分法（visual analogue scale，VAS）。另外需评估疼痛的加重/缓解因素及 24 小时变化规律，从而判断症状的激惹性。激惹性评估为治疗的频率、强度、持续时间以及类型的选择提供了有力的指导，其目的是选择符合目标组织状态的最佳治疗剂量，通常用来反映组织承受物理压力的能力。其基于以下部分来确定：①疼痛程度；②是否（持续）存在夜间或休息痛；③功能障碍程度；④疼痛变化与主动活动和被动活动之间的关系。

3. 社会问题：患者工作或者爱好，特别需要注意的是工作和爱好中是否存在导致腰椎退变或损伤的动作或姿势。

4. 特殊问题：询问患者的一般健康状况，是否有服用药物，影像学检查结果及与治疗或诊断相关的一些禁忌证或注意事项。另外，对主观评估过程中存在的一些相关问题也需要进行必要的询问。例如，对一侧上肢无力的患者，需要考虑排除脑缺血等问题时，应特别询问患者是否有头晕、记忆力下降等症状。

四、客观评估

1. 视诊：注意观察患者的整体情况，包括面部表情、体姿、运动等。对存在的问题进行必要的分析。如是否能够坐，或由于坐着不太舒服而在踱步。如果患者坐着，他是否偏向一侧？患者采用的姿势通常是较为舒适的姿势，为什么会出现这样的姿势变化？患者的面部表情可能反映疼痛的程度。患者的某些动作也常常可以提示某些疾病或损伤，如强直性脊柱炎的患者运动显得僵硬。

2. 腰椎关节活动度评估：患者适当脱去衣服，以便观察整个腰部。检查时，治疗师可让患者在站立位、坐位或卧位进行腰椎的各向运动检查，包括腰部前屈，后伸，左、右侧屈和左、右旋转。根据需要，治疗师还应该考虑对患者进行象限位检查，评估其运动范围、活动协调程度、是否愿意活动或活动过程中是否存在疼痛等症状变化，并进行运动范围评估记录。

通过不同体位下的检查，治疗师可以分析更多疼痛产生的机制。例如：比较站立位和坐位检查的结果，可以了解腰椎功能受限与骨盆、髋关节、膝关节等的关系。

如果活动结束时不出现疼痛，则可以进行复合运动方向检查（图 6－1），如前屈＋侧屈＋旋转、后伸＋侧屈＋旋转。

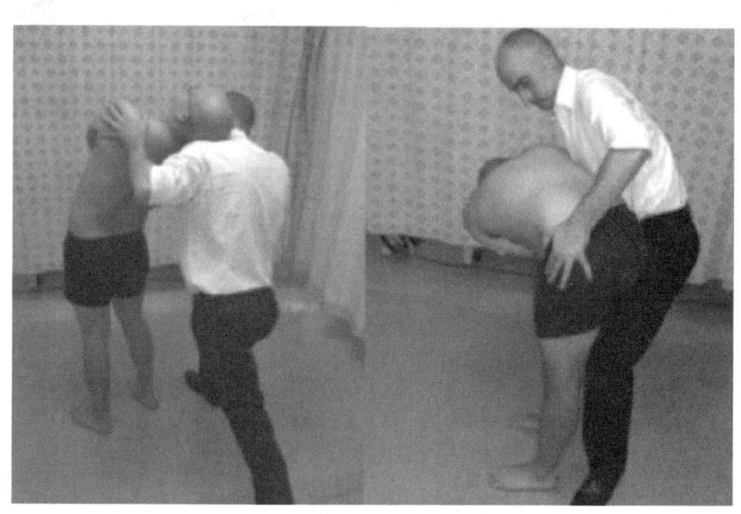

图 6－1　复合运动方向检查

如果各方向运动患者均未表现出疼痛或受限，治疗师可以让患者进行重复测试，即每个方向重复 5～10 次测试，观察是否引起相关症状和体征。进一步，治疗师可在各个运动方向的终末端施加压力，保持约 15 秒，确定是否出现相关症状和体征。

腰椎活动范围测量可以采用卷尺或测角仪。使用卷尺进行评估时，前屈和侧屈的角度可通过手指到地面的距离进行测量。前屈的角度也可以通过测量腰椎在直立位和前屈位皮肤距离变化来反映（直立时，标记 S_2 点和上 15cm 的点，前屈时，测量之前标记的两点距离的变化，以此反映腰椎运动范围）。腰椎前屈运动范围测量见图 6－2。

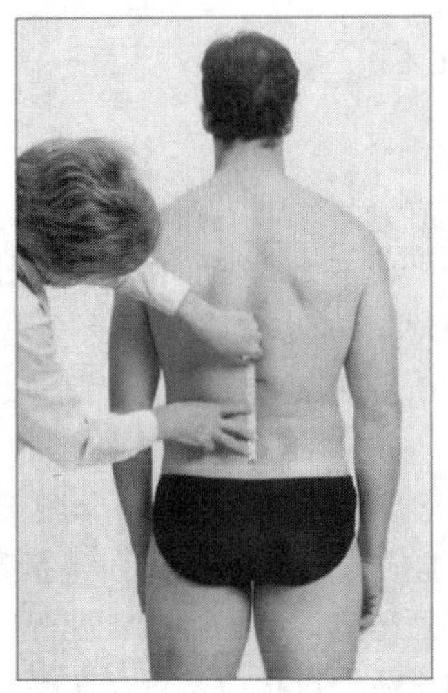
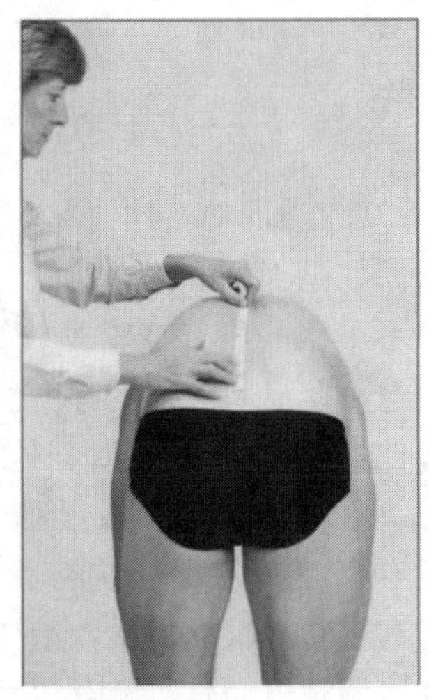

图 6－2　腰椎前屈运动范围测量

精确的运动范围可以通过测角仪来测量。利用测角仪进行腰椎前屈、后伸和侧屈的评估见图 6－3。

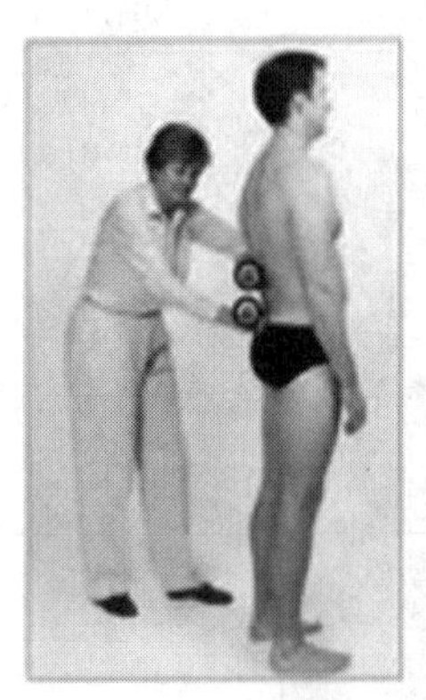
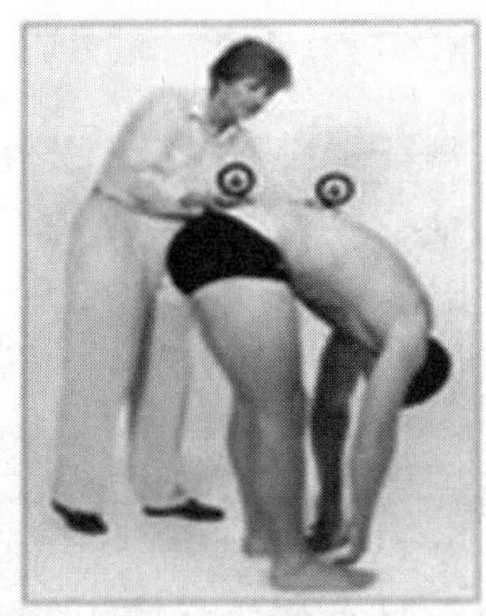
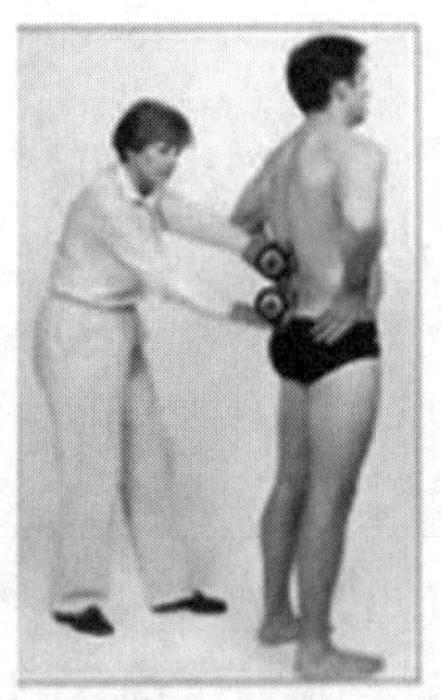
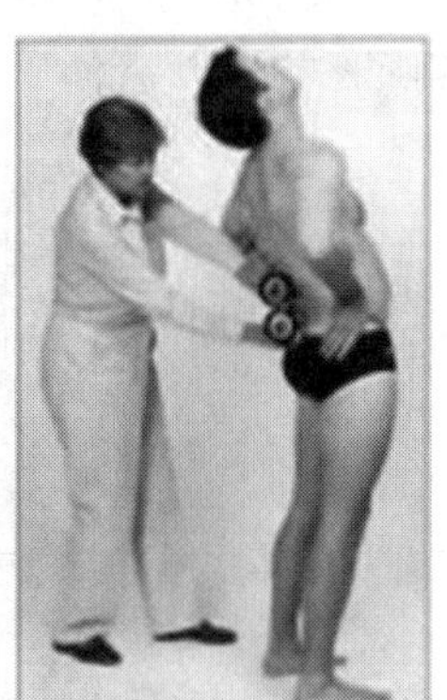
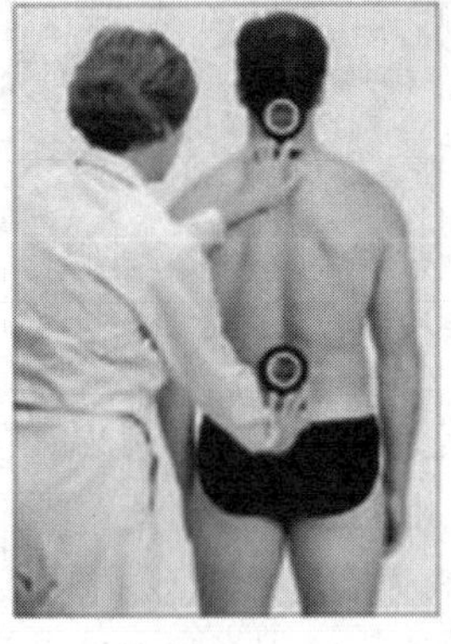
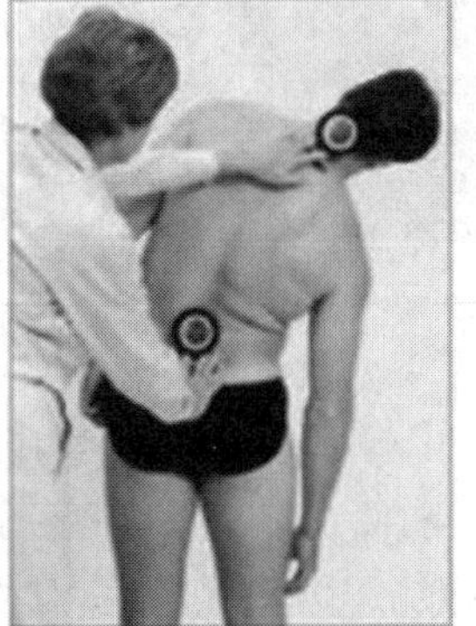

图 6－3　利用测角仪进行腰椎前屈、后伸和侧屈的评估

治疗师在评估腰椎的关节活动范围时，应该认识到腰椎的运动与胸椎、髋关节等有密切的关系。在排查时，可通过在不同体位下进行腰椎的检查来分析患者的问题是否与

其他节段存在关联，如有，则进行相关节段的功能评估。

3. 神经功能检查：治疗师应该对腰椎区域发出的神经的功能进行检查。

（1）感觉神经检查：治疗师利用棉签、针、音叉等工具，对患者的腰段及下肢区域进行触觉、痛觉、振动觉评估。肋弓到耻骨上区域的感觉和运动对应的是胸段的神经根。L_1～L_5 神经根感觉分布及关键点见图 6－4。

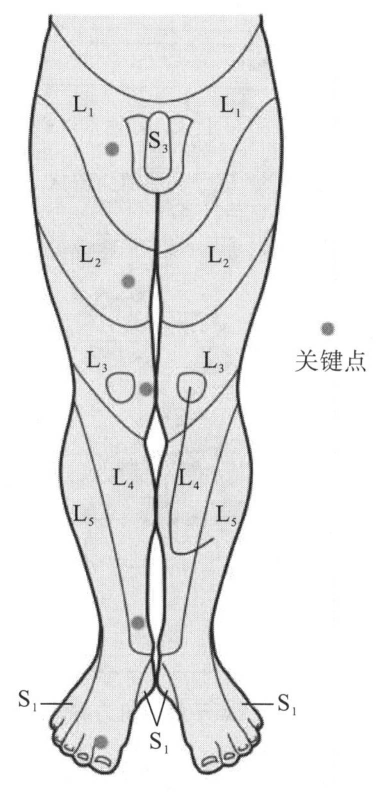

图 6－4 L_1～L_5 神经根感觉分布及关键点

（2）运动神经及肌力检查：腹部肌力测试见图 6－5。躯干伸肌肌力测试见图 6－6。躯干侧屈肌力测试见图 6－7。

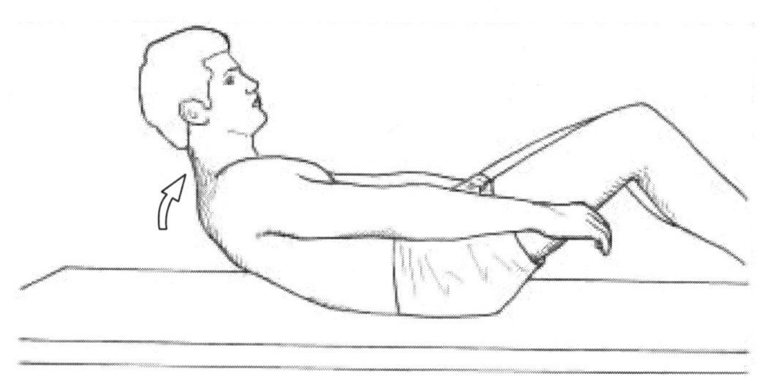

图 6－5 腹部肌力测试

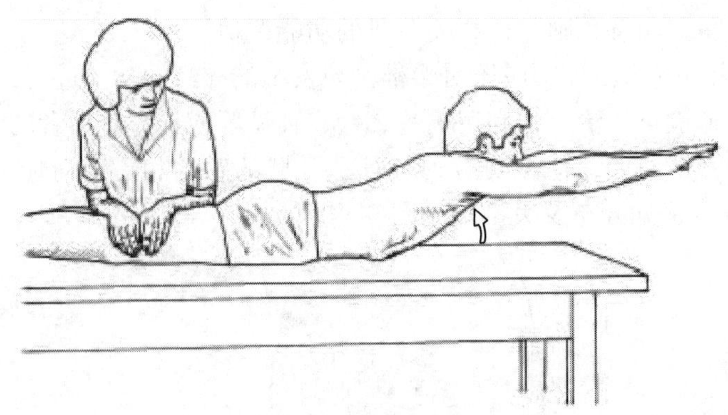

图 6－6　躯干伸肌肌力测试

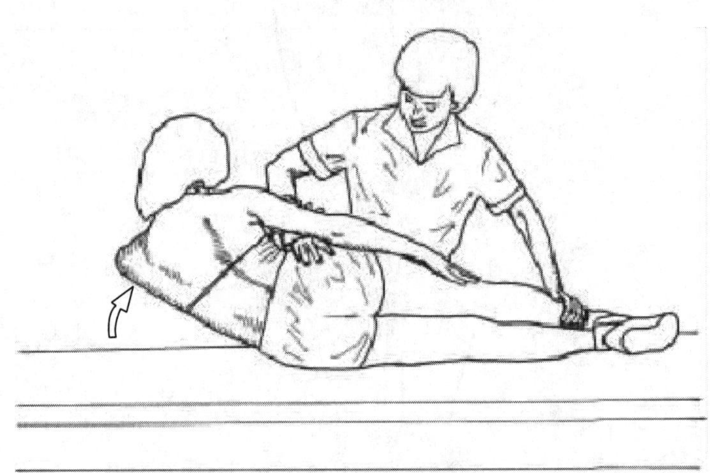

图 6－7　躯干侧屈肌力测试

治疗师可以通过徒手肌力测试的方法对患者腰部的屈、伸、侧屈的肌力进行测量。

腰段神经支配关键肌检查：

L_1 和 L_2 神经根支配髂腰肌，此肌为屈髋肌。让患者坐在检查床边，屈膝 90°，进行屈髋检查。让患者向上抬膝，并给予大腿前中部阻力。

L_3 神经根通过检查股四头肌来检测，此肌肉用于伸膝关节。让患者屈膝坐在检查床边，当给予小腿前面压力时，让患者伸膝。

L_4 神经根最好通过检查踝背屈来检测，踝背屈动作由胫前肌完成。患者取坐位或仰卧位，让患者向上抬足，使踝背屈，并给予足背压力。

L_5 神经根可以通过检查踇长伸肌来检测。患者取坐位或仰卧位，让患者翘起踇趾，并给予阻力。

S_1 神经根最好通过检查腓肠肌和比目鱼肌的足跖屈来检测。可让患者趾尖着地来完成。

4. 触诊。

（1）软组织触诊：需要触诊皮肤温度、湿度、肌肉及软组织柔软度及是否存在压痛。

（2）骨性标志触诊：需要触诊腰椎棘突、关节突、横突的位置是否对位正常及是否存在压痛等。

（3）关节附属运动的触诊。①中央后前向滑动：患者取俯卧位，治疗师站于患者一侧，双手拇指重叠置于腰椎棘突，由后向前施加压力触诊棘突后前向滑动，感受关节运动的幅度和阻力。②侧方后前向滑动：患者取俯卧位，治疗师站于患者一侧，双手拇指重叠置于腰椎关节突或横突上，由后向前施加压力触诊关节突关节和横突，感受关节运动的幅度和阻力。③棘突横向转动：患者取俯卧位，治疗师站于患者一侧，双手拇指重叠置于棘突一侧，向对侧横向推动，感受关节运动的幅度和阻力。

5. 特殊检查：腰椎评估的重要组成部分。它的作用是帮助治疗师确认前面所做评估之后的初步诊断，若患者在前面的评估中存在神经症状，则神经功能障碍相关的特殊检查是必须要完成的，如直腿抬高试验及加强试验、股神经牵拉试验等。而其他的特殊检查则是当治疗师认为部分功能诊断存在疑问时才需要进行。

（1）直腿抬高试验（图 6－8）及加强试验：此试验牵拉坐骨神经和其近端覆盖的硬脊膜。在 L_4～L_5 或 L_5～S_1 椎间盘突出的患者引起对 L_5 和 S_1 神经根的压迫，牵拉坐骨神经多引起下肢疼痛或神经感觉异常加重。患者取仰卧位进行此试验，治疗师控制膝关节伸直，抬患者的踝使下肢离开检查床，当腿抬高近 70°时，坐骨神经被牵拉，患者主诉检查侧的下肢疼痛或感觉异常加重，此为直腿抬高试验阳性反应。如果患者主诉对侧腿疼痛，此为直腿抬高交叉试验阳性，对腰椎间盘突出症的诊断很有意义。患者也可主诉大腿后部疼痛，此为腘绳肌紧张所致。治疗师应确定疼痛是否由腘绳肌引起，还是来自神经根受压，可将患者抬腿到引起患者腿痛的高度，然后稍降低腿以减少腿痛。此时被动背屈患者的足以增加对坐骨神经的牵拉，如操作引起疼痛，那么疼痛是神经性的；如果无痛，那么患者的不适是由腘绳肌紧张引起的，此为直腿抬高加强试验。

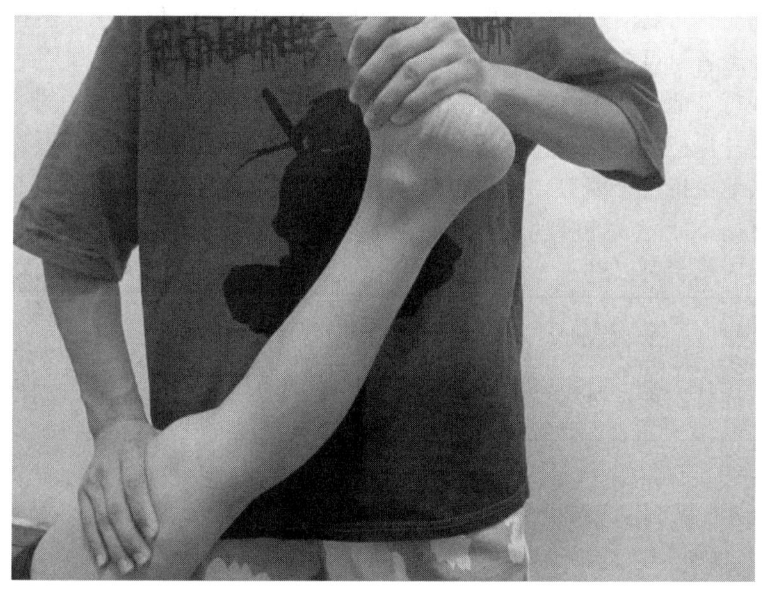

图 6－8　直腿抬高试验

（2）股神经牵拉试验（图 6－9）：此检查牵拉股神经和 L_2～L_4 神经根，对 L_2～L_4 的椎间盘突出的诊断有所帮助。患者俯卧或者侧卧，治疗师帮助患者被动屈膝伸髋，若患者出现大腿前方或者小腿内侧的疼痛或者感觉异常，则为阳性，说明患者可能存在 L_2～L_4 神经根受压，L_2～L_4 椎间盘突出。

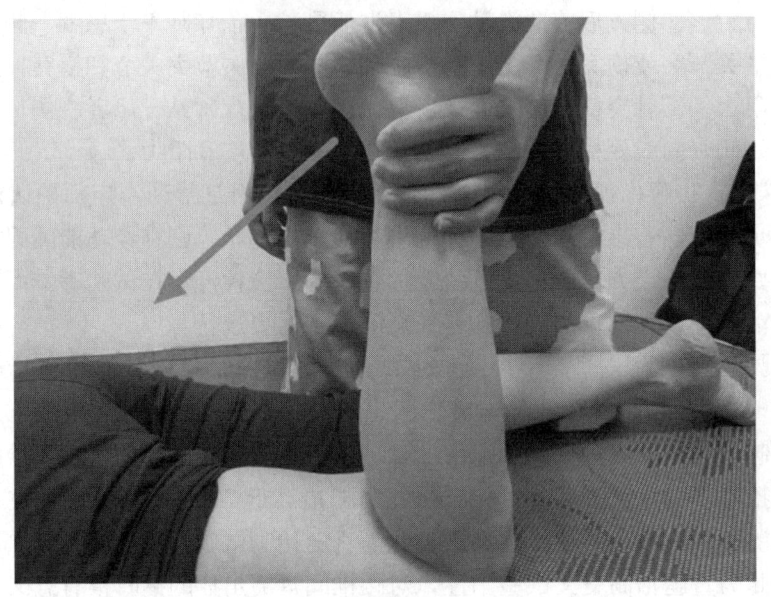

图 6－9　股神经牵拉试验

（3）Slump 试验（图 6－10）：患者坐在检查床的边沿，双腿支撑，髋部保持中立位（没有旋转、内收、外展），双手放在背后。按照下面的顺序进行：首先让患者放松背部使背部降低，腰椎前屈。治疗师保持住患者的下颌在中立位，从而可以阻止患者的头部和颈部前屈。然后治疗师用一侧上肢通过肩部施加负荷，保持患者胸椎和腰椎的前屈位。然后嘱患者尽可能前屈颈部（用下颌部去够胸部）。此时治疗师用一只手于颈部施加负荷，保持 3 部分脊椎（颈椎、胸椎、腰椎）都处于前屈状态。用另一只手抓住患者的一只脚，并保持背伸状态。治疗师帮助患者保持住这个姿势，患者要努力伸直膝关节，尽可能久地保持这个姿势。然后再分别进行另一侧的检查和双下肢一起的检查。如果患者因为疼痛不能完成伸膝动作，此时治疗师可以撤除颈部加压的手，患者可以伸直颈部。如果这时患者可以进一步伸直膝关节，或者患者的疼痛减轻，就可以认为试验结果为阳性，说明试验增加了神经干的张力。这项检查在临床应用中被改良：检查时被动伸直膝关节。先让患者保持颈椎、胸椎、腰椎的前屈姿势，然后，帮助患者伸直膝关节，如果没有症状出现，再帮助患者背伸脚面，看看是否有症状出现，阳性结果的意义是一样的。

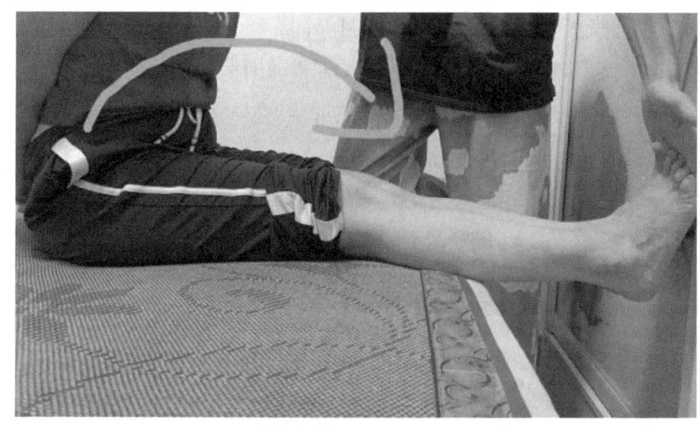

图 6-10　Slump 试验

（4）Thomas 试验（图 6-11）：此试验可排除髋关节屈曲挛缩或髂腰肌紧张。患者仰卧于检查床上进行此试验。非测试侧膝靠向胸部并维持住，确定腰椎的下面平靠在检查床上。测试侧膝关节屈曲，大腿离开检查床面，则为阳性，代表存在髋关节屈曲挛缩或髂腰肌紧张。

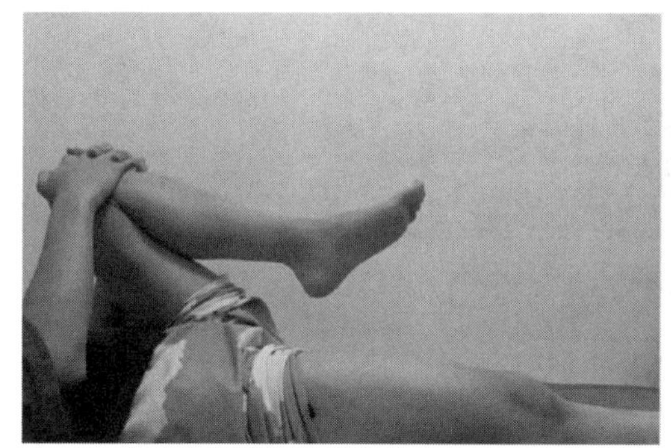

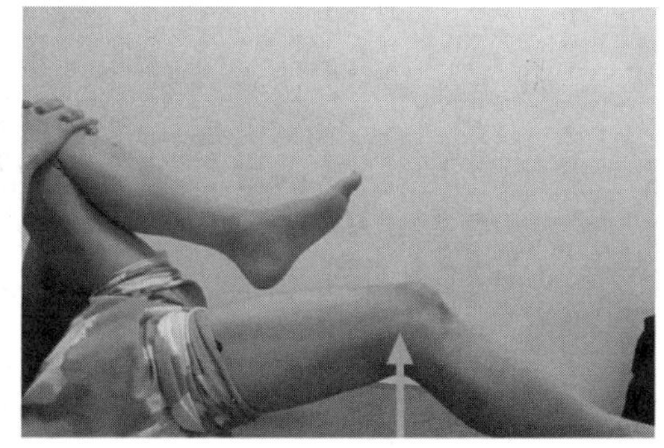

图 6-11　Thomas 试验

（5）Ober 试验（图 6-12）：该试验可以检查是否存在髂胫束紧张，患者体位要便于牵拉髂胫束。患者取健侧卧位，健侧下肢腿呈屈髋屈膝位，治疗师将患侧肢体屈膝伸髋位外展时，如果膝关节不能落到检查床上，则说明髂胫束紧张，此为阳性体征。

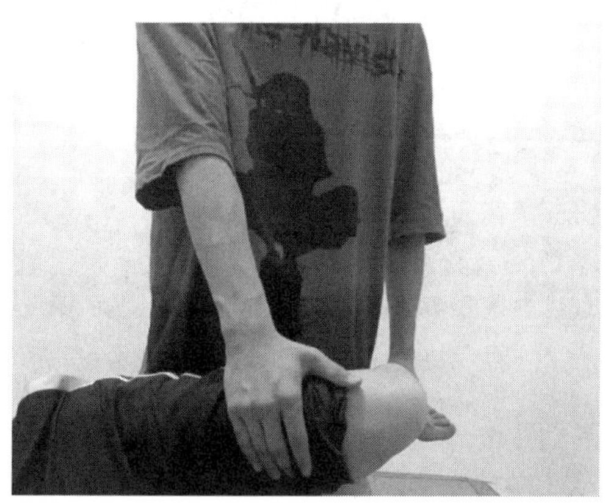

图 6-12　Ober 试验

（6）90°－90°试验（图 6－13）：患者仰卧屈膝，两侧屈髋 90°，然后双手握持于膝后方保持两侧髋部屈曲 90°。患者主动轮流尽可能伸展两侧膝关节。对于正常弹性的腘绳肌而言，膝关节最大伸展应该在 20°以内。如果腘绳肌紧张，则终末端感觉为肌肉牵张。神经根症状也可能出现，因为这种体位类似仰卧而不是坐位进行的跌落试验，该试验的一个改良版也可用于臀大肌长度的测试。患者采用同样的初始体位，当治疗师触摸到一侧髂前上棘时，需要屈曲同侧的髋关节与膝关节。如果在髂前上棘移动之前大腿屈曲 110°～120°，则该侧臀大肌长度正常。如果在大腿贴近躯干前髂前上棘就移动，则臀大肌紧张，两侧需要进行对比。

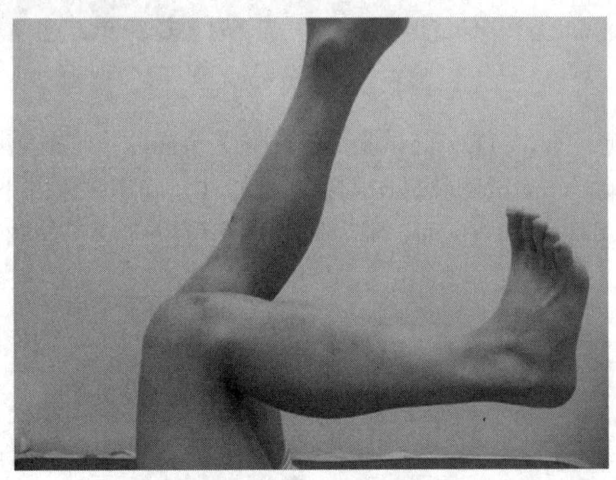

图 6－13　90°－90°试验

（7）Ely 试验（图 6－14）：该试验可评估股直肌。患者俯卧于检查床上，膝关节垂于床上。治疗师被动屈曲测试侧膝关节，使脚跟尽可能靠向臀部，若该侧髋关节抬离床面，提示可能存在股直肌紧张。若出现伸膝则为阳性，提示可能存在股直肌紧张。

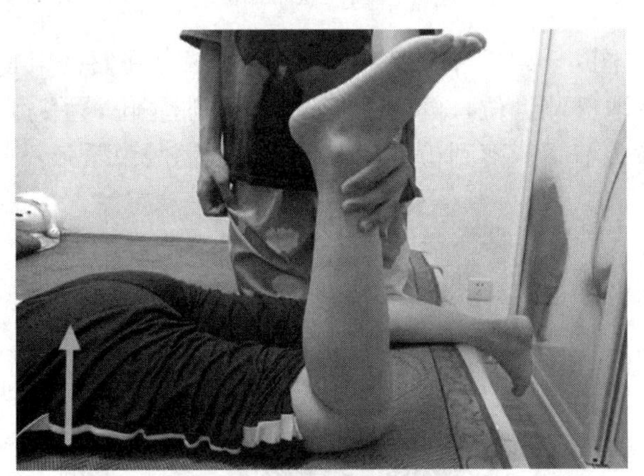

图 6－14　Ely 试验

（8）梨状肌紧张试验（图 6－15）：患者侧卧，测试侧下肢位于上侧。患者测试侧下肢屈髋 60°的同时屈膝，治疗师一手稳定髋部，另一手下压膝部。如果梨状肌紧张，则出现肌肉疼痛。如果梨状肌压迫坐骨神经，则出现臀部疼痛和坐骨神经痛。该试验也可以在仰卧位进行。

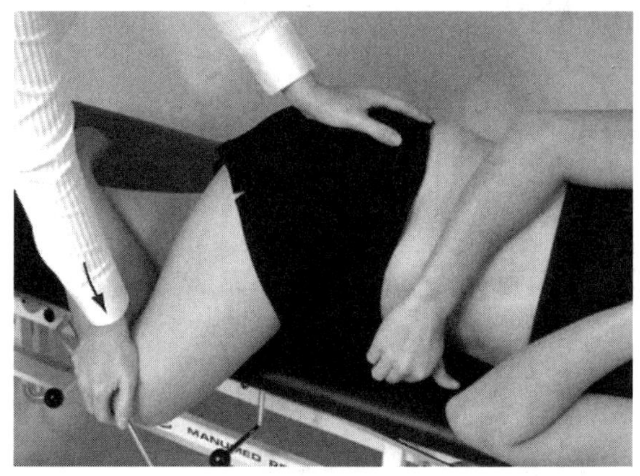

图 6－15 梨状肌紧张试验

第四节 案例分析

一、案例介绍

患者，男性，46 岁，因“腰痛、左侧臀腿疼痛 2 个月，伴左下肢麻木 1 个月”入院。病例特点：①起病隐匿，病程长。②患者 2 个月前无明显诱因出现腰痛，腰痛无固定位置，弯腰疼痛明显，后腰痛逐渐减轻，出现左侧臀腿疼痛，以左臀部为重，晨起疼痛明显，无法下蹲，影响如厕，不能系鞋带、穿脱裤子，无其余关节僵硬感，下午疼痛较上午轻，但仍不能安稳坐、站立。卧位时疼痛减轻，可步行 1km，无踩棉感。1 个月前出现左侧臀部及下肢麻木感，麻木沿左臀及大腿外侧放射至左脚五趾跖面。

二、评估过程

（一）主观评估

1. 人体图（body chart，见图 6－16）

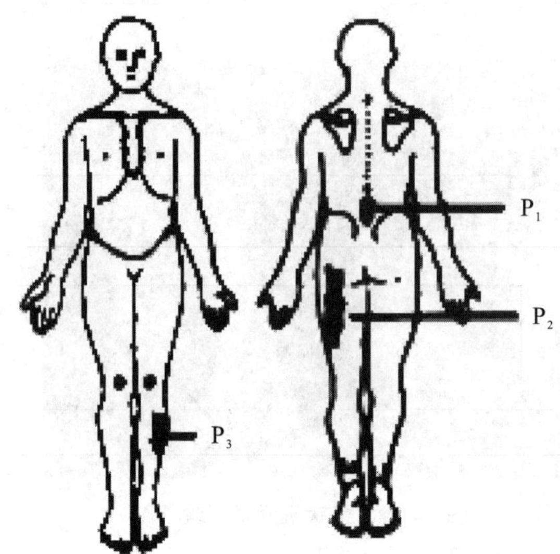

图 6-16 人体图

P_1：深层的、刺痛、持续性，VAS= 3/10～7/10。

P_2：深层的、刺痛、间歇性，VAS=7/10。

P_3：间歇性麻木。

P_1、P_2、P_3 存在明显相关性，在弯腰时可同时诱发三个症状。

2. 加重因素：弯腰时 P_1、P_2、P_3 的 VAS 加重至 8/10，恢复站立位后持续 5 分钟。

3. 缓解因素：仰卧位，P_1=3/10，P_2=0/10。

4. 24 小时模式：无。

5. 现病史：患者 2 个月前无明显诱因出现腰痛，腰痛无固定位置，弯腰疼痛明显，之后腰痛逐渐减轻，出现左侧臀腿疼痛，以左臀部为重，晨起疼痛明显，无法下蹲，影响如厕，不能系鞋带、穿脱裤子，无其余关节僵硬感，下午疼痛较上午轻，但仍不能安稳坐、站立。卧位时疼痛减轻，可步行 1km，无踩棉感。1 个月前出现左侧臀部及下肢麻木感，麻木沿左臀及大腿外侧放射至左脚五趾跖面。未经诊治，为寻求症状缓解来我院就诊。

6. 既往史：10 年前出现腰痛，按摩和服用镇痛药可缓解。

7. 社会史：猪肉摊贩，常弯腰工作。

8. 特殊问题：服用非甾体类抗炎药后夜间疼痛可缓解；一般健康状况良好；无鞍区麻木，无大小便功能障碍；咳嗽会导致 P_1、P_2 加重。

腰椎 MRI 检查：腰椎轻度骨质增生及 L_3～S_1 椎间盘变性，L_3～L_4 椎间盘膨出，L_4～L_5 椎间盘突出，L_5～S_1 椎间盘轻度后突。

（二）客观评估

1. 视诊：减痛步态，腰椎前凸减少。

2. 腰椎活动度评估见表 6－1。

表 6－1　腰椎活动度评估

方向	AROM	PROM
前屈	髌上 5cm，P_1＝8/10，P_2＝8/10	NT
后伸	中立位	中立位，P_1＝3/10
右侧屈	膝关节间隙上 3cm，P_1＝5/10	NT
左侧屈	膝关节间隙上 1cm，P_1＝5/10	NT
右旋转	30°，P_1＝5/10	NT
左旋转	20°，P_1＝5/10	NT

3. 功能评估。

肌力：屈髋肌左侧徒手肌力测试（MMT）4＋级（因疼痛受限），其余肌力正常。

感觉：正常。

反射：双侧膝跳反射一致，双侧跟腱反射一致。

触诊：腰部无明显压痛，L_4～S_1 椎间关节中央后前向、侧方后前向滑动减少并伴有 P_2 加重，左侧臀部深压痛，左侧小腿三头肌肌腹压痛。

4. 特殊检查：直腿抬高试验，左侧 50°（＋），P_1＝7/10，P_2＝7/10；加强试验左侧（＋），右侧 80°（－）。

三、物理治疗思路分析

（一）临床诊断

该患者的临床诊断是什么？患者症状来源的结构和部位是什么？

临床诊断：根据患者病史、影像学检查及体格检查的结果，判断患者的症状可能是腰椎间盘突出压迫脊神经导致的。初始临床诊断为腰椎间盘突出症，但需要与梨状肌综合征相鉴别。

（二）症状激惹性

患者在弯腰时便可出现剧烈的（8/10）腰腿痛，但持续时间不长，疼痛严重影响日常生活，由此可判断患者症状激惹性较高。

（三）物理治疗功能诊断

1. 功能障碍。

（1）感觉功能障碍：疼痛，P_1＝8/10，P_2＝8/10。

（2）运动功能障碍。

ROM：腰椎各方向活动受限并伴有疼痛。

MMT：屈髋肌左侧 4+级（因疼痛受限）。

（3）步态异常：减痛步态。

（4）姿势异常：腰椎前凸减少。

2. 结构异常。

（1）L_4～S_1 关节僵硬伴压痛。

（2）左侧坐骨神经张力增加。直腿抬高试验：左侧 50°（+）。

（3）腰椎轻度骨质增生及 L_3～S_1 椎间盘变性，L_3～L_4 椎间盘膨出，L_4～L_5 椎间盘突出，L_5～S_1 椎间盘轻度后突。

3. 活动受限。无法久坐、长距离步行。

4. 物理治疗的近期目标和远期目标。

（1）近期目标：①消除炎症，缓解疼痛；②增加关节灵活性和关节活动度；③降低神经张力。

（2）远期目标：①进一步改善疼痛；②纠正步态与姿势；③增强腰椎稳定性。

5. 最能反映病情变化的指标：VAS、腰椎关节活动度、直腿抬高的角度、步态及步行距离。

（梁邱　郭华）

主要参考文献

[1] 梁龙，朱立国，魏戌，等. 退行性腰椎滑脱症：NASS 循证医学指南解读 [J]. 天津中医药大学学报，2019，38（2）：105－108.

[2] 唐纳德·A. 诺伊曼. 骨骼肌肉功能解剖学 [M]. 2 版. 刘颖等，译. 北京：人民军医出版社，2014.

[3] 韦国雨，陈清雄，古宏钊. 持续骨盆牵引下加横向推压治疗腰椎间盘突出症疗效观察 [J]. 广西中医药，2017，40（2）：35－36.

[4] 王玉，孔清泉，陈仲强. 再议腰椎管狭窄症 [J]. 中国修复重建外科杂志，2019，33（7）：789－794.

[5] 徐佳隆，吴建军. 退行性腰椎管狭窄症的治疗研究进展 [J]. 局解手术学杂志，2020，29（10）：843－847.

[6] 周谋望，岳寿伟，何成奇，等. “腰椎间盘突出症的康复治疗”中国专家共识 [J]. 中国康复医学杂志，2017，32（2）：129－135.

[7] Derman P B，Albert T J. Interbody fusion techniques in the surgical management of degenerative lumbar spondylolisthesis [J]. Current Reviews Musculoskeletal Medicine，2017，10（4）：530－538.

[8] Epstein N E，Hollingsworth R D. Nursing review of diagnosis and treatment of lumbar degenerative spondylolisthesis [J]. Surgical Neurology International，2017（8）：246.

第七章　骨盆物理治疗评估

第一节　解剖基础

一、骨盆环解剖

骨盆环（图 7－1）由两块盆骨（或称为髋骨，由左、右两侧髂骨，耻骨，坐骨衔接而成）、骶骨、尾骨、两侧骶髂关节（或髂骶关节）和耻骨联合组成，女性骨盆外形较短宽，耻骨下角较大，适合分娩。人体直立时，骨盆向前倾斜，髂前上棘（anterior superior iliac spine，ASIS）与髂后上棘（posterior superior iliac spine，PSIS）成角约 11°±4°。ASIS 与耻骨结节处于同一冠状面，PSIS 平对 S_2。骨盆环通过与腰椎和股骨连接，形成骨盆带（腰－骨盆－髋复合体），由周围的关节形成结构锁定机制，肌群或韧带等形成力量锁定机制，共同维持骨盆带的稳定性。骨盆带能传递躯干自上而下或下肢自下而上的力量，同时起着支持和稳定躯干、保护盆腔器官的作用。正常成人的骨盆有四个关节：左、右骶髂关节，耻骨联合和骶尾关节。

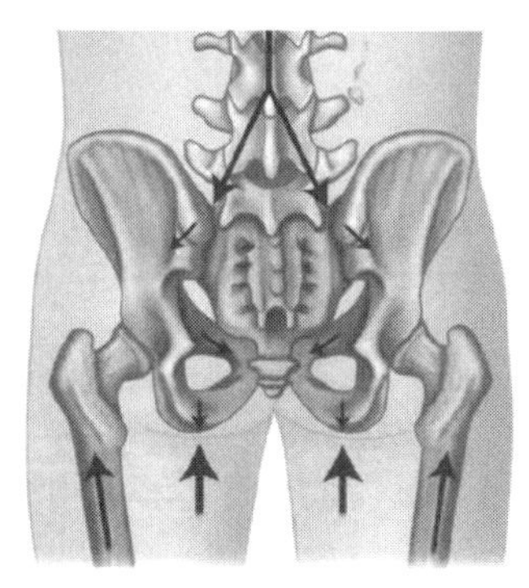

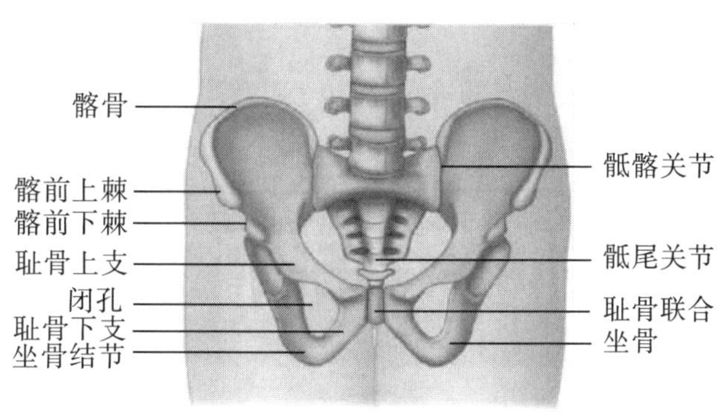

图 7－1　骨盆环

骶髂关节呈耳状面“L”形，属滑膜关节、微动关节，有 2°～4°的旋转及 1～2mm 的平移，主要起承重、缓冲和传递力量的作用。骶骨和髂骨的凹凸耳状面互相契合，形成一个垂直向上的短臂和水平向下的长臂，周围包绕结构有关节囊、滑液、多条肌肉和韧带等。形状因人而异，一般左、右两侧骶髂关节不对称，但不会表现出疼痛和功能障碍。骶髂关节是脊椎中受力最大的关节，也是身体中最容易产生关节问题的部位。

耻骨联合是非滑膜性纤维软骨关节，活动甚微，成人仅存在 2°移动，可能有 1°旋转。左、右两侧耻骨的软骨面之间存在纤维软骨盘，为耻骨间盘。耻骨间盘中间存在间隙，女性较男性大，妊娠期间耻骨联合间隙可能变宽。关节上下侧韧带强于前后侧，周围主要附着腹肌、内收肌、盆底肌和耻骨韧带，提供抵抗重力、抵抗张力和剪切力、被动稳定和缓冲震动的作用。

骶尾关节由骶骨尖部和尾骨基底部组成，通常为融合关节，不能活动。少数情况下可进行轻微活动，但随着年龄增长，关节会融合，导致活动逐渐消失。此关节周围附着盆底肌、臀大肌、骶尾韧带等，共同维持骨盆带的稳定性。

二、骨盆功能表现

正常情况下，骨盆的活动主要有骨盆环活动（图 7－2）、骶骨－髂骨活动、髂骨－骶骨活动和耻骨联合活动。活动的维度主要包括矢状面屈伸活动（双侧骨盆：前倾、后倾）、冠状面侧屈活动（髂骨：上下移动）和水平面旋转活动（通过腰骶关节、髋关节实现）。骶髂关节具有多个活动方向，轻微平移也发生在耻骨联合，骶尾关节几乎不能活动。

（一）骨盆环活动

活动：前倾、后倾、侧屈、旋转。

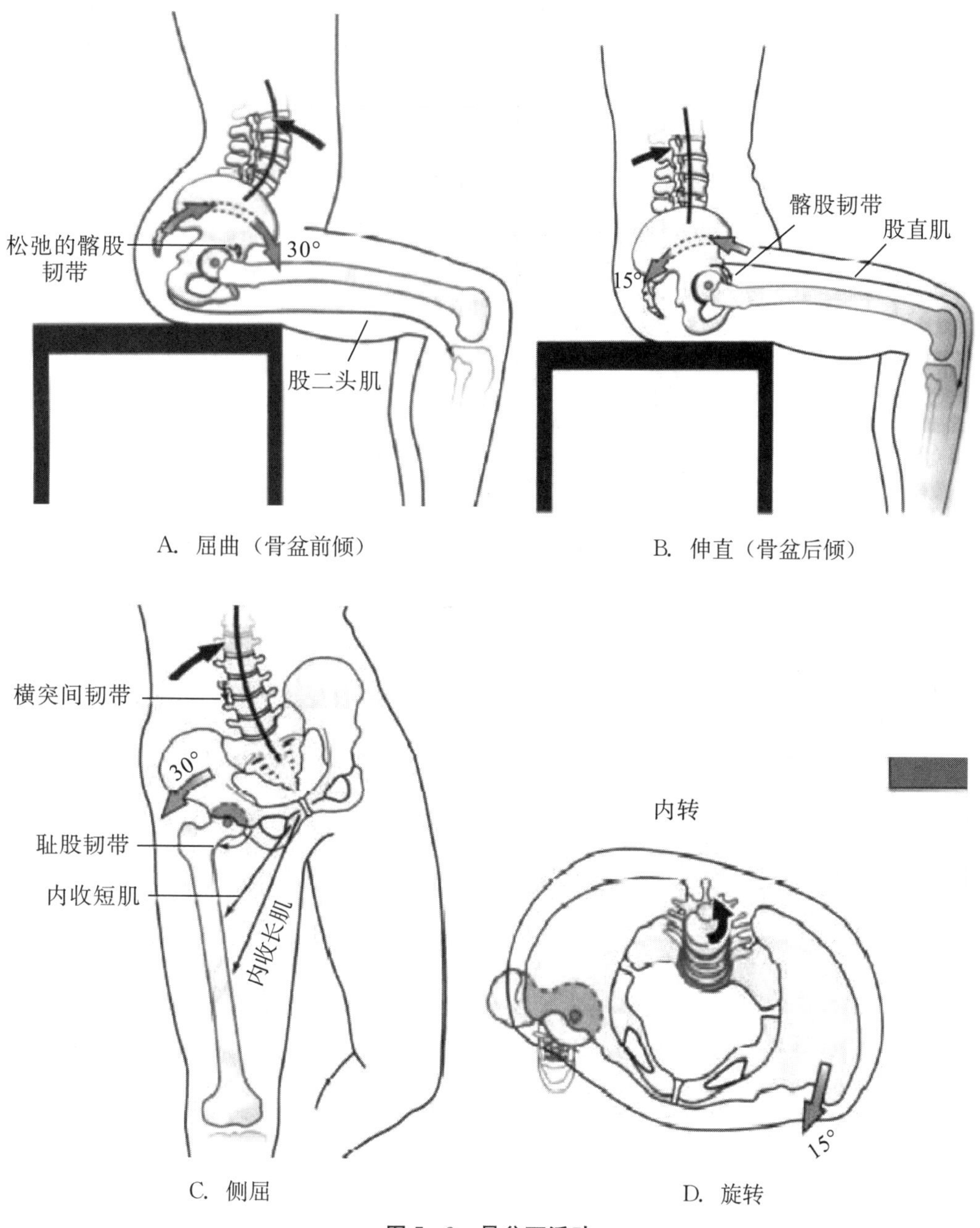

A. 屈曲（骨盆前倾）　　B. 伸直（骨盆后倾）

C. 侧屈　　D. 旋转

图 7－2　骨盆环活动

（二）骶髂关节（或髂骶关节）活动

1. 骶骨—髂骨活动（骶骨运动）。

（1）点头（双侧）和仰头（双侧）见图 7－3。

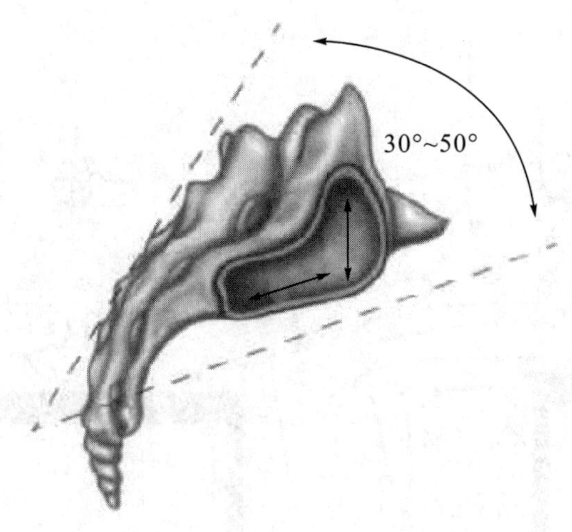

图 7-3　**点头和仰头**

(2) 扭转（一侧点头，另一侧仰头）：向前扭转（图 7-4）、向后扭转（非生理运动）（图 7-5）和绕垂直轴旋转（图 7-6）。

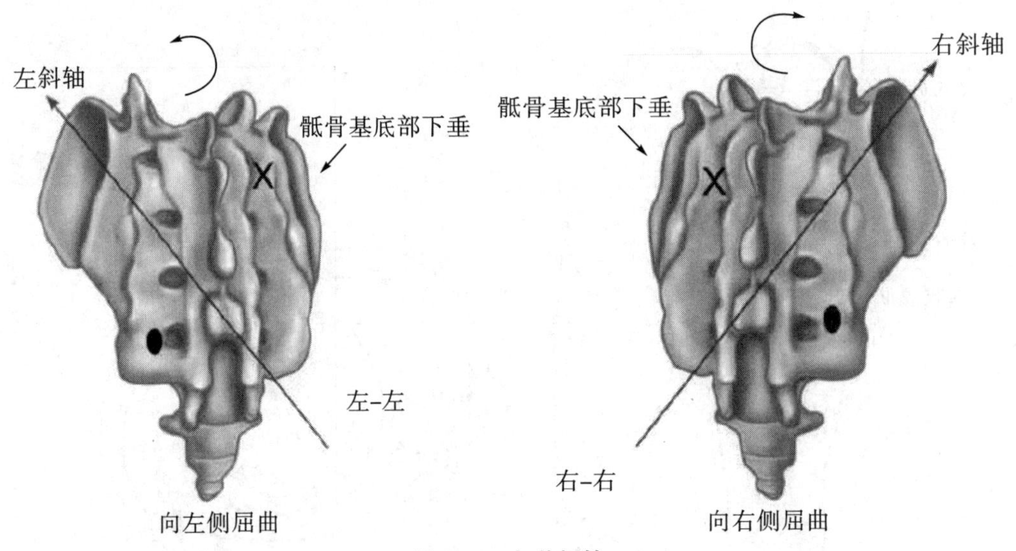

图 7-4　**向前扭转**

注：×表示向前或更深，●表示向后或浅表。

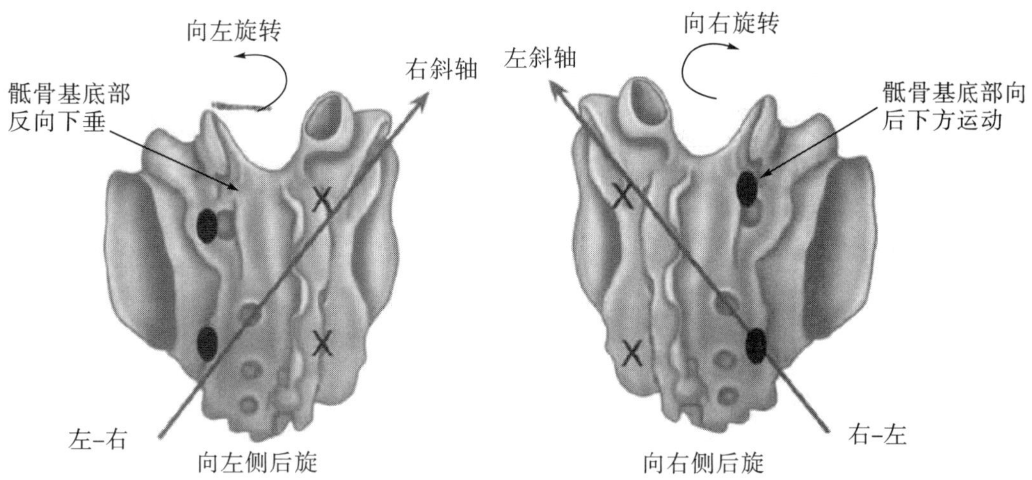

图 7－5　**向后扭转**

注：×表示向前或更深，●表示向后或浅表。

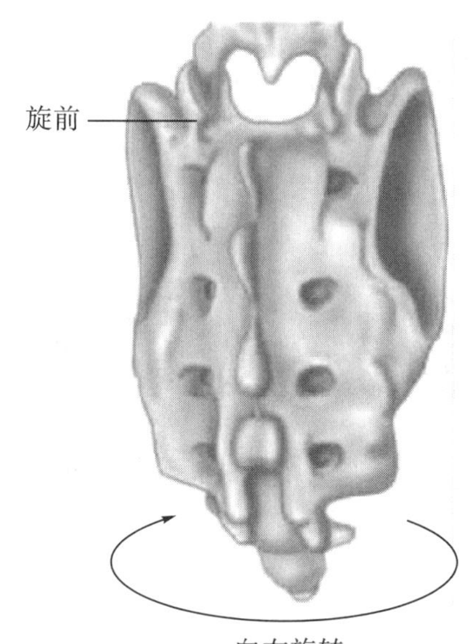

图 7－6　**绕垂直轴旋转**

2. 髂骨－骶骨活动（髂骨运动）。

旋前和旋后见图 7－7。上移（非生理运动）和下移（非生理运动）见图 7－8。内收（非生理运动）和外展（非生理运动）见图 7－9。

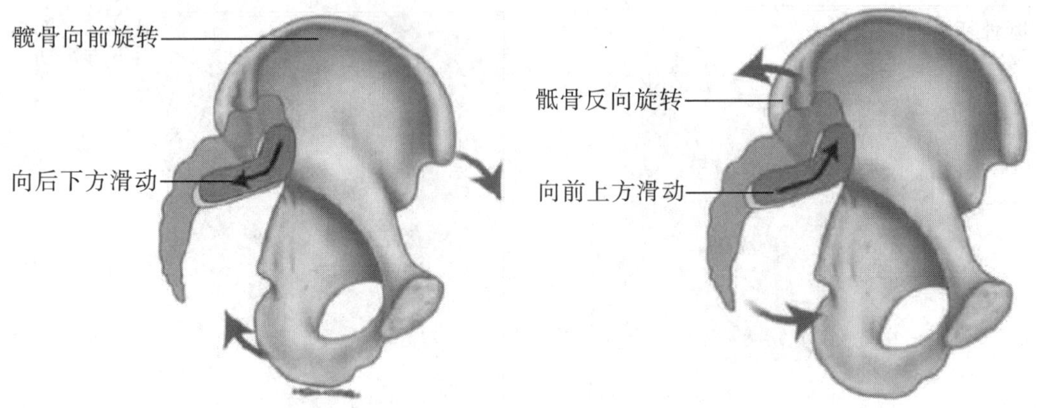

图 7-7　旋前和旋后

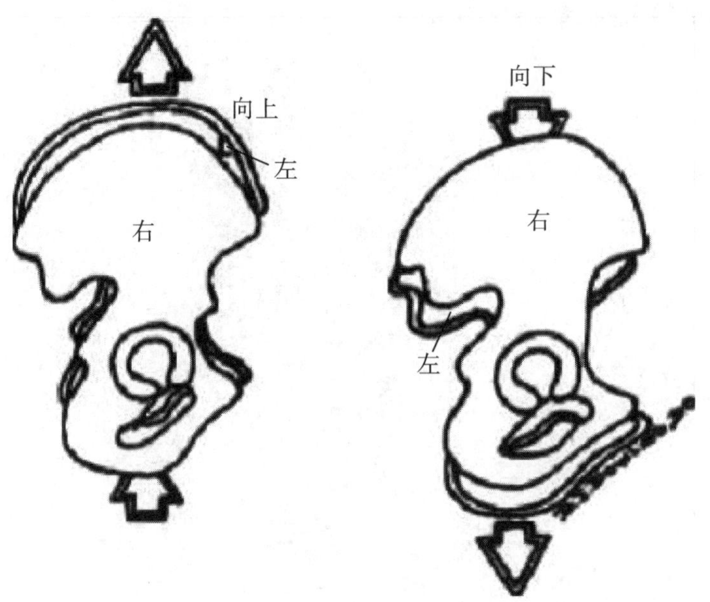

图 7-8　上移和下移

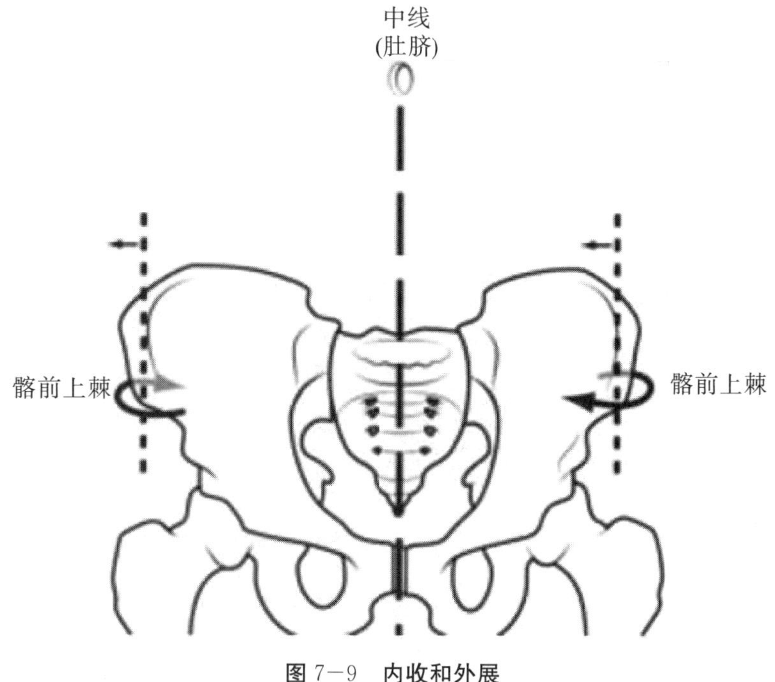

图 7－9　**内收和外展**

（三）耻骨联合活动

1. 上下移动：单腿站立时，股骨使髋臼向上，导致耻骨向上；ASIS 一般会向上向后，PSIS 一般会向下向前；对侧腿站立后恢复到正常。

2. 旋转：正常步行中，耻骨联合因骶髂关节旋前旋后活动进行交替旋转，提供前侧的轴。

耻骨联合活动见图 7－10。

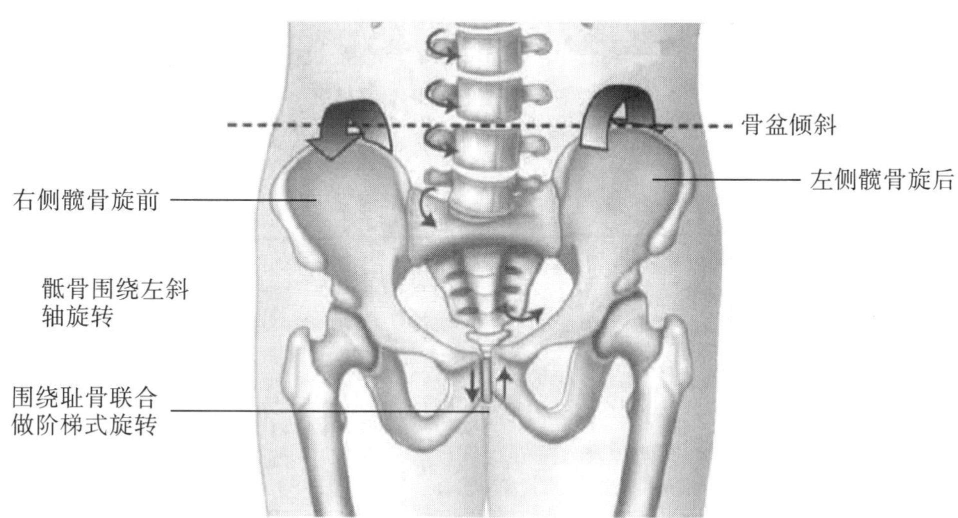

图 7－10　**耻骨联合活动**

（四）骶尾关节活动

骶尾关节几乎没有活动。

（五）骨盆的附属运动

1. 骶骨的头尾向活动见图 7—11。

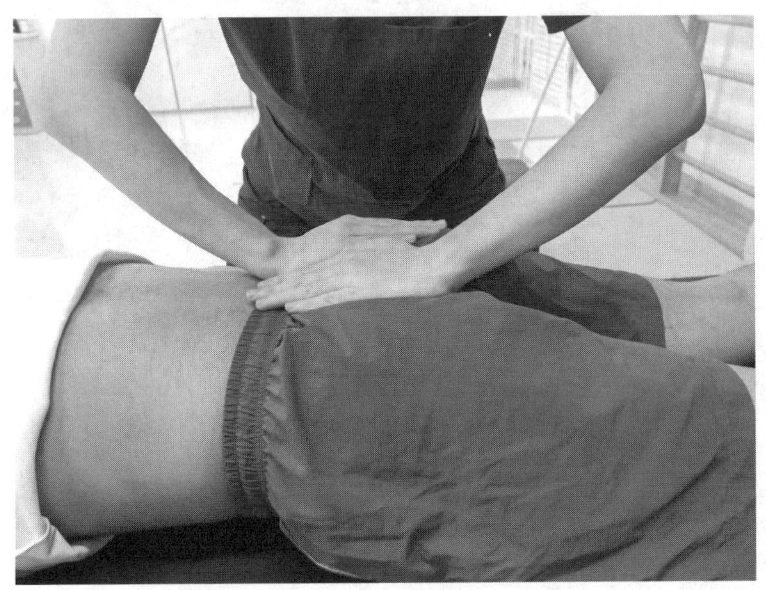

图 7—11　**骶骨的头尾向活动**

2. 髂骨旋前见图 7—12。髂骨旋后见图 7—13。

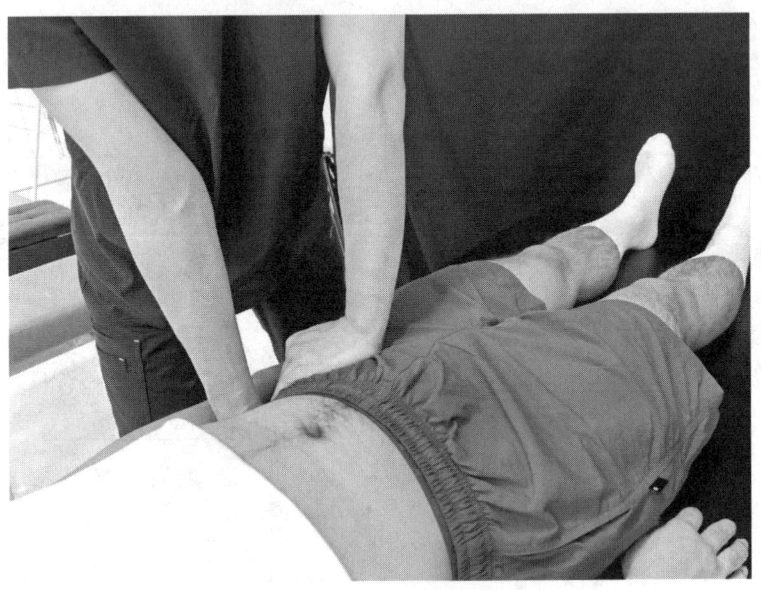

图 7—12　**髂骨旋前**

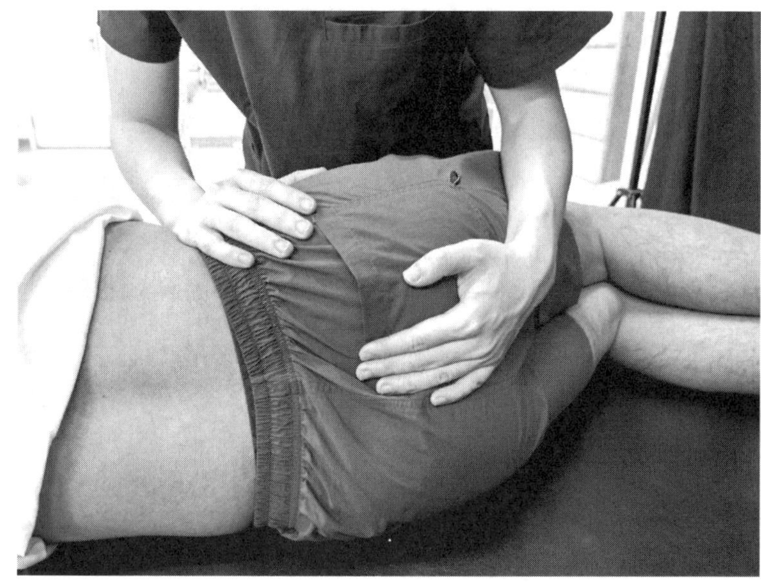

图 7－13 髂骨旋后

3. 髂骨上移见图 7－14。髂骨下移见图 7－15。

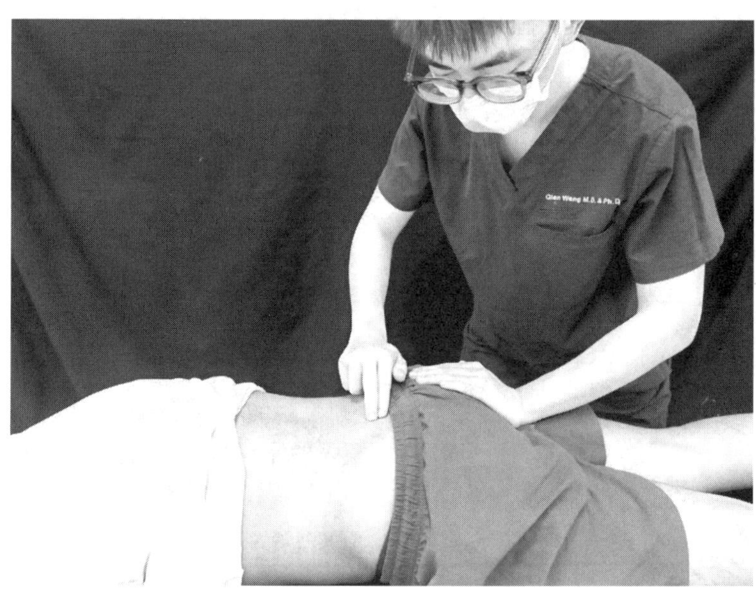

图 7－14 髂骨上移

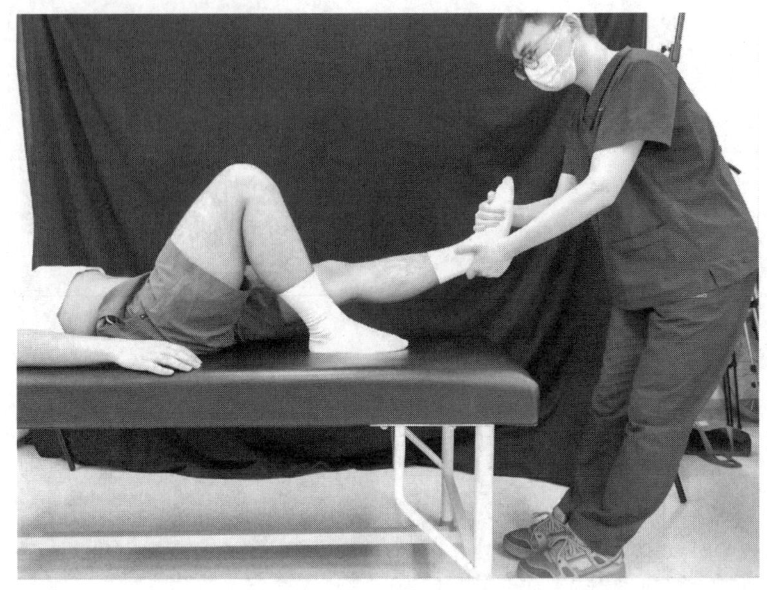

图 7－15　髌骨下移

4. 髌骨内收见图 7－16。髌骨外展见图 7－17。

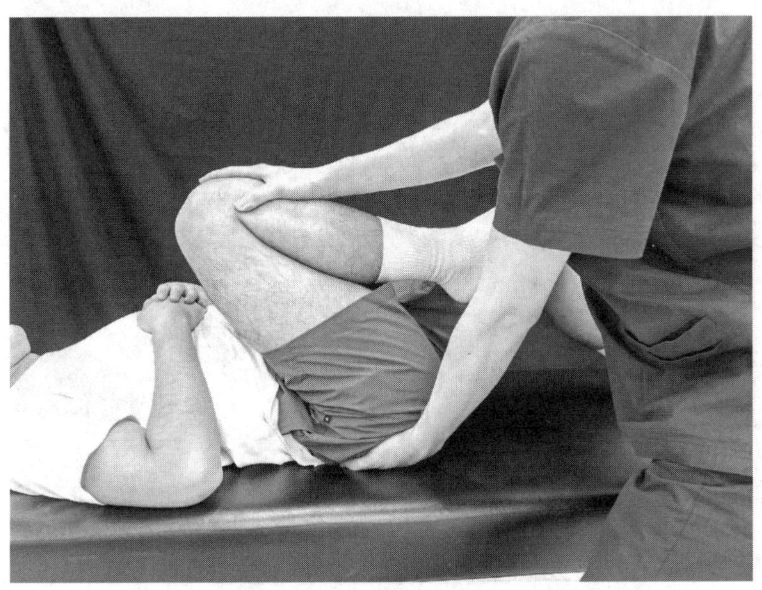

图 7－16　髌骨内收

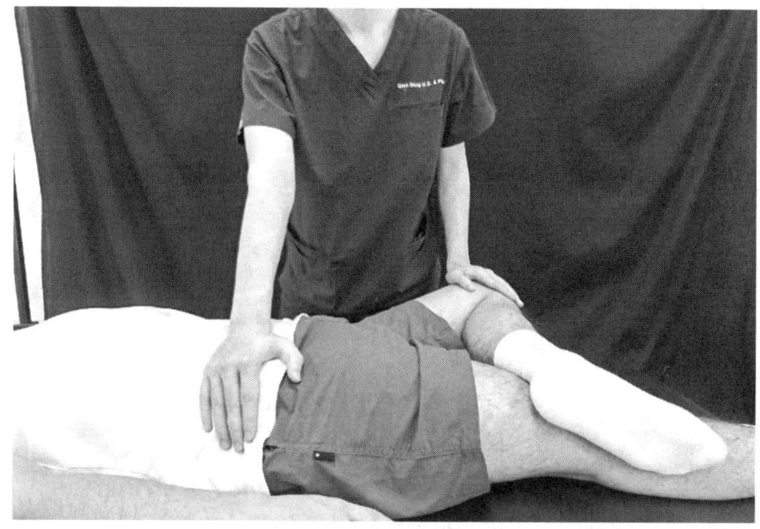

图 7－17　**髂骨外展**

5. 耻骨联合的上下移动见图 7－18。

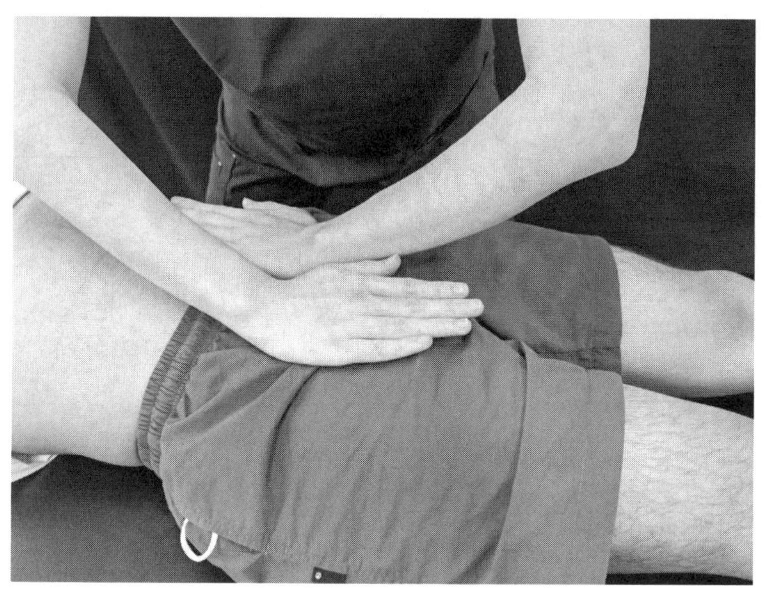

图 7－18　**耻骨联合的上下移动**

6. 骶骨点头见图 7－19。骶骨反点头见图 7－20。

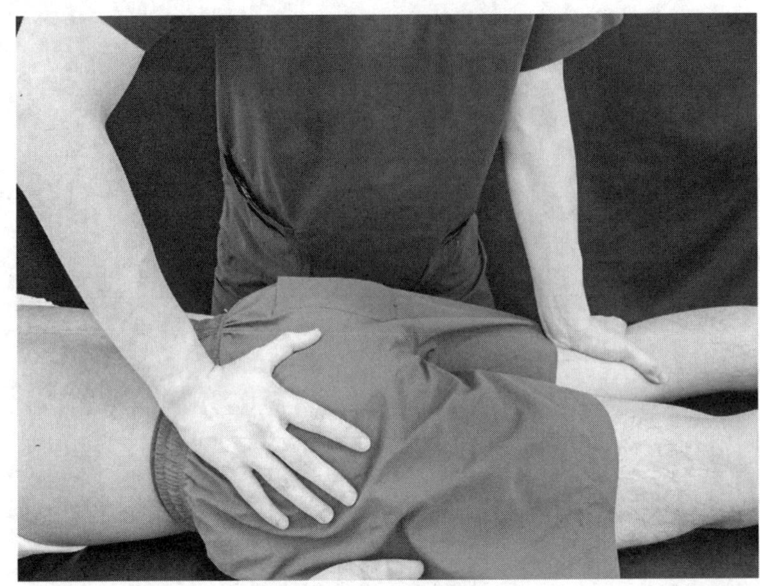

图 7－19　骶骨点头

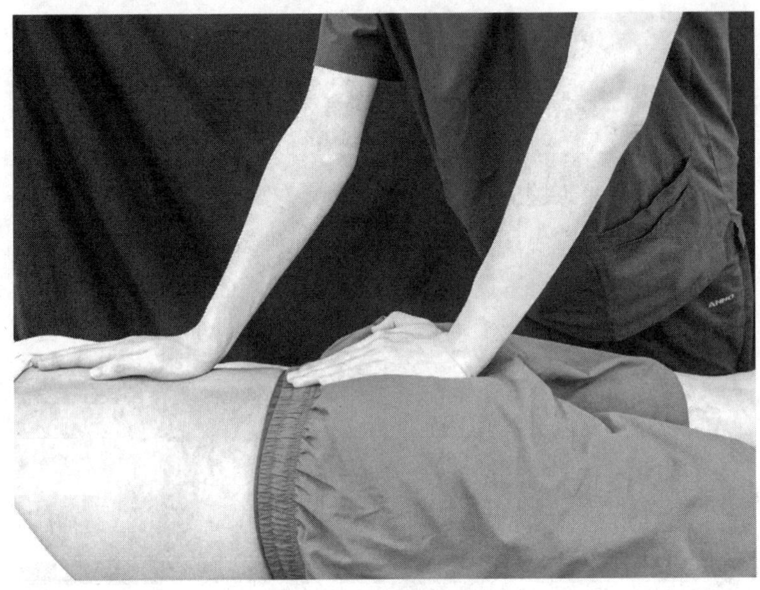

图 7－20　骶骨反点头

三、骨盆的神经支配

骨盆周围分布着腰丛、骶丛和尾丛，有时脊柱、髋关节的疼痛可能会影响分布在骨盆周围的软组织（肌肉、神经、筋膜、血管等），从而导致骨盆区域出现麻木、疼痛等症状。

（一）腰丛

腰丛（T_{12}～L_4）位于腰大肌深面，腰椎横突的前方，发出许多分支支配髂腰肌、腰方肌、腹股沟区、大腿前部和内侧等肌群和皮肤。腰丛主要包括髂腹下神经（T_{12}～L_1）、髂腹股沟神经（L_1）、生殖股神经（L_1～L_2）、股外侧皮神经（L_2～L_3）、股神经（L_2～L_4）和闭孔神经（L_2～L_4）。

1. 股神经：腰丛发出的最大分支，肌支主要支配大腿前侧肌群，皮支主要支配大腿前侧、膝关节前侧、小腿内侧和足内侧皮肤。

2. 闭孔神经：自腰丛发出后从腰大肌内侧缘穿出，肌支主要支配大腿内侧肌群，皮支主要支配大腿内侧皮肤。

（二）骶丛

骶丛由腰骶干（L_4～L_5 的前支）以及全部骶、尾神经的前支组成。发出的分支可分为两大类：一类是短距离行走的分支，直接分布于邻近的盆壁肌，如梨状肌、闭孔内肌和股方肌、上下孖肌等；另一类是长距离行走的分支，分布于臀部、会阴、股后部、小腿和足部肌群以及皮肤。

1. 坐骨神经（L_4～S_3）：为全身最粗、最长的神经，经梨状肌下孔穿出至臀大肌深面，行走至股后区，在腘窝处分为胫神经和腓总神经，支配腰骶部向下至大腿后方、膝部、小腿和足踝后侧的肌群或皮肤，在臀部可被紧张的梨状肌压迫，表现出神经症状。

2. 臀上神经（L_4～S_1）：由骶丛发出，伴臀上血管经梨状肌上孔出盆腔至臀部，行于臀中、小肌之间，在两肌之间分为上、下两支，分布于臀中肌、臀小肌和阔筋膜张肌。

3. 臀下神经（L_5～S_2）：经梨状肌下孔出盆腔至臀部，在臀大肌深面发出分支支配该肌。

4. 股后皮神经（S_1～S_3）：与臀下神经伴随穿出梨状肌下孔出盆腔至臀部，在臀大肌深面走形，浅出至股后侧皮肤，分布于臀部、股后和腘窝的皮肤。

5. 阴部神经（S_2～S_4）：骶丛发出后穿出梨状肌下孔至臀部，经坐骨小孔进入会阴部，分布于会阴部肌群、皮肤和外生殖器皮肤。主要分支有肛神经（直肠下神经）、会阴神经和阴茎（阴蒂）背神经。肛神经：分布于肛门外括约肌和肛门皮肤。会阴神经：分布于会阴诸肌、阴囊和大阴唇皮肤。阴茎（阴蒂）背神经：分布于阴茎或阴蒂的海绵体或皮肤。

（三）尾丛

尾丛位于尾骨的盆面，由 S_4～S_5 前支和尾神经组成，分布于尾骨肌、部分肛提肌、尾骨背面的皮肤等。

（四）骨盆的感觉神经

骨盆的感觉神经包括髂腹下神经（T_{12}～L_1）、髂腹股沟神经（L_1）、生殖股神经

（L_1～L_2）等。

（五）骨盆的运动神经

骨盆的运动神经包括臀上神经（L_4～S_1）、臀下神经（L_5～S_2）、股后皮神经（S_1～S_3）、阴部神经（S_2～S_4）、尾丛等。

第二节　骨盆常见疾病简介

一、骶髂关节炎

骶髂关节炎是多种因素导致的关节病变，可分为原发性骶髂关节炎与继发性骶髂关节炎。

原发性骶髂关节炎的发病确切原因不清，表现出软骨退行性变。发病往往受年龄、体质、遗传等因素影响。

继发性骶髂关节炎的常见病因：①由于骨关节发育异常导致骶髂关节承重区关节软骨承受压力增加，引起关节软骨磨损产生骶髂关节炎。②强直性脊柱炎相关的骶髂关节炎。③由外伤、局部感染等因素导致的骶髂关节炎。

诊断要点：根据临床症状、体格检查，结合影像学检查，如 CT、MRI，多可以诊断。

二、耻骨联合分离

耻骨联合分离指的是骨盆前方两侧由外力、妊娠、左右两侧力量失衡等因素导致耻骨联合两侧发生微小错移，表现为耻骨联合距离增宽（间隙>10mm）或上下移位，出现腹股沟、大腿内侧、臀后等处的疼痛，翻身或步行困难等功能障碍。

诊断要点：患者可能有明确外伤史，患者多表现为髋关节多个方向的疼痛或活动受限。当触诊患者时发现耻骨联合间隙较宽或左右两侧上下移位，同时结合 X 线检查可明确诊断。

耻骨联合分离在没有影像学检查时需要与耻骨联合骨折等相鉴别。通过体格检查、影像学检查等可以进行鉴别诊断。

三、梨状肌综合征

梨状肌综合征是引起急、慢性臀部区域疼痛的常见原因。当梨状肌受到损伤，发生充血、水肿、痉挛、粘连和挛缩时，该肌间隙狭窄，挤压其间穿出的神经、血管，因此出现一系列与坐骨神经相似的临床症状和体征。部分患者仅表现为臀部疼痛。

诊断要点：根据临床症状、触诊、运动评估和特殊检查多可以诊断，常规摄片大多正常。

四、强直性脊柱炎

强直性脊柱炎（ankylosing spondylitis，AS）是一种自身免疫异常，以骶髂关节和脊柱附着点炎症为主要的病理变化，以骶髂关节、椎间盘纤维环及其附近结缔组织和四肢大关节出现纤维化和骨化，以及关节强直为病变特点的慢性炎性疾病。该疾病一般与 *HLA*－*B27* 基因高度相关。首先骶髂关节受累，然后全脊柱自下而上受到影响，表现为骨盆周围和腰背部僵硬、疼痛和活动受限明显，活动后可减轻，并伴有心肺、肠道、心血管的症状，严重者可发生脊柱强直和畸形。

诊断要点：病因尚不明确，一般与环境、遗传、感染等因素相关，根据临床诊断标准、X 线骶髂关节炎分级（或 CT/MRI）和 *HLA*－*B27* 基因做出诊断。

第三节　骨盆功能障碍评估

一、骨盆物理治疗评估的目的

骨盆物理治疗评估是制订骨盆物理治疗方案并实施相关物理治疗的基础和前提。评估的目的包括：

1. 了解当前症状的具体表现，以及寻找症状产生的原因。

（1）骨盆周围疼痛产生的部位、性质，症状的发展及变化等。

（2）与症状表现相关的骨盆本身的结构性改变或功能性改变。

（3）从整体功能性考虑，骨盆邻近关节及部位（如腰椎、髋关节）的功能改变（如运动模式异常）是不是骨盆症状产生的原因，是否出现相应代偿。

2. 评估患者目前的情况是否急需其他专业的帮助或不适合物理治疗，从而判断是否转诊。

3. 为临床决策、治疗方案的设计提供参考依据，为再次评估提供可对比的信息，从而更好地指导具体方案的实施。

二、骨盆常见功能障碍

骨盆常见功能障碍包括关节紊乱，局部肌肉无力、紧张、失衡，组织僵硬、挛缩或相对松弛，运动模式异常或神经肌肉控制能力下降等。当这些功能障碍长时间未获得改善并逐渐加重时，将会使机体功能与运动需求之间存在矛盾。患者改变运动模式或代偿，甚至不能进行生活、工作中的活动。关节受到损伤，或干扰组织损伤后正常的修复过程，进而产生一系列健康问题。

三、评估注意事项

在征得患者同意、保护其隐私的前提下，使患者充分暴露腰部、臀部和髋部，从而便于治疗师从各个角度更直观地观察形态、对称性，寻找体表标志等。

首先应该进行腰椎和髋关节的检查，排除腰椎间盘突出症、髋关节炎等问题导致症状的可能性。

四、主观评估

评估：①症状的部位、性质、激惹性、加重/缓解因素（主要询问具体的动作）、持续时间、首次产生症状的诱因和时间、症状的发展及变化；②其他伴随症状；③治疗经历以及效果；④其他病史、个人史等。

五、客观评估（重点寻找能使症状重现的活动，注意两侧对比）

1. 体态评估（图 7－21）：进行视诊。

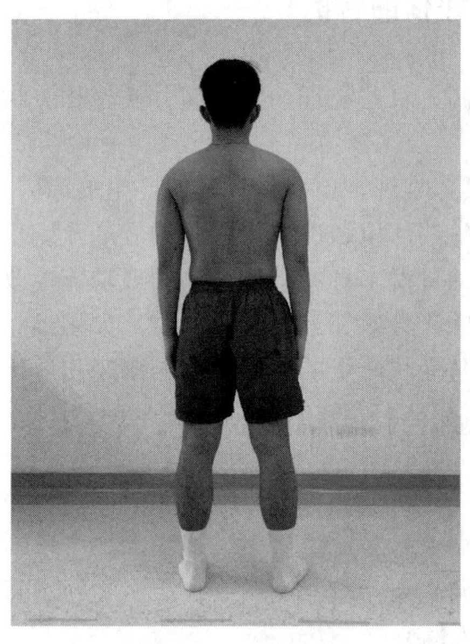

图 7－21　体态评估

（1）观察骨盆前面：ASIS 两侧是否等高，ASIS 到肚脐连线两侧是否等长，ASIS 与耻骨结节是否在同一冠状面。

（2）观察侧方：肩峰、髂棘最高点、大转子是否在同一冠状面。

（3）观察后面：PSIS 是否平对 $S_1 \sim S_2$，PSIS 两侧是否在同一高度，两侧臀围是否等高。

2．骨盆运动评估：应考虑以下但不限于仰卧位、坐位、直立位的各方向运动评估。评估应关注不同体位下各方向运动与疼痛或症状产生的关系。

（1）仰卧位：评估患者骨盆前倾、后倾、侧屈和钟摆动作。

（2）坐位：评估患者骨盆前倾、后倾、旋前、旋后、单侧上抬、内收、外展、旋转动作。

（3）直立位：评估患者骨盆前倾、后倾，单侧上抬、下降动作，评估躯干整体前屈（站立位弯腰触摸下肢）和后伸动作（站立位后伸躯干）。

3．神经功能评估。

（1）感觉评估：L_1～S_3 神经根感觉分布及关键点见图 7－22。

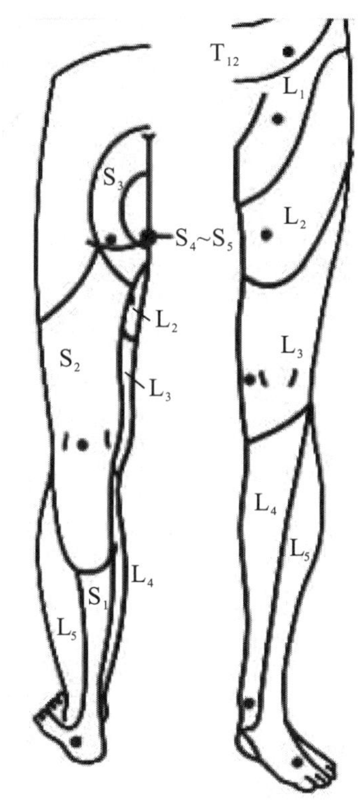

图 7－22　L_1～S_3 神经根感觉分布及关键点

（2）肌力评估。

后侧肌群（腰背肌、臀大肌、腘绳肌等）：仰卧位双桥或单桥。

臀大肌：俯卧位屈膝情况下抬高下肢。

腘绳肌：俯卧位伸膝情况下抬高下肢。

臀中肌：侧卧位抬腿或单腿站立。

髂腰肌：仰卧位屈髋屈膝。

腰方肌：侧卧位肘撑。

腹肌：仰卧起坐（可向一侧下肢方向运动检查腹内外斜肌）。

股内收肌：仰卧位抗阻。

（3）反射评估：腹壁反射、提睾反射。

4．触诊：通过触摸骨盆周围骨性标志，对比左右两侧是否在同一水平面或同一高度，评估骨盆功能障碍的类型和可能原因。

（1）前方触诊（图 7－23）：ASIS、耻骨联合、耻骨结节。

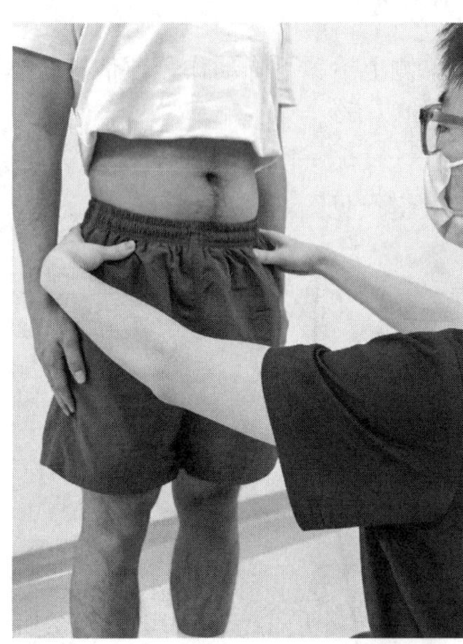
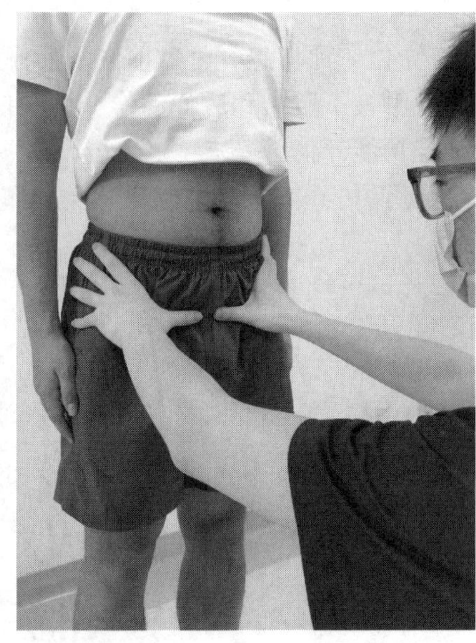

图 7－23　前方触诊

（2）侧方触诊（图 7－24）：髂棘最高点、股骨大转子。

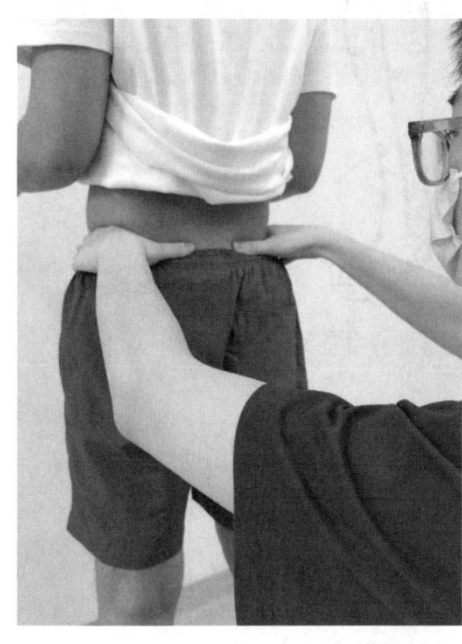
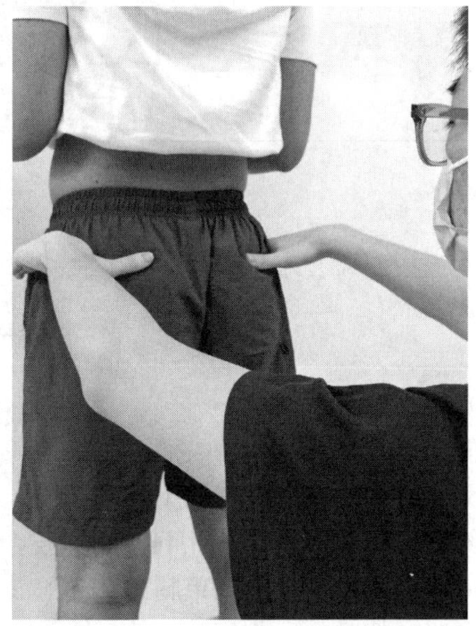

图 7－24　侧方触诊

（3）后方触诊（图 7－25）：PSIS、骶骨底、S_2 棘突、骶骨后外侧角、坐骨结节。

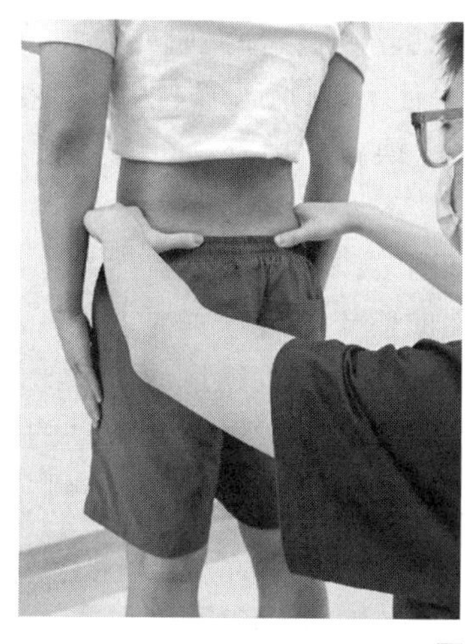
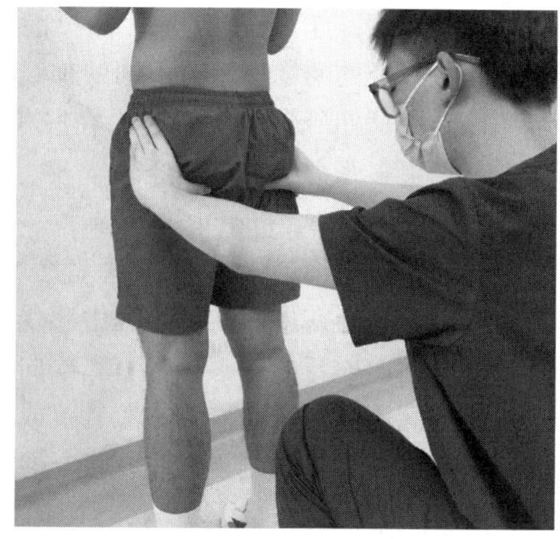

图 7－25　**后方触诊**

5. 附属运动检查：见前述“骨盆的附属运动”部分。

6. 特殊检查：主要针对潜在损伤或功能障碍的特异性检查，包括激惹性试验和缓解性试验。针对骨盆常用的特殊检查如下。

（1）直腿抬高试验（图 7－26）：患者取仰卧位，双下肢伸直，将膝关节伸直并抬起下肢至活动受限范围，正常人可抬高 70°以上，患者可出现腰背部疼痛，臀部、下肢后侧肌群放射痛或紧张，此为直腿抬高试验阳性（见于坐骨神经痛、腰椎间盘突出症或骶髂关节炎等）。为增加坐骨神经牵拉强度可被动使踝关节背屈，如有腰椎间盘突出症，坐骨神经的放射痛将明显加剧，此方法称为直腿抬高加强试验。

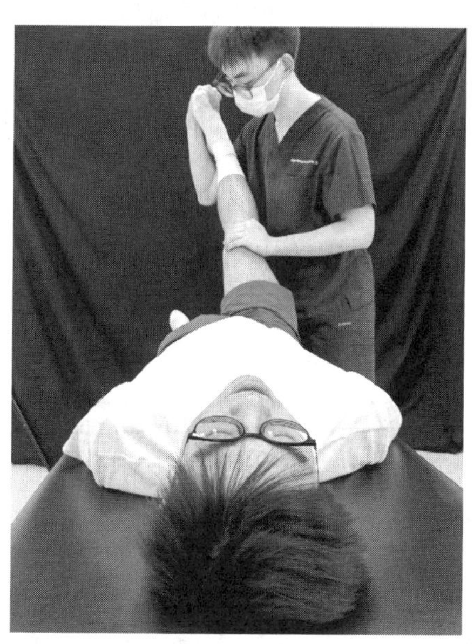

图 7－26　**直腿抬高试验**

腿部和腰部在直腿抬高 30°～70°之间出现神经性疼痛提示 L_4～S_1 神经根的腰椎间盘突出症。小于 30°出现疼痛可能提示急性腰椎滑脱、臀部脓肿、腰椎间盘突出/脱出、急性硬脑膜炎、肿瘤等。超过 70°出现疼痛可能提示腘绳肌、臀大肌或髋关节囊紧绷，髋关节炎或骶髂关节炎的问题。针对不同的神经，可使下肢内旋、内收和改变踝关节屈伸、内外翻角度。踝背屈外翻：更多张力在胫神经。踝背屈内翻：更多张力在腓肠神经。踝跖屈内翻：更多张力在腓总神经。

（2）站立位屈曲测试（standing flexion test）（图 7－27）：患者自然站立，治疗师双手拇指指腹轻轻放在 PSIS 下方，要求患者缓慢屈曲躯干，过程中要求患者尽可能保持伸膝，治疗师双手拇指在患者前屈过程中感受 PSIS 缓慢向上的运动，对比两侧运动的幅度和质量。脊柱向前弯曲引起骶骨基底部向前，如果一侧拇指向上移动的幅度大于另外一侧，说明该侧髂骨固定在该侧的骶骨上或该侧骶髂关节锁定。但一侧腘绳肌紧张会导致对侧出现假阳性，或同侧腰方肌紧张会导致同侧出现假阳性。

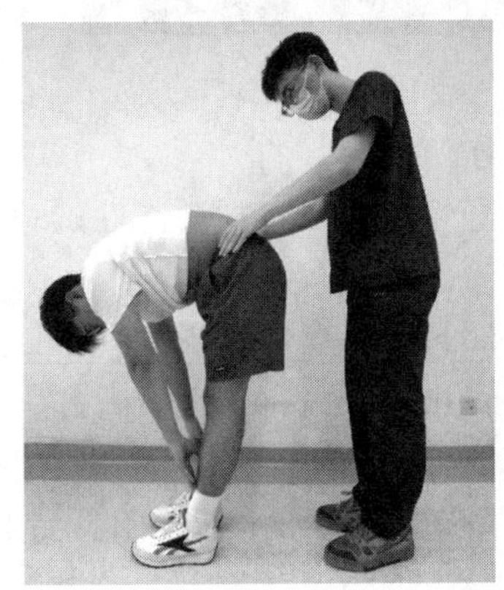

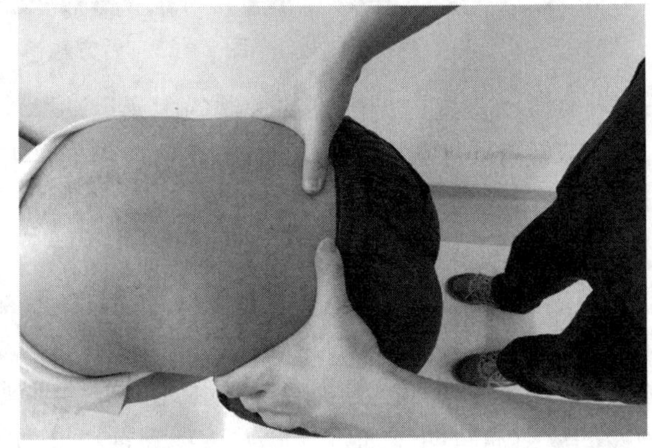

图 7－27　站立位屈曲测试

（3）坐位屈曲测试（siting flexion test）（图 7－28）：患者取坐位，调整床的高度，使患者坐于床沿保持屈髋屈膝 90°，双脚能平放于地面。要求患者先低头靠近胸骨部位，双手肘关节放置于大腿作为支撑，缓慢屈曲躯干。治疗师双手拇指放置于 PSIS 下方，在患者弯腰过程中感受 PSIS 缓慢向上的运动，对比两侧运动的幅度和质量。脊柱向前弯曲引起骶骨基底部向前，如果一侧拇指向上移动的幅度大于另外一侧，说明该侧髂骨固定在该侧的骶骨上或该侧骶髂关节锁定。但一侧腘绳肌紧张会导致对侧出现假阳性，或同侧腰方肌紧张会导致同侧出现假阳性。

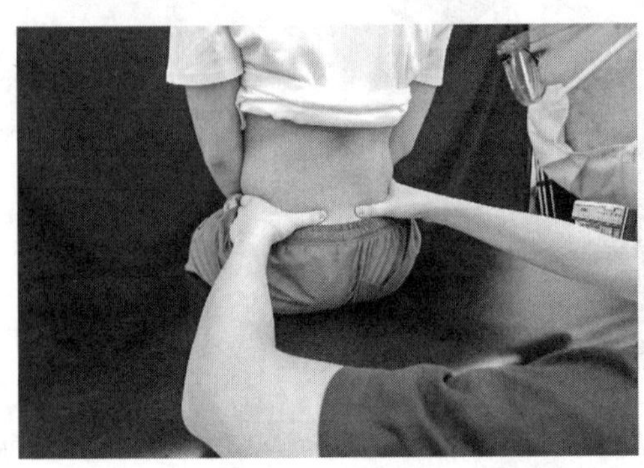

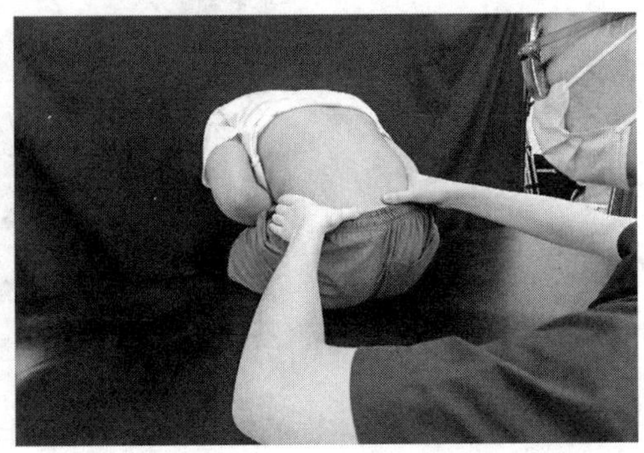

图 7－28　坐位屈曲测试

(4) Stork 测试 (Stork test) (图 7－29)：患者自然站立，治疗师一手放在左侧髂骨，拇指指腹放置在 PSIS 下方，另一手拇指指腹放在 S_2 位置，要求患者缓慢左侧屈髋屈膝大于 90°(若患者平衡能力差，右手可轻放在墙面维持稳定)。治疗师感受左侧 PSIS 产生的运动，正常情况会产生向后、向内、向下的运动，对比两侧运动的幅度和质量。如果一侧 PSIS 产生的向后、向内、向下的运动幅度较小或产生向上的运动，说明该侧骶骨固定在该侧的髂骨上或该侧骶髂关节锁定。但同侧腰方肌紧张会导致同侧出现假阳性。

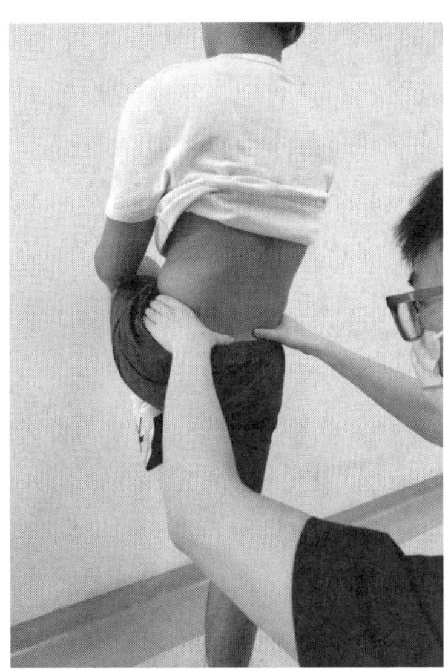
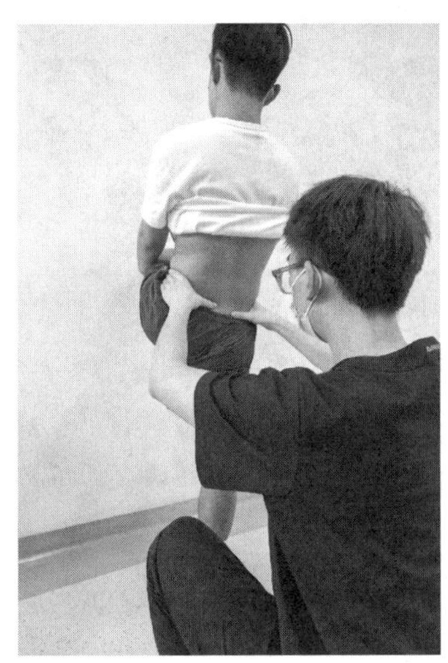

图 7－29 Stork 测试

(5) 狮身人面像测试 (Sphinx test) (图 7－30)：此测试针对双侧骶骨下外侧角 (inferior lateral angle，ILA) 上下高度一致，双侧基底面前后位置不同的患者。患者俯卧，治疗师用双手拇指触诊骶骨基底面两侧，让患者用前臂支撑抬起上半身，根据基底面两侧的非对称性是否减少，判断是否存在骶骨向前扭转功能障碍或向后扭转功能障碍。

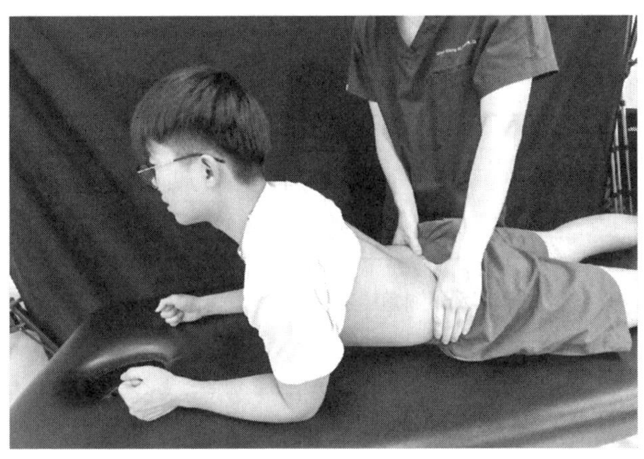

图 7－30 狮身人面像测试

(6) 髋关节伸展测试 (standing extention test) (图 7-31): 患者自然站立，治疗师双手拇指指腹轻轻放在 PSIS 下方，要求患者缓慢伸展一侧髋关节，过程中要求患者尽可能保持伸膝，双手拇指在患者伸髋过程中感受 PSIS 缓慢向上的运动，对比两侧运动的幅度和质量。如果一侧拇指向上移动的幅度小于另外一侧或没有位移，说明该侧髂骨固定在该侧的骶骨上或该侧骶髂关节锁定。

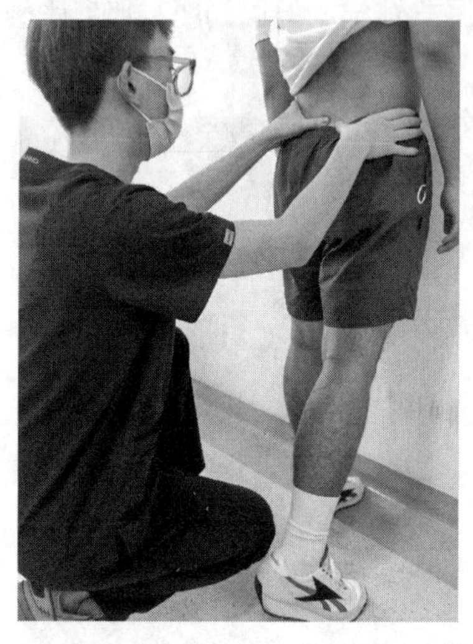

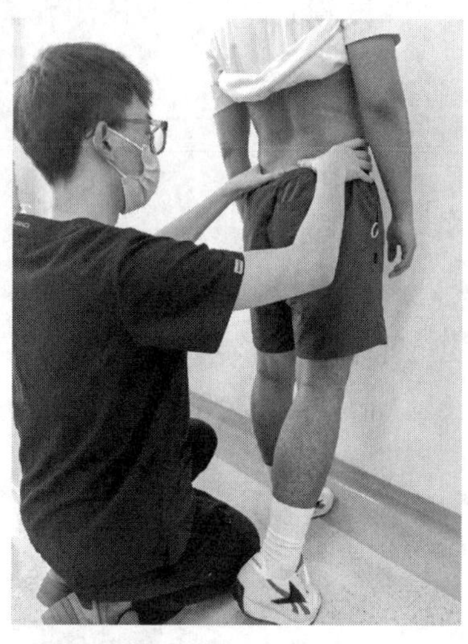

图 7-31 髋关节伸展测试

7. 髂骶功能障碍诊断推理过程见表 7-1。

表 7-1 髂骶功能障碍诊断推理过程

站立位屈曲测试和 Stork 测试	髂后上棘	髂前上棘	功能诊断
阳性一侧	高	高	髂骨上滑
		低	髂骨旋前
阳性一侧	低	高	髂骨旋后
		低	髂骨下滑
阳性一侧	偏外	偏内	髂骨内收
阳性一侧	偏内	偏外	髂骨外扩

8. 骶髂功能障碍诊断过程一见表 7-2。

表 7-2 骶髂功能障碍诊断过程一

坐位屈曲测试和 Stork 测试	骶骨基底部	骶骨下外侧角	狮身人面像测试	功能诊断	
右侧阳性	右侧在前	右侧在下	—	单侧点头	右侧髂骶功能障碍
左侧阳性	左侧在前	左侧在下	—	—	左侧髂骶功能障碍
右侧阳性	右侧在后	右侧在上	—	单侧仰头	右侧髂骶功能障碍

续表7－2

坐位屈曲测试和 Stork 测试	骶骨基底部	骶骨下外侧角	狮身人面像测试	功能诊断	
左侧阳性	左侧在后	左侧在上	—	—	左侧髂骶功能障碍
双侧 Stork 阳性	双侧在前	双侧在后	—	双侧点头	—
双侧 Stork 阳性	双侧在后	双侧在前	—	双侧仰头	—
右侧阳性	右侧在前	左侧在后	非对称性减少	向前扭转	在左斜轴上左转
左侧阳性	左侧在前	右侧在后		—	在右斜轴上右转
右侧阳性	右侧在后	左侧在前	非对称性无变化	向后扭转	在左斜轴上右转
左侧阳性	左侧在后	右侧在前		—	在右斜轴上左转

9．骶髂功能障碍诊断过程二。

若屈伸测试中，坐位屈曲测试阳性更明显，判断为骶骨问题。

若坐位屈曲测试中，双手置于两侧 PSIS 下部，一侧 PSIS 下部上升更快，将双手置于两侧骶骨尖（或两侧骶骨 ILA），同侧骶骨尖上升更快，则为单侧扭转。然后对比两侧骶骨基底部或骶骨尖哪一侧更靠后，则可判断单侧点头或仰头问题。

若坐位屈曲测试中，双手置于两侧 PSIS 下部，一侧 PSIS 下部上升更快，然后将双手置于两侧骶骨尖，对侧骶骨尖上升更快，则为骶骨绕着斜轴扭转。根据骶骨弹性试验判断扭转类型。

骶骨弹性试验如下。

操作 1（图 7－32）：患者取俯卧位且双下肢稍内旋，治疗师一手掌根置于骶骨基底部，从后上往前下（耻骨联合方向）分别按压骶骨正中位、左侧和右侧，另一手拇指、示指分别置于两侧骶骨尖，感受其运动。

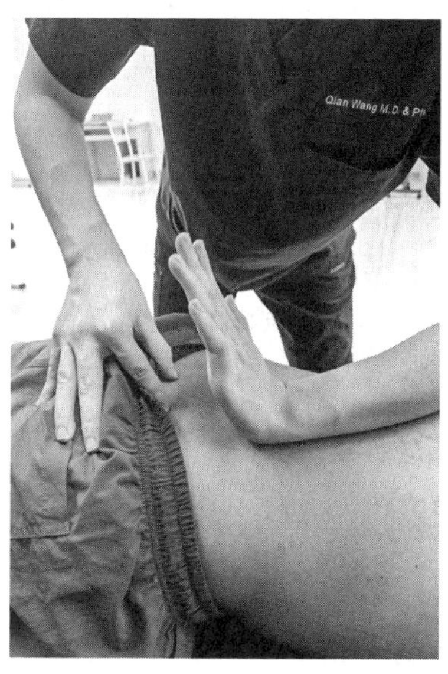

图 7－32 骶骨弹性试验操作 1

操作 2（图 7－33）：患者取俯卧位且双下肢稍内旋。治疗师一手掌根置于骶骨尖，从后下往前上（肚脐方向）按压骶骨正中位、左侧和右侧，另一手拇指、示指分别置于骶骨基底部两侧，感受其运动。

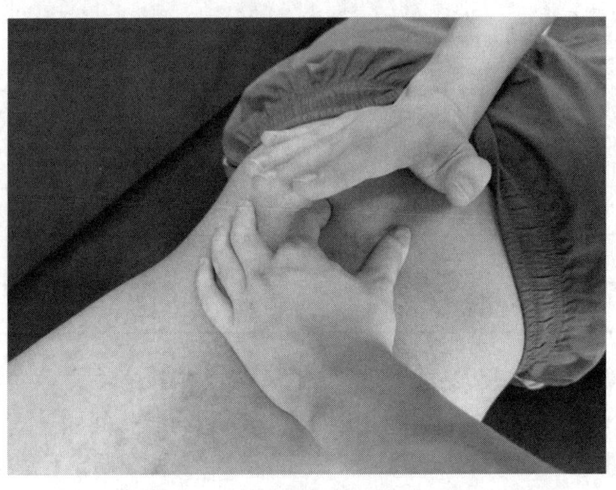

图 7－33　骶骨弹性试验操作 2

（1）若操作 1 骶骨前倾容易，操作 2 骶骨后仰困难，则为前倾问题；若操作 1 骶骨前倾困难，操作 2 骶骨后仰容易，则为后仰问题。

（2）若操作 1 按压左侧骶骨基底部时右侧骶骨尖活动减少或消失，按压右侧骶骨基底部时左侧骶骨尖稍往后翘起，若操作 2 按压左侧骶骨尖时右侧骶骨基底部稍往后翘起，按压右侧骶骨尖时左侧骶骨基底部活动减少或消失，说明绕着右斜轴向右旋转，左侧骶骨基底部被锁定在前倾位置。

（3）若操作 1 按压左侧骶骨基底部时右侧骶骨尖稍往后翘起，按压右侧骶骨基底部时左侧骶骨尖活动减少或消失，若操作 2 按压左侧骶骨尖时右侧骶骨基底部活动减少或消失，按压右侧骶骨尖时左侧骶骨基底部稍往后翘起，说明绕着左斜轴向左旋转，右侧骶骨基底部被锁定在前倾位置。

（4）若操作 1 按压左侧骶骨基底部时右侧骶骨尖活动减少或消失，按压右侧骶骨基底部时左侧骶骨尖稍往后翘起，若操作 2 按压左侧骶骨尖时右侧骶骨基底部稍往后翘起，按压右侧骶骨尖时左侧骶骨基底部活动减少或消失，说明绕着右斜轴向左旋转，左侧骶骨基底部被锁定在后仰位置。

（5）若操作 1 按压左侧骶骨基底部时右侧骶骨尖稍往后翘起，按压右侧骶骨基底部时左侧骶骨尖活动减少或消失，若操作 2 按压左侧骶骨尖时右侧骶骨基底部活动减少或消失，按压右侧骶骨尖时左侧骶骨基底部稍往后翘起，说明绕着左斜轴向右旋转，右侧骶骨基底部被锁定在后仰位置。

10. Cluster 试验。

（1）骨盆分离试验（distraction test）（图 7－34）：患者取俯卧位，双下肢伸直。治疗师双手交叉将掌根放置在两侧 ASIS，然后施加 3～6 次向下、向外的压力，并逐渐增加力量，如果患者感到臀后疼痛，则为阳性。

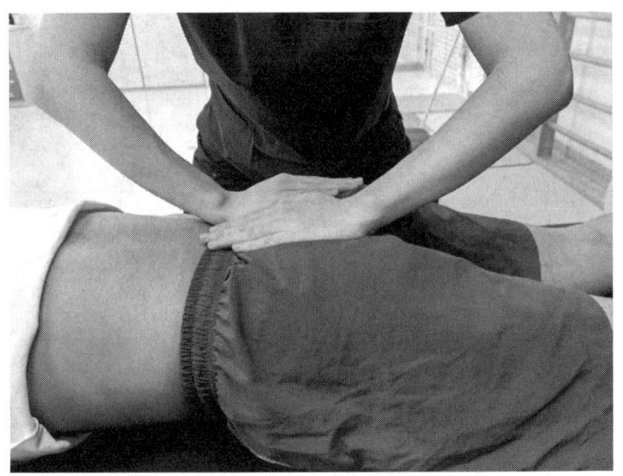

图 7－34　骨盆分离试验

(2) 大腿冲压试验 (thigh thrust test) (图 7－35)：患者取仰卧位。治疗师站在健侧，将患侧髋关节屈曲 90°，膝关节自然屈曲，一手放置在膝关节上方，另一手掌根放置在 S_2 后侧，然后施加 3～6 次垂直于床面的压力 (与股骨长轴平行)，提供对骶髂关节的剪切力，并逐渐增加力量，如果患者感到臀后疼痛，则为阳性。

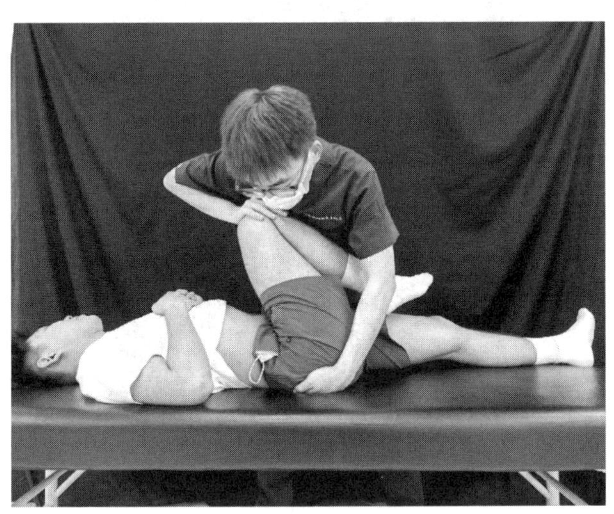

图 7－35　大腿冲压试验

(3) 骨盆挤压试验 (compression test) (图 7－36)：患者取患侧侧卧位，双下肢髋关节屈曲 45°，膝关节屈曲 90°。治疗师双手重叠掌根放置在上方的髂骨上，然后施加 3～6 次垂直于床面的压力，并逐渐增加力量，如果患者感到臀后疼痛，则为阳性。

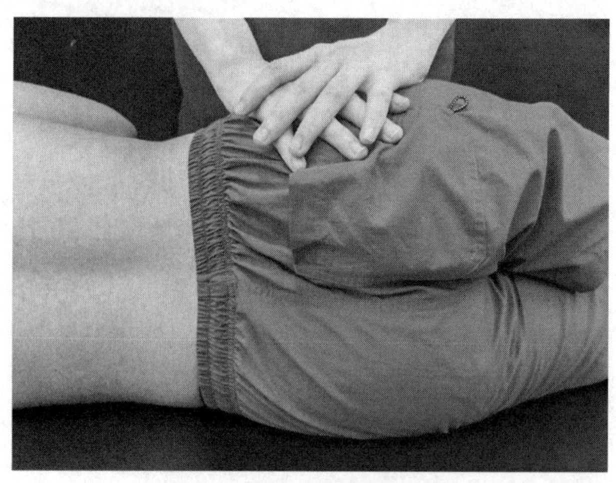

图 7－36　骨盆挤压试验

（4）骶骨冲压试验（sacral thrust test）（图 7－37）：患者取俯卧位，双下肢伸直。治疗师双手重叠掌根放置于 S_2 水平，然后施加 3~6 次垂直于床面的压力，并逐渐增加力量，如果患者感到臀后疼痛，则为阳性。

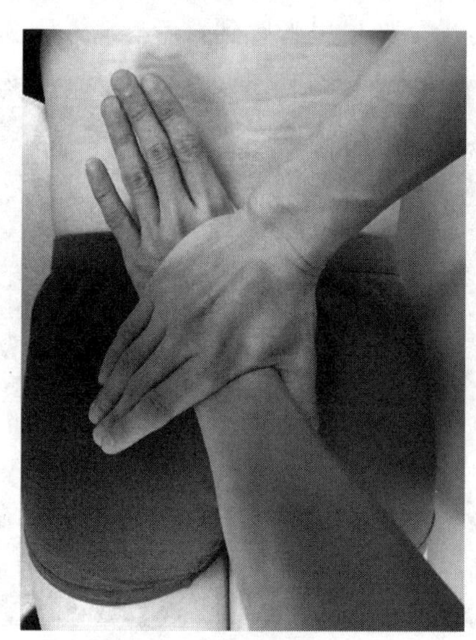

图 7－37　骶骨冲压试验

11. “4”字试验（FABER test）（图 7－38）：又称为 Patrick 试验。患者取仰卧位。治疗师将患侧髋关节置于屈曲、外展、外旋位置，一手固定对侧骨盆，另一手在患侧膝关节上逐渐施压，增加患侧外展、外旋的角度，如果试验过程中患者抵抗明显或出现疼痛，说明骶髂关节可能存在病理性改变或功能障碍。

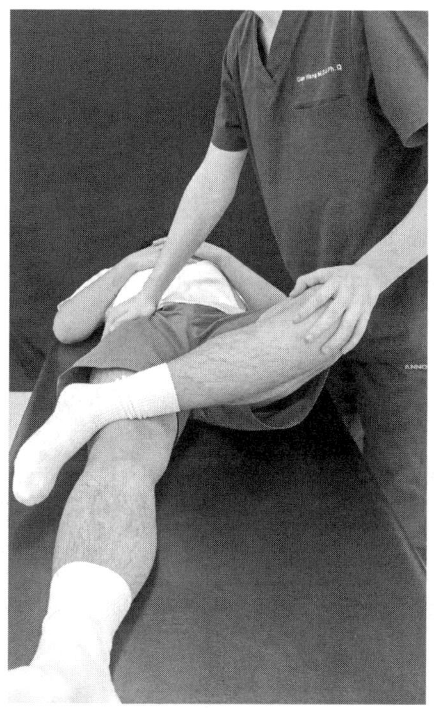

图 7－38　“4”字试验

12. 梨状肌试验：患者坐于靠背椅上，躯干挺直，双脚平放于地面，将患侧踝关节放置于健侧膝关节上。治疗师一手固定患侧踝关节，一手置于患侧膝关节上，然后嘱咐患者缓慢弯腰，若出现神经症状则为阳性。

13. 长短腿检查。

（1）长短腿检查方法一（图 7－39）：患者取仰卧位，检查长短腿前，让患者双脚并拢进行双桥抬臀运动 2～3 次后，自然放下，尽量将患者双下肢间隙摆放在与肚脐、鼻尖同一直线上，然后治疗师双手抓握双侧内踝进行对比，确认下肢是否变长、变短。患者从仰卧位变为长坐位，然后治疗师再次双手抓握两侧内踝进行对比，确认下肢长度的改变。

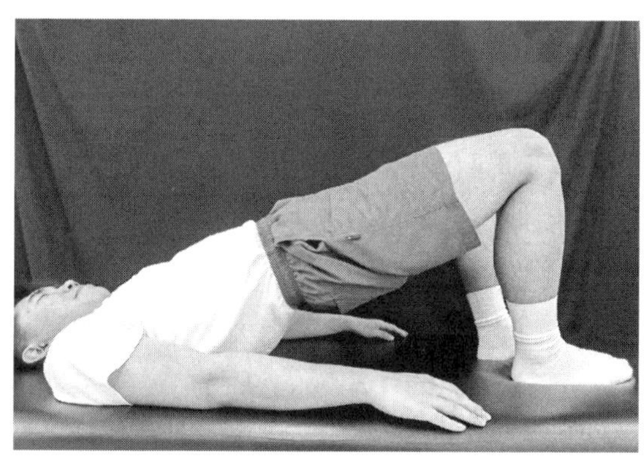

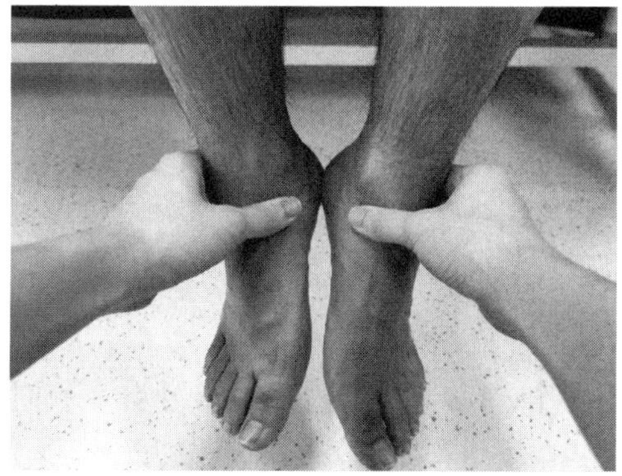

图 7－39　长短腿检查方法一

如果发现仰卧位右侧腿比左侧腿长，长坐位下右侧腿比左侧腿短，说明右侧腿是髂骨旋前、左侧腿是髂骨旋后的功能障碍。

注意：真性长短腿在仰卧位或长坐位长短可能都一样，同时要排除是否有骨盆侧倾的影响。

（2）长短腿检查方法二（图 7-40）：患者取仰卧位，髋关节屈曲 90°，小腿自然平行于床面，对比两侧膝关节高度是否在同一水平面，然后将下肢并拢，足底平放在床面，对比两侧膝关节高度是否在同一水平面，或患者取俯卧位，两侧膝关屈曲 90°，对比脚跟高度。

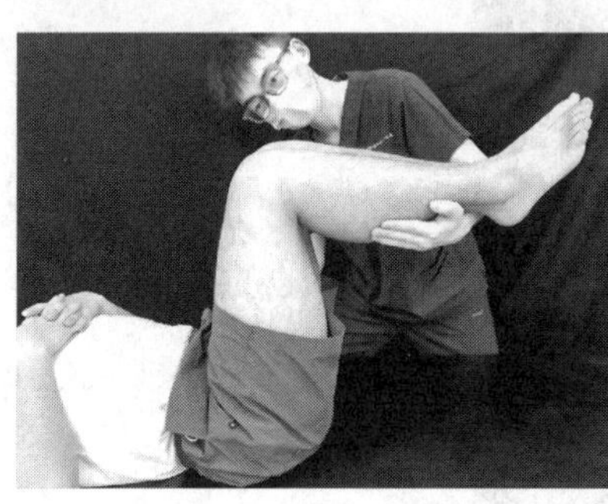
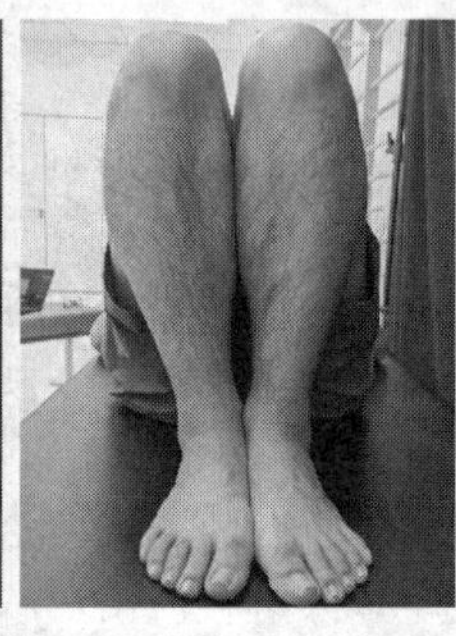
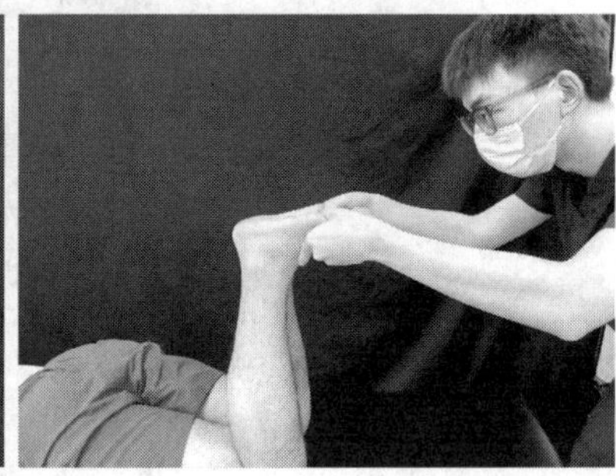

图 7-40 长短腿检查方法二

14. 辅助检查：X 线检查、CT 检查、MRI 检查和 B 超检查。

第四节 案例分析

一、案例介绍

患者，女性，36 岁，半年前出现症状，由一家二级医院转诊，目的是解决腰骶部顽固性疼痛，以及膝关节牵涉痛的问题。患者是办公室白领，受教育程度是大学本科。每周平均参加体育锻炼 1 次，运动的具体内容包括小区内慢跑，以及带孩子到公园散步，偶尔会去旅游，业余爱好是看电视剧。

二、评估过程

（一）主观评估

1. 了解患者的社会史：女性，36 岁，已婚，自述症状出现前每天约坐 10 小时进行工作，1 年前刚生下第二个小孩，平时每周运动 1 次，约半小时，以在小区公园慢跑为主。下班回家后一般都是做饭、带孩子或看电视。

2. 症状的部位以及表现：患者上肢均无感觉异常以及麻木，无头颈部、肩部的相关症状，无胃肠疾病、泌尿系统疾病、心血管疾病等（排除“红旗征”）。

右侧腰骶外侧区域、臀部至小腿有牵涉痛，疼痛范围较大，臀部至膝关节处有牵扯感，一般数字分级评分（NRS）3/10。久坐1小时后疼痛感明显，开车半小时后疼痛加剧可达（6~7)/10，仰卧位休息或热敷后痛感有所减轻。患者喜欢将重心放置在左侧下肢。在初次就诊时，患者进行腰椎、骨盆、髋关节活动度检查时，疼痛都会加重，这样的疼痛往往会持续1~2分钟，偶尔需要数小时甚至更长时间疼痛才会消失。因疼痛时间长达半年，患者更喜欢向左侧卧位睡，有时也会平躺，右侧卧位诱发疼痛明显。

半年前因在办公室弯腰拾物首次出现骶部疼痛不适，当时牵扯感明显，去急诊科进行了治疗，服用乙酰苯胺类镇痛药，但效果不明显，持续后有所好转，之前并没有腰骶部不适或明显外伤史。此后，患者自述弯腰、旋转活动过大或久坐后症状再现甚至疼痛加重，但患者并没有寻求康复治疗。

在勉强维持工作几周后，患者久坐3小时后站起时，突然感到疼痛明显并开始放射至膝关节处，牵扯感明显。她被送去急诊科接受治疗，医师给出的诊断是“腰椎扭伤”，给她开了1周的非甾体类抗炎药。在服药几天后，症状缓解了20%~30%（在此期间，她已经避免做会引起症状的活动），此后症状不再改善，久坐后NRS（2~3)/10。

2周后稍微活动，疼痛因旋转突然加重，到医院康复科就诊。治疗师给出的治疗建议：休息时进行表面热敷，针对软组织进行按摩、针灸，以及进行骶髂关节复位和核心肌群训练，最后使用肌内效贴贴扎促进循环，患者有所好转。后续该治疗师建议患者锻炼腰部力量并自我牵伸腘绳肌。

1个月后症状依然存在，在特定活动时依然有疼痛。于是患者就诊于一家三甲医院并办理入院。该患者进行X线检查、CT检查和MRI检查后，发现腰椎间盘轻微突出，生理曲度较好，右侧骶髂关节稍高密度影，无其他病理性变化，并转诊给治疗师。

3. 患者基本物理信息以及医疗史：身高160cm，体重60kg，无吸烟史、饮酒史，平时饮食清淡。无其他合并症，整体状况良好，无盆腔疾病，1年前有剖宫产手术史，无高血压等家族史，无其他部位肌肉骨骼方面的疾病史，无其他药物史。

4. 患者主观感受：情绪较为低落，患者希望至少能解决腰臀部疼痛问题，并能继续维持工作，希望能继续跑步。

（二）客观评估

1. 姿势：站立位姿势评估，从正面、后面、侧面观察。

2. 触诊：ASIS与耻骨结节不在同一冠状面，骨盆后倾，ASIS左侧低于右侧，PSIS右侧低于左侧。仰卧位情况下，右侧内踝高于左侧（比左侧腿短），长坐位情况下，右侧内踝低于左侧（比左侧腿长）。触诊右侧骶髂关节周围压痛明显，触诊腰椎棘突周围无明显压痛，右侧腰背肌、臀部肌群紧张。

3. 附属运动检查：腰椎后向前方向附属运动检查无明显疼痛，右侧髂骨旋前活动时诱发疼痛明显，并有轻微牵扯痛至臀部后外侧。

4. 活动度。

（1）腰椎：站立位腰椎前屈30°、后伸10°、左旋25°、右旋15°、左侧屈20°、右侧屈 20°，上述主动活动诱发疼痛；被动活动各个方向活动度都增加 5°～10°。

（2）骨盆：坐位骨盆前倾诱发疼痛，坐位骨盆旋向左右侧诱发疼痛，以转向左侧明显，上述活动被动活动与主动活动无明显差别。

（3）髋关节：站立位后伸髋关节 5°诱发疼痛，俯卧位被动伸髋诱发同样疼痛。

5. 肌力测试：腰背肌、臀大肌、腘绳肌、臀中肌的检查因诱发疼痛未进一步进行。

6. 感觉检查：S_1～S_2 支配的臀部区域，左右两侧针刺觉和轻触觉感觉异常。

7. 特殊检查：左右侧直腿抬高试验阳性，右侧明显，右侧骨盆分离试验阳性，右侧大腿冲压试验阳性，右侧骶骨冲压试验阳性，右侧“4”字试验阳性。

8. 问卷评分：改良 Oswestry 残疾指数（ODI）得分 70 分，坐、坐位站起、站立功能影响较大。

三、物理治疗思路分析

1. 依据患者主观评估，谈谈对患者疼痛类型、症状出现的原因、病理变化的假设，以及如何从患者主观评估中收集相关信息并总结，以此作为假设分析的证据。

2. 结合患者客观评估的结果再次分析之前对患者的假设，找出客观评估结果中能够支持你的假设的依据。

3. 结合患者主观评估以及客观评估的结果，查找相关研究支持资料，列出你的治疗计划，并阐明合理性。

4. 除了上述检查，针对患者存在的问题，可能还需要进一步进行哪些检查？目的是什么？

5. 治疗之后，判断症状缓解的程度，试着解释你的治疗之所以能够缓解症状的机制、治疗强度选择的依据。

（张锐科）

主要参考文献

[1] 程继伟，王振林，刘伟，等. Oswestry 功能障碍指数的改良及信度和效度检验［J］. 中国脊柱脊髓杂志，2017，27（3）：235－241.

[2] 丁文龙. 系统解剖学［M］. 9 版. 北京：人民卫生出版，2018.

[3] 匡家毅，黎玉宣，何育风，等. 解剖点斜刺治疗骶髂关节损伤：随机对照研究［J］. 中国针灸，2016，36（4）：359－363.

[4] 眭有昕，沈思捷，朱悦，等. 肌内效贴对慢性非特异性腰痛疗效的 Meta 分析［J］. 中国康复理论与实践，2019，25（8）：886－894.

[5] 王瑞，王雪强. 基于循证实践的腰痛康复治疗国际指南解读与启示［J］. 中国康复医学杂志，2019，34（12）：1464－1469.

[6] 郑停停. 孕妇及产后居家康复指导［M］. 北京：电子工业出版社，2020.

[7] Gausel A M，Kjærmann I，Malmqvist S，et al. Chiropractic management of dominating one-sided pelvic girdle pain in pregnant women；a randomized controlled

trial [J]. BioMedCentral Pregnancy Childbirth，2017，17 (1)：331.

[8] Martin H，Kivlan B，Palmer I，et al. Diagnostic accuracy of clinical tests for sciatic nerve entrapment in the gluteal region [J]. Knee Surgery Sports Traumatology Arthroscopy，2014，22 (4)：882－888.

[9] Nicolian S，Butel T，Gambotti L，et al. Cost-effectiveness of acupuncture versus standard care for pelvic and low back pain in pregnancy：a randomized controlled trial [J]. Plos One，2019，14 (4)：e0214195.

[10] UJGarcía-Pealver，Palop-Montoro M V，D Manzano-Sánchez. Effectiveness of the Muscle Energy Technique versus Osteopathic Manipulation in the Treatment of Sacroiliac Joint Dysfunction in Athletes [J]. International Journal of Environmental Research and Public Health，2020，17 (12)：4490.

[11] Whyman J D，Leipzig R M. Noninvasive Treatments for Acute，Subacute，and Chronic Low Back Pain [J]. Annals of Internal Medicine，2017，167 (11)：834－835.

第八章　肩复合体物理治疗评估

第一节　解剖基础

一、肩复合体解剖

构成肩复合体的骨骼有锁骨、胸骨、肩胛骨。

锁骨：为长骨，内侧三分之二凸出，外侧三分之一凹。锁骨在解剖位置上与冠状面有 20°的夹角。锁骨内侧的圆形端与胸骨连接形成胸锁关节，外侧扁平段与肩峰连接形成肩锁关节。

胸骨：由胸骨柄与胸骨体以及剑突组成。

肩胛骨：呈三角形，由上、内侧、外侧三缘，上、下、外侧三角，以及两个面组成。在解剖位置上，肩胛骨与冠状面形成大约 35°的夹角。外侧凹的关节盂与凸的肱骨头构成盂肱关节。

肩复合体（图 8－1）由四个关节构成，包括盂肱关节、肩胛胸壁关节、肩锁关节和胸锁关节。

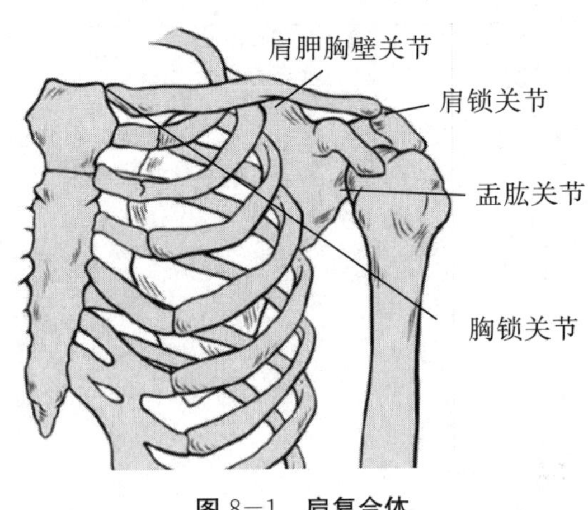

图 8－1　肩复合体

（一）胸锁关节

胸锁关节（sternoclavicular joint，SC joint）（图 8－2）：由锁骨近端、胸骨、第 1 肋交汇构成。通过锁骨近端与胸骨的连接，让处于身体远端的肱骨与肩胛骨能够固定在胸廓上。关节囊包绕整个胸锁关节，关节囊前后方分别有胸锁前韧带和胸锁后韧带对其进行加固。两个锁骨之间有锁间韧带在胸骨上方，连接着锁骨、胸骨与第 1 肋骨。所以通常在描述胸锁关节时也包含第 1 肋骨。胸锁关节主要起到稳定肩复合体的作用，其中胸锁关节本身的关节连接仅提供一部分的稳定性，胸锁关节周围的韧带作为强韧的结缔组织，提供更多的稳定性。

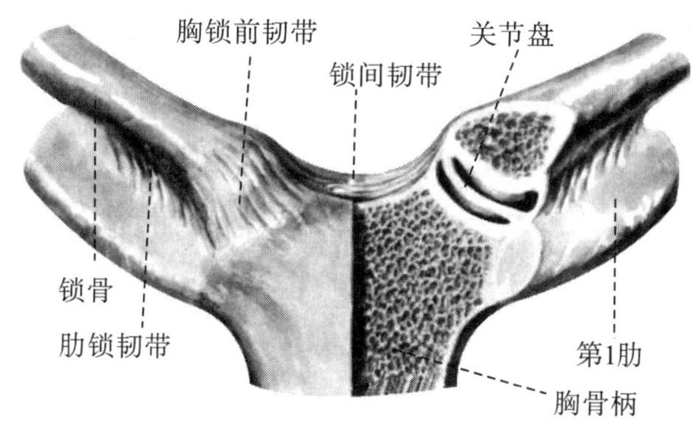

图 8－2 胸锁关节

除此之外，无论身体处在任何位置，合理的肌肉张力与肌肉力量对关节稳定性都是至关重要的。与胸锁关节相关的肌肉如下。

1. 胸锁乳突肌：胸锁乳突肌单侧收缩，头颈向同侧侧屈，向对侧旋转。两侧收缩，肌肉合力作用线在寰枕关节冠状面之后使头后伸，肌肉合力作用线在寰枕关节冠状面的前面使头前屈，上方固定时有辅助呼吸肌的功能，帮助胸廓上提。

2. 锁骨下肌：在人类四足行走时期，锁骨下肌有帮助行走的作用。现代人中，一部分人的锁骨下肌已经退化，但还是有一定的辅助呼吸的功能。

3. 胸舌骨肌与胸甲状肌：胸锁关节后方有胸舌骨肌与胸甲状肌。胸锁关节是连接上肢与躯干的唯一关节，它与肩锁关节一起进行耦联运动，为肩关节提供强大的支撑。

（二）肩锁关节

肩锁关节（acromioclavicular joint，AC joint）：由锁骨远端与肩胛骨肩峰组成。肩锁关节与胸锁关节的构成中都有锁骨。锁骨内侧连接胸骨，能够跟随肩复合体进行运动。锁骨外侧连接肩胛骨肩峰，能够让肩胛骨在肩复合体中始终贴合胸廓运动。所以肩锁关节的运动更多在于保证肩胛胸壁关节的运动。

（三）肩胛胸壁关节

肩胛胸壁关节（shoulder－thoracic joint，ST joint）：如果按照关节的定义（一般由关节面、关节囊、关节腔三部分构成），肩胛胸壁关节并不能够被称为关节。肩胛胸壁关节为肩胛骨与胸廓相邻组成的一个“运动单元”。胸锁关节、肩锁关节为肩胛胸壁关节的运动提供了先决条件。

在了解肩胛胸壁关节之前，还需要重点学习肩胛骨。肩胛骨为扁骨，贴于胸壁后外侧，在第 2~7 肋之间。从整体结构来看，肩胛骨有两面、三缘、三角。两面：前面或称为肋骨面，后面或称为背部面。三缘：上缘、内侧缘（脊柱缘）和外侧缘（腋缘）。三角：上角、下角和外侧角。除此之外，肩胛骨本身的几个骨性结构以及附着在这些骨性结构上的肌肉也需要我们学习。

1. 肩胛冈（scapular spine）：以肩胛冈为界限，肩胛冈上方为肩胛冈上窝，下方为肩胛冈下窝，其中的肌肉分别对应冈上肌与冈下肌。

2. 肩胛冈内侧低、外侧高，外侧最高点为肩峰。不同人的肩峰形态有所不同，常常分为扁平肩峰、弧形肩峰、钩形肩峰。钩形肩峰的人群肩峰下间隙狭窄，容易产生肩峰撞击综合征（一种肩峰与其他骨骼之间摩擦撞击引发的疾病）。

3. 肩峰下方为肩关节盂（glenoid cavity）。肩关节盂上下各有一个骨性结节，为盂上结节与盂下结节。盂上结节上附有肱二头肌长头，盂下结节上附有肱三头肌长头。

4. 喙突（coracoid process）：为多个肌肉、肌腱提供附着点，包括喙锁韧带、喙肩韧带、喙肱韧带，肱二头肌短头、喙肱肌、胸小肌。

5. 肩胛下窝（subscapular fossa）：里面附着肩胛下肌。

肩胛骨的运动（图 8－3）指的是肩胛骨与胸廓之间的运动，包括抬高、压低、伸出、缩回、向上旋转、向下旋转六种运动。在完成这些运动时，肩锁关节都会有 5°~25°的参与。肩锁关节的良好状态是保证肩胛骨在胸廓上合理运动的前提。

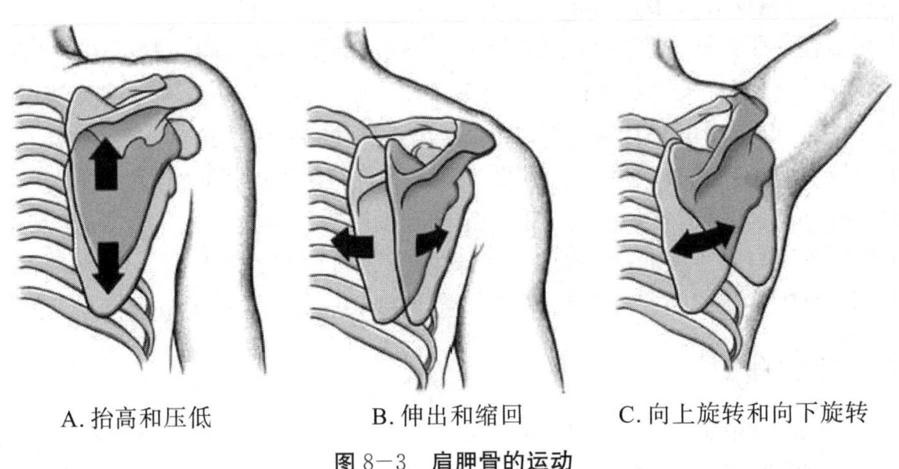

A. 抬高和压低　　B. 伸出和缩回　　C. 向上旋转和向下旋转

图 8－3　肩胛骨的运动

（四）盂肱关节

盂肱关节（glenohumeral joint，GH joint）（图 8－4）：由肱骨头嵌入肩胛骨关节盂所形成的凹面而构成的关节，这也是大部分人所认为的“肩关节”。盂肱韧带主要有上、中、下三部分，这三部分对肩关节的稳定性起着重要作用。喙肩韧带形成了一个弧形结构来限制肱骨头的向上移位，肱骨结节韧带覆盖在肱二头肌肌间沟上，把肱二头肌长头腱限制在肌间沟内。纤维软骨构成的盂唇环绕并加深肩关节盂约 50%。在任一时刻，肱骨头都仅仅有一部分与关节盂接触。通常情况下，盂肱关节在外旋时受限制最大，其次是外展和内旋。

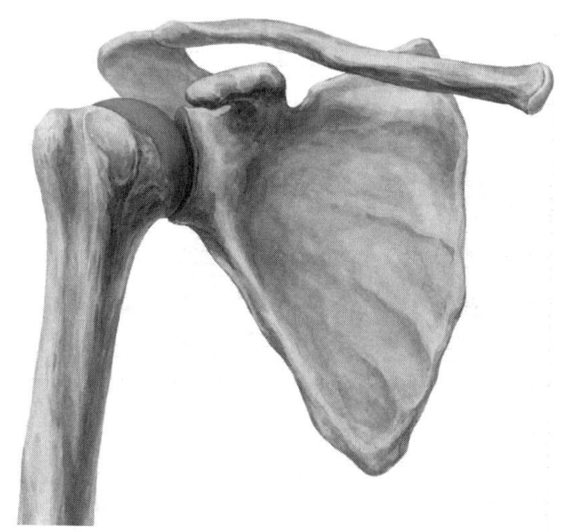

图 8-4　盂肱关节

肩部肌肉的协同工作产生高度协调的运动。任何肌肉无力都会改变肩复合体的正常运动链和运动表现。

二、肩复合体功能表现

（一）相关名词

1. 肩袖肌群（图 8-5）：由止于肱骨大结节的冈上肌、冈下肌、小圆肌和止于肱骨小结节的肩胛下肌共同组成，其肌腱部分在止点处相互交织，形成腱帽结构，即为肩袖。

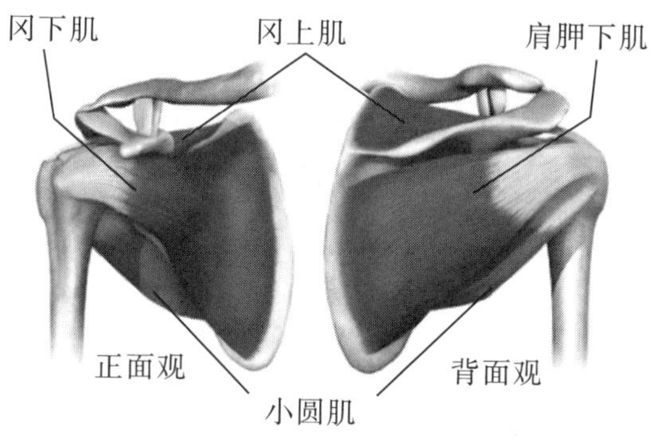

图 8-5　肩袖肌群

2. 肩肱节律性（图 8-6）：随着手臂上提至超过肩膀的高度并逐渐过顶，肩胛骨关节盂应移动至肱骨头以下来支撑手臂（以及手握重物）的重量，对应这一现象的专业术语是肩肱节律性。对于健康的肩关节，随着三角肌的收缩，肱骨从肩胛面上提进入过顶姿势，肩袖肌群将肱骨头拉入肩胛骨关节盂内，为完全伸直且已进入过顶姿势的手臂提供稳定支撑。对于健康的肩关节，肱骨与肩胛骨的动作幅度比例是 2∶1。随着肱骨移动至与身体成 120°的夹角时，肩胛骨会上回旋（参考点为肩胛骨关节盂）60°来为手臂提供支撑。

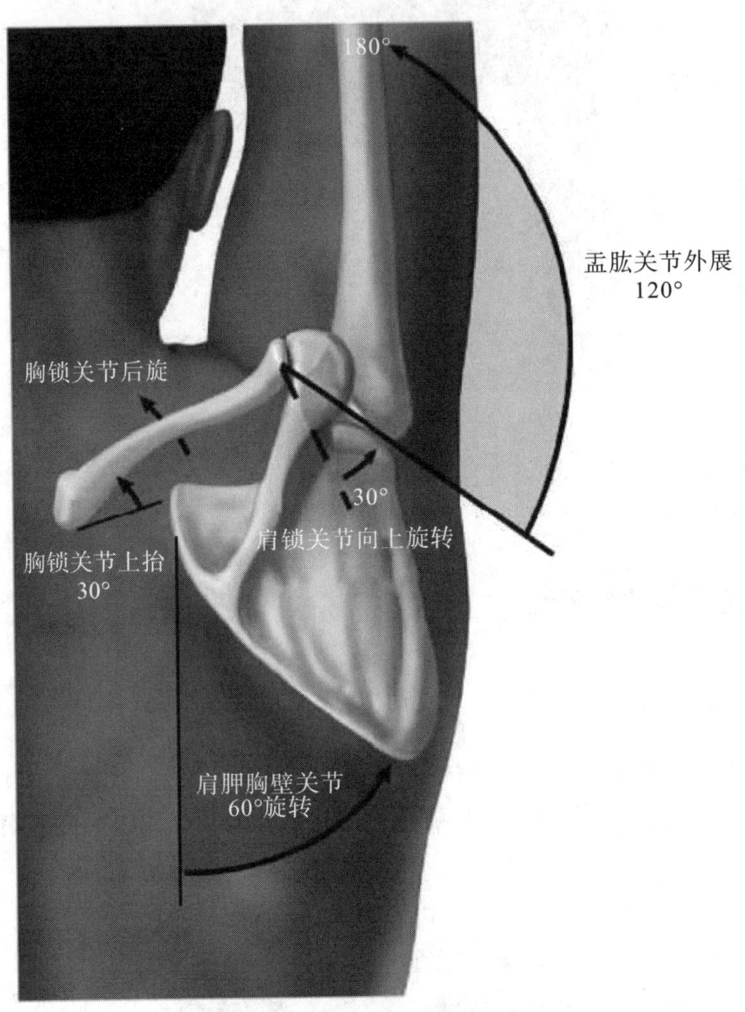

图 8-6　肩肱节律性

（二）对于肩复合体运动的理解

单独对肩复合体的组成关节进行描述时，这些关节都有各自既定的活动范围：盂肱关节的球窝结构使得它在三个平面内都能大幅度运动；肩胛胸壁关节及胸锁关节的动作主要发生在冠状面及水平面；肩锁关节相较于其他几个关节，其活动范围十分有限，单这一点对于其他关节发挥其最佳功能至关重要。当它们作为一个整体运动单位发挥作用时，肩关节就成为人体最灵活的关节之一。肩复合体功能的矛盾在于，它既需要一定的稳定性以避免不必要的动作，也需要足够的灵活性来完成许多动态动作。这四个关节中任意一个失准都会影响其他关节原本必备的功能，使肩复合体失去最佳的稳定性及灵活性。

肩复合体的运动见表 8－1。

表 8－1　肩复合体的运动

关节	骨骼	矢状面动作	冠状面动作	水平面动作
胸锁关节	1. 胸骨 2. 第 1 肋 3. 锁骨	当肩关节在矢状面上屈曲或伸展时，锁骨分别后旋或前旋	1. 上提 2. 下抑	1. 前引 2. 回缩
肩锁关节	1. 锁骨 2. 肩峰	检测肩锁关节的孤立动作十分困难，无法通过常规的临床表现来判定（Neumann，2010）		
肩胛胸壁关节	1. 肩胛骨 2. 胸廓后侧	N/A	1. 上提 2. 下抑 3. 上回旋 4. 下回旋	1. 前引 2. 回缩
盂肱关节	1. 肩胛骨关节盂 2. 肱骨头	1. 屈 2. 伸	1. 外展 2. 内收	1. 内旋 2. 外旋

（三）肩复合体的运动平面

肩复合体能够在三个平面运动（矢状面、冠状面及水平面），许多常见的训练动作关注其中一个平面的运动。然而，考虑到肩胛骨关节盂与胸廓相对的位置关系，在选择训练动作来对肩关节进行强化时，还应意识到有第四个运动平面存在。对于健康的肩关节，其关节盂凹窝应指向身体的斜前方，与冠状面形成大约 35°的夹角。在许多肩部的训练中，第四个运动平面往往会被忽视，这也是许多肩部伤病发生的潜在原因。关节盂的位置意味着过顶动作既不应该完全发生在矢状面，也不应该完全发生在冠状面，其运动平面应处于矢状面与冠状面之间，此时手肘应朝向身体斜前方 30°～45°的方向（大概是 10 点钟与 2 点钟方向）。

肩复合体的运动平面见图 8－7。

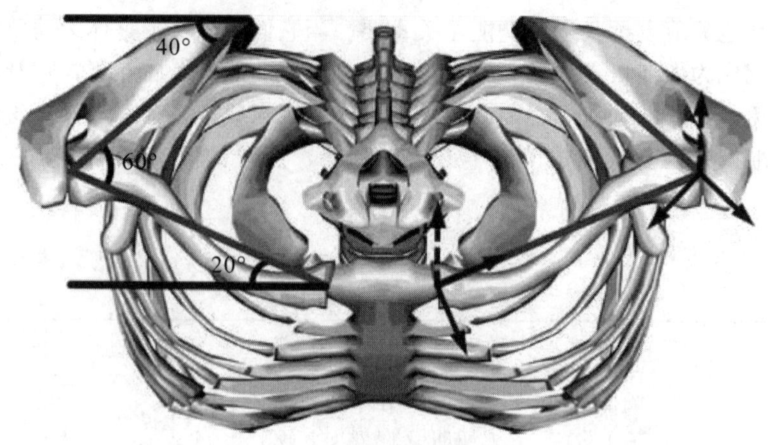

图 8-7　肩复合体的运动平面

（四）肩复合体的生理运动和附属运动

1. 生理运动：关节在生理范围内完成的运动，如关节的屈、伸、内收、外展、旋转等运动，可以主动完成，也可以被动完成。

2. 附属运动：正常关节活动范围内具有的关节内或关节周围组织的动作，如关节面的牵张、挤压、旋转等。这些动作是关节在生理范围之外、解剖范围之内完成的一种被动运动，是关节发挥正常功能不可缺少的运动，通常自己不能主动完成动作，需要借助他人或对侧肢体帮助完成。

三、肩复合体的神经支配

肩复合体神经分布丰富。有髓及无髓纤维供应肩复合体的韧带、关节囊及滑膜。这些小支穿越关节囊后形成神经丛，在滑膜内构成丰富的网，对韧带及关节囊的刺激所引起的疼痛反应比较弥散，定位模糊，而对滑膜刺激的反应则较清晰。对关节面的搔刮无明确感觉。

肩复合体接受肩胛上、下神经，腋神经及肌皮神经的分支支配。肌皮神经及臂丛后束还发出一些短支。它们之间相互协同，如自腋神经发出的分支较粗大、较多，而自肌皮神经发出者较小，甚至缺如。由于肩关节有多个神经来源，很难将其全部去神经。有的神经虽较粗大，但走行不定，不少伴随小血管进入关节周围结构，更对去神经造成困难。肩复合体的神经支配来自 C_4～C_7，主要为 C_5～C_7，尤其是 C_5～C_6。

肩复合体神经分布见图 8-8。

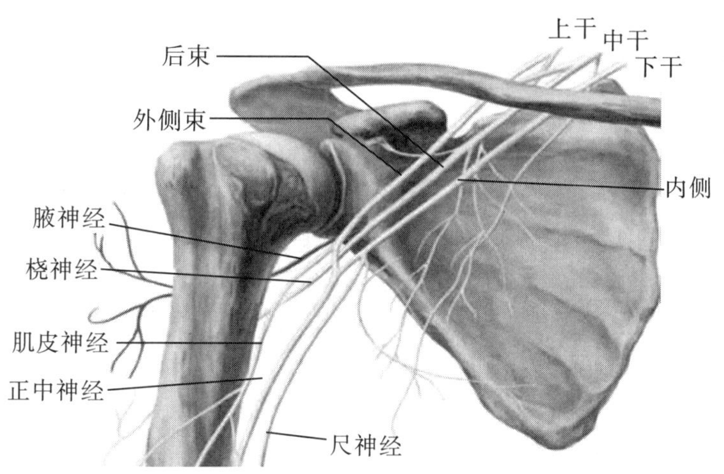

图 8-8　肩复合体神经分布

肩复合体后部接受肩胛上神经及腋神经的支配，前者靠近顶部，穿越冈上肌的肌与腱交接处再发出分支到达关节。由腋神经发出的分支沿其下缘环绕。

由肩胛上神经来的关节支有切迹支、冈上支和冈下支，分布于关节囊的上部、后部及后下部。肩胛下神经的关节支中，由腋神经发出的肩胛下神经的关节支、由臂丛后束发出的肩胛下神经的关节支及由胸背神经发出的肩胛下神经的关节支，分布于关节囊的前部及前下部。由胸前神经发出的关节支分为升、降两支，升支分布于关节囊的上部及前上部，降支分布于关节囊的前下部。肩复合体除了有被动稳定作用，还通过嵌入其纤维中的各种机械感受器提供额外的保护。

第二节　肩复合体常见疾病简介

一、冻结肩

冻结肩既往称为肩周炎，好发于 50 岁左右的人群，因此也称为“五十肩”。冻结肩无明显的发病原因，主要为粘连性炎症反应后，出现关节囊、韧带、肌腱等结构的广泛粘连，以肩关节疼痛和多个方向活动范围受限为主要症状。

诊断要点：根据病史和临床症状多可诊断。常规 X 线片大多正常。年龄较大或病程较长者，X 线平片可见到肩部骨质疏松，或冈上肌腱、肩峰下滑囊钙化征。

冻结肩在临床上需要与以下疾病相鉴别：颈椎病、肩关节脱位、感染性肩关节炎、肩关节结核、肿瘤、风湿性关节炎、类风湿关节炎、肩袖撕裂、肱二头肌长头肌腱炎及腱鞘炎等。这些病症均可表现为肩部疼痛和肩关节活动受限。疾病的性质各不相同，病变的部位不尽相同，可通过病史、体格检查，结合实验室检查及影像学检查等鉴别。

二、肩袖损伤

诊断要点：患者可能无明确外伤史，多表现为某些运动方向的疼痛或受限。结合体格检查，当患者出现 Neer 试验阳性（冈上肌）、lift－off 试验或压腹试验（肩胛下肌）阳性时，提示肩袖损伤。超声检查、MRI 检查多可以明确诊断，必要时需要进行关节镜检查来明确诊断。

肩袖损伤在临床上需要与以下疾病相鉴别：冻结肩、肱二头肌长头肌腱炎等。通过体格检查、影像学检查等可以鉴别。

三、肩胛骨关节盂损伤

肩胛骨关节盂与肱骨头不相匹配的接触面积造成了肩关节强大的灵活性。肩胛骨关节盂为类似膝关节半月板结构的软骨结构，为肩关节的静态稳定结构。肱二头肌的止点与上盂唇紧密结合，形成肱二头肌腱盂唇复合体。研究显示，肱二头肌腱盂唇复合体在盂肱关节的稳定性方面发挥着重要的作用，其损伤后可引起肩关节前方不稳，引发肩关节持续性功能障碍。

1. Slap 分型。

Ⅰ型：上盂唇磨损、退变，但上盂唇仍紧密附着于肩盂上缘。二头肌肌腱附丽完整。

Ⅱ型：上盂唇及肱二头肌肌腱附丽撕裂，自肩盂分离。这一型可能与上盂唇呈半月板形的正常变异难以区别。如果术中发现上盂唇完全撕脱，上方肩盂颈部骨质外露，应考虑为 Slap 损伤。

Ⅲ型：上盂唇桶柄样撕裂，肱二头肌肌腱附丽完整。这一型的上盂唇的游离缘呈桶柄样撕裂并可向下翻转移位至关节内，但盂唇的周边部仍牢固附着于上肩盂，且肱二头肌长头腱的止点保持完整。

Ⅳ型：上盂唇呈桶柄样撕裂且撕裂累及肱二头肌长头腱。

复合型：多种组合，通常为Ⅱ型＋Ⅲ型或Ⅱ型＋Ⅳ型。

2. 临床诊断：常无特异性症状。主要表现为肩部疼痛，尤其是患肢处于外展外旋位时明显。另外还可出现关节别卡感、交锁、弹响、活动受限、无力等症状。如果伴有肩关节不稳定、肩袖损伤、肱二头肌肌腱损伤，还会出现相应症状。

四、肱二头肌肌腱病

肱二头肌肌腱炎是肩痛产生的常见原因之一。炎症最初可导致肱二头肌肌腱充血，随后肌腱腱鞘肿胀。在慢性炎症末期，肱二头肌肌腱在结节间沟出现瘢痕和粘连，从而影响肱二头肌的正常滑动和收缩，导致慢性肩痛和活动障碍，因此正确诊断和早期治疗肱二头肌肌腱病变至关重要。

诊断要点：目前还没有一组有效的测试可以明确诊断肱二头肌肌腱病。因此，这些测试只能用来帮助指导诊断。

1. 对肱二头肌肌腱进行触诊：在肩关节 10°内旋位，沿着结节间沟触诊肱二头肌肌腱，诱发疼痛为阳性。

2. 超声造影检查：观察肌腱退变或损伤情况。

3. 特殊检查：Speed 试验和 Yergason 试验是肱二头肌肌腱病的主要检查方法。

第三节　肩复合体功能障碍评估

一、肩复合体物理治疗评估的目的

肩复合体物理治疗评估是制订肩复合体物理治疗方案并实施相关物理治疗的基础和前提。评估的目的包括：

1. 了解当前症状的具体表现，以及寻找症状产生的原因。

(1) 肩复合体症状产生的部位、性质，症状的发展及变化等。

(2) 与症状表现相关的肩复合体本身的结构性改变或功能性改变。

(3) 从整体功能性考虑，肩复合体邻近关节及部位（如肘关节以及颈椎、胸椎）的功能改变（如运动模式异常）是不是肩复合体症状产生的原因。

2. 评估患者目前的情况是否急需其他专业的帮助。

3. 为临床决策、治疗方案的设计提供参考依据，为再次评估提供可对比的信息，从而更好地指导具体方案的实施。

二、肩复合体常见功能障碍

肩复合体常见功能障碍包括组织抗负荷能力降低，组织僵硬、挛缩或相对松弛，局部肌肉无力、紧张，运动模式异常或神经肌肉控制能力下降等。当这些症状长时间未获得改善并逐渐加重时，机体功能与运动需求之间会产生矛盾，患者不能完成生活、工作中的任务，关节受到损伤，或干扰组织损伤后正常的修复过程，进而产生一系列健康问题。

三、注意事项

在征得患者同意、保护其隐私的前提下，使患者充分暴露上半身，从而便于治疗师从各个角度更直观地观察患者的形态、对称性，寻找体表标志等。

首先应该进行颈椎检查，排除脊髓损伤而导致症状的可能性。

四、主观评估

症状的部位、性质、激惹性、加重/缓解因素（主要询问具体的动作）：这一部分在评估的时候通常会借助人体图（图 8－9）来进行部位标注和描述。此外，还需要询问患者症状首次产生的诱因、症状的发展及变化、治疗经历以及效果、其他病史、个人史、特殊因素。

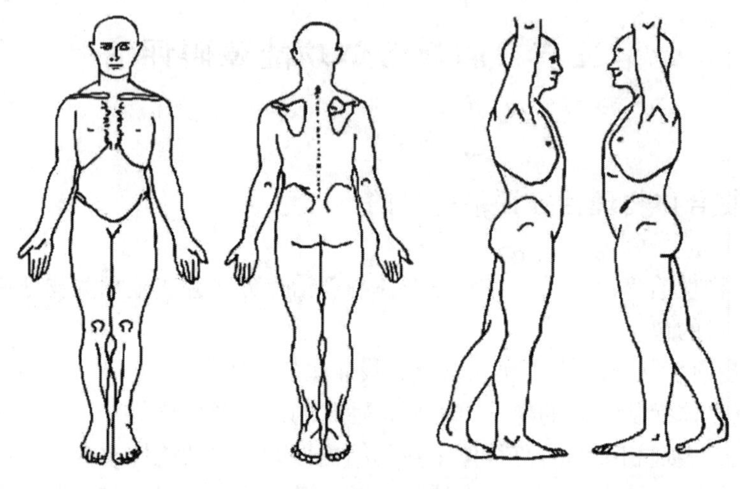

图 8－9 人体图

五、客观评估（重点寻找能使症状重现的活动，注意两侧对比）

1. 体态评估（图 8－10）：患者必须适当地脱下衣服，这样治疗师才能观察两侧肩复合体的外形和软组织，看其是否正常和均匀。在观察的时候需要看患者的头部、颈椎、胸椎（尤其是后面观）和整个上肢。例如，手部血管的舒缩变化、皮肤光泽度变化、毛发变化、肌肉变化，这些都可以提示肩部的病变。观察患者脱衣服和穿衣服的动作也很重要。受累的手臂是先穿还是后穿，从患者的动作中可以看出上肢功能受限、疼痛和（或）无力。

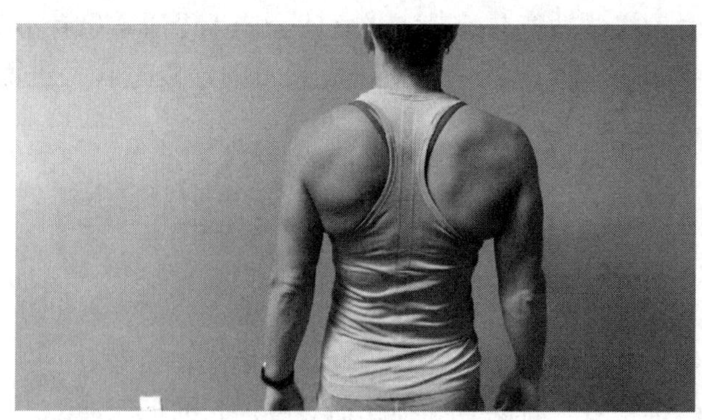

图 8－10 体态评估

从后面观察，在平对 T_3 水平面，肩胛骨跟脊柱缘的角度一般是一样的。肩胛骨位于 T_2～T_3 到 T_7～T_9。肩胛骨的翼状展开，可以由以下因素造成：肩胛上神经麻痹引起冈上肌和冈下肌萎缩，胸长神经麻痹引起前锯肌萎缩，脊髓副神经麻痹引起斜方肌萎缩。

2. 肩复合体运动评估：要查看患者的肩复合体能否达到正常的功能位置，也就是手臂在中立位或不旋转的情况下，其在肩胛平面能够外展 60°。治疗师应该意识到，如果患者的手臂从上述位置内旋到正中位，肱二头肌肌腱将紧贴肱二头肌肌腱沟内侧壁小粗隆。如果这种姿势保持较长一段时间，就会增加肱二头肌肌腱的磨损，导致肱二头肌肌腱炎和腱旁组织炎。

肩复合体运动功能评估应考虑但不限于直立位、仰卧位、侧卧位下各方向的运动评估。评估应关注不同体位下各方向的运动与疼痛或症状产生的关系。

肩复合体生理活动度评估：肩关节前屈、后伸、水平内收、水平外展、内旋、外旋，需要评估并记录患者的主动活动与被动活动的角度以及活动终末端反应。

3. 神经功能评估。

(1) 感觉评估：可在人体图上将感觉异常部位、程度等进行标注，需要评估脊神经在肩周支配区域两侧是否有感觉差异。

(2) 肌张力评估：依据改良 Ashworth 量表进行肩周肌张力评估。肌张力评估见表 8-2。

表 8-2　肌张力评估

分级	评定标准
0 级	无肌张力增加
1 级	肌张力略微增加：受累部分被动屈伸时，在关节活动范围之末呈现最小的阻力或突然出现卡住或释放
1^+ 级	肌张力轻度增加：在关节活动范围后 50%范围内突然卡住，然后在关节活动范围后 50%均出现最小的阻力
2 级	肌张力较明显地增加：通过关节活动的大部分范围时，肌张力均较明显地增加，但受累部分仍能较容易移动
3 级	肌张力严重增高：被动运动困难
4 级	僵直：受累部分被动屈伸时呈现僵直状态，不能活动

(3) 肩周肌力评估（图 8-11）：在评估肩关节某一活动方向的肌肉力量时，要求患者能够在该运动方向上进行主动全范围活动且肌张力无明显异常。

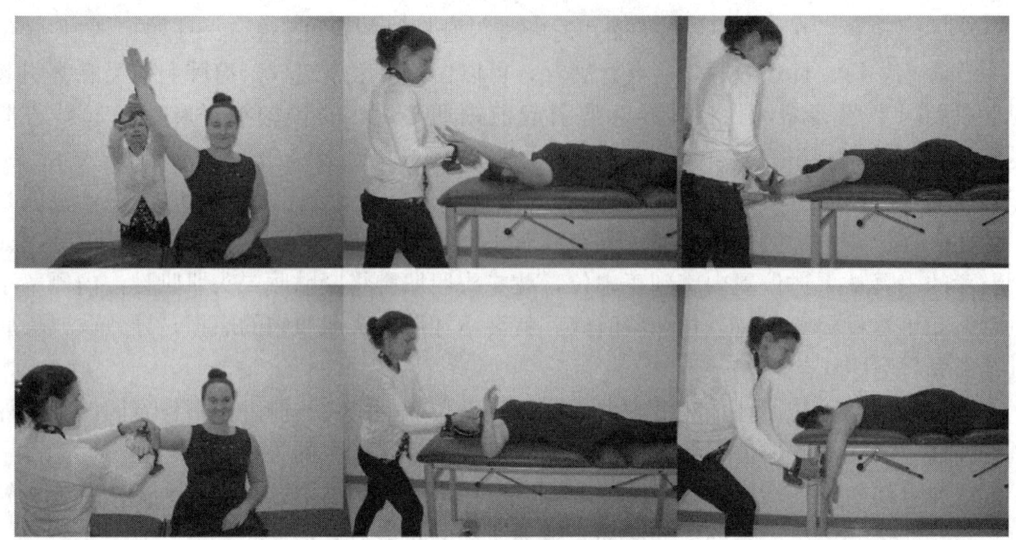

图 8－11　肩周肌力评估

（4）反射评估：见图 8－12。

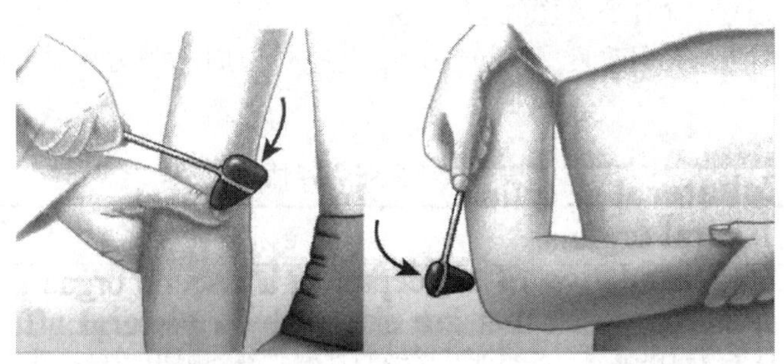

A.肱二头肌肌腱反射　　B.肱三头肌肌腱反射

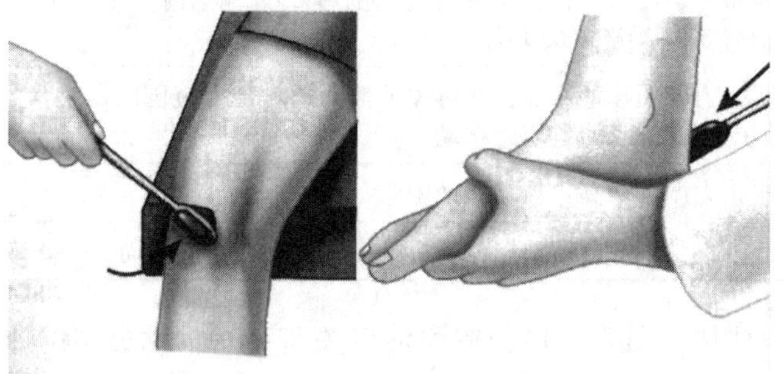

C.肱四头肌肌腱反射　　D.跟腱反射

图 8－12　反射评估

4．触诊：进行肩周皮肤温度、骨性标志、肌张力等的触诊。

5．特殊检查：对某些可能的损伤进行特异性检查，包括激惹性试验和缓解性试验。针对肩复合体常用的特殊检查如下：

（1）肱二头肌张力试验（biceps tension test）或 Speed 试验（图 8－13）：患臂伸

直，前臂旋后，肩关节前屈 60°，抗阻前屈上肢。引出肱二头肌肌腱沟或盂唇上方区疼痛为阳性。

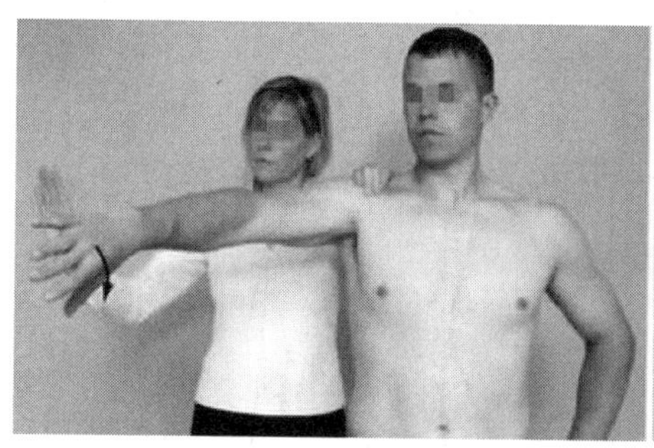
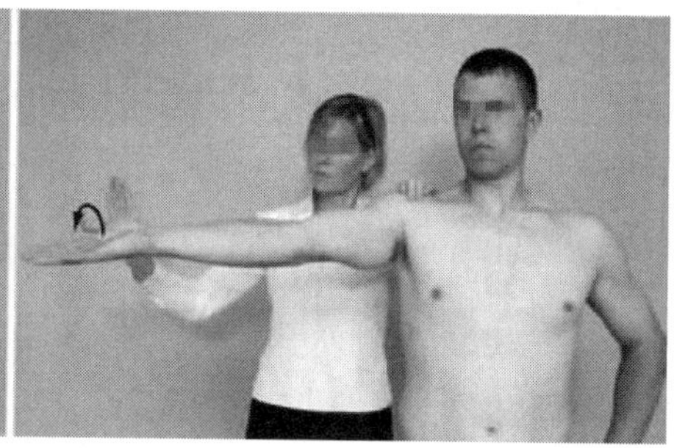

图 8－13　肱二头肌张力试验

（2）挤压旋转试验（compression－rotation test）（图 8－14）：患者取仰卧位，肩外展 90°，治疗师对肩关节施以轴向挤压力并旋转肩关节。此时感觉到撕裂的上方盂唇被挤压出现弹响或引出肩关节疼痛为阳性。该试验的机制与膝关节半月板损伤时所行的 McMurray 试验相似。

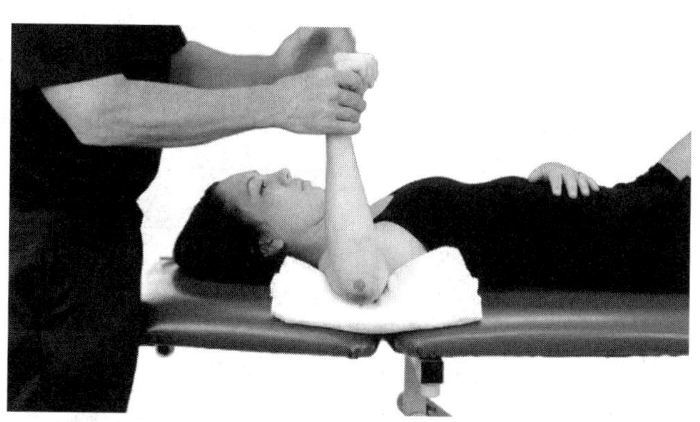

图 8－14　挤压旋转试验

（3）动态挤压试验（active compression test）或 O'Brien 试验（图 8－15）：患者取坐位或直立位，肩关节前屈 90°，内收 10°～15°。第一步使患者前臂旋前，从而使其拇指向下，这时要求患者对抗阻力尽力上举患肢。第二步保持肩关节前屈内收位置不变，使患者前臂旋后，掌心向上，再次对抗阻力尽力上举患肢。如果在第一步时会引发患者肩关节疼痛症状，而在第二步时这种疼痛症状可明显减轻，则结果为阳性。需要注意的是，如果患者存在肩锁关节的病变，那么该试验亦可为阳性，但此时检查中所引出的肩关节疼痛症状仅局限于肩锁关节本身。

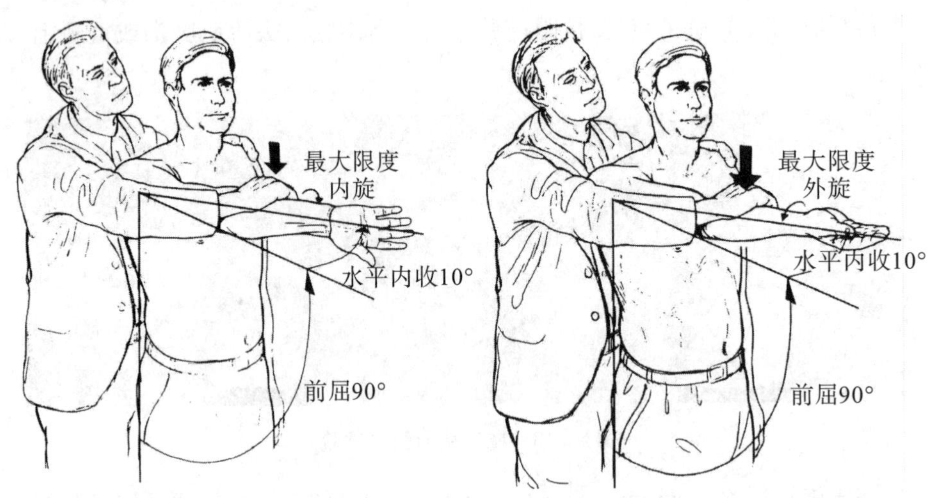

图 8-15 动态挤压试验

(4) 复位试验(relocation test)(图 8-16):在存在 Slap 损伤的患者中,有相当一部分人在进行体格检查时会出现复位试验阳性。与诊断复发脱位不同,此时复位试验阳性表现为肩关节疼痛,而非恐惧感。通常使患者上肢从处于外展 90°逐渐外旋至极限位置。在这种情况下如果出现疼痛,则治疗师用手压住肱骨近端施以向后的外力,此时若患者感觉疼痛缓解,则复位试验阳性,提示有可能存在包括 Slap 损伤在内的盂唇损伤。

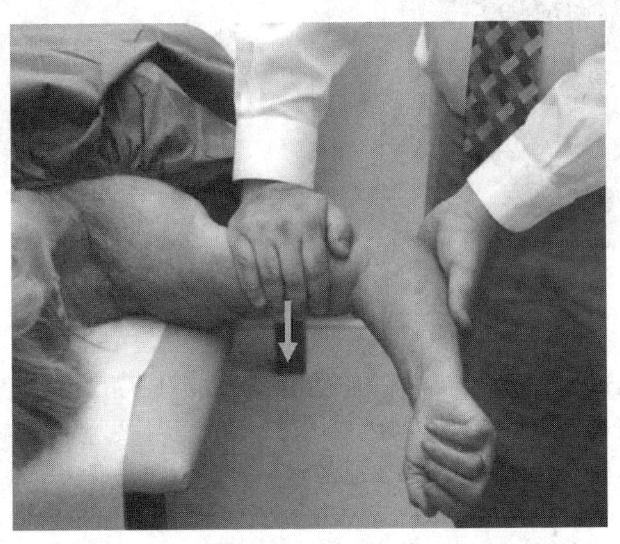

图 8-16 复位试验

(5) Clunk 试验(图 8-17):患者取仰卧位,治疗师一手使患者肩关节外展 160°并内外旋,另一只手置于患者肩关节后方施以向前推力。若此过程中出现肩关节疼痛或交锁,关节内有弹响,则为阳性。

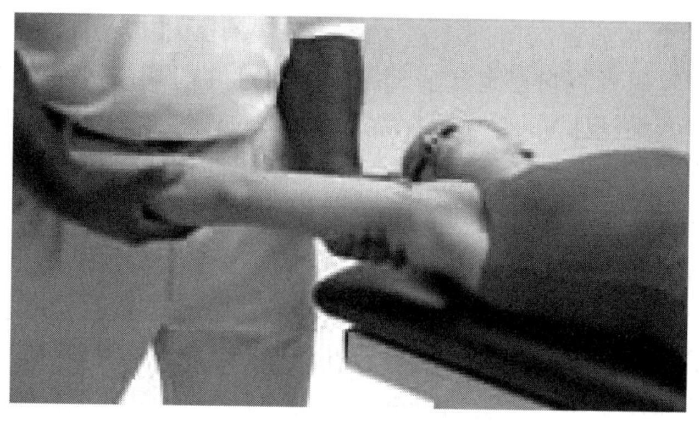

图 8—17　Clunk 试验

6. 辅助检查：X 线检查、CT 检查、MRI 检查和超声检查。

第四节　案例分析

一、案例介绍

患者由运动医学咨询师转诊，目的是解决肩部顽固性疼痛问题。患者，女性，48 岁，高中老师，教育程度是大学本科，已婚，育有 3 个未成年子女。自述每天大约需要坐 8 个小时，每周参加体育锻炼 3～4 次，运动的具体内容包括在健身房进行心肺训练以及力量训练，去公园散步，偶尔会去户外骑自行车，业余爱好是网球。

二、评估过程

（一）主观评估

1. 了解患者的社会史：由哪里转诊来治疗，最想解决的问题是什么，患者基本情况，平时的运动习惯、频率、方式、强度等。

2. 症状的部位以及表现：患者上下肢均无感觉异常以及麻木，没有头部、肩胛区或颈胸区的症状（排除“红旗征”）。

右侧肩部外侧区域，深部间歇性尖锐疼痛，NRS 4/10。在肩上举、穿衣服（包含有手在背后的动作）以及开车时（特别是左转弯时）NRS 可达（6～7）/10。在初次检查时，患者进行肩关节重复多次运动测试后，会导致静息时疼痛明显加重，这样的疼痛往往会持续数分钟，数小时甚至更长时间。患者更喜欢向两侧侧卧位睡，但现在因疼痛受限，主要睡姿是仰卧位或左侧卧位（都靠枕头），并且当左侧卧位时，会用一个折叠的枕头来支撑右侧前臂（这是患者之前就诊后被建议的姿势）。

3. 病程发展：2 年前首次肩部不适，之前并没有颈椎或肩部不适史，没有明显外伤导致疼痛产生，但患者将自己首次肩部不适与自己之前翻修房屋的活动相联系（有处理墙纸、粉刷等肩上举动作），并表示在翻修之后，自己右上肢（为右利手，粉刷时主要右手拿刷子）出现疼痛。此后，患者自述在用右手使用吹风机时，以及用右手在学校板书时，都有肩部不适，但患者并没有寻求治疗。

在房屋翻修后几周，患者在户外打网球，对手是一位经验丰富的网球手，而患者自己已经有 4 个月没有接触网球训练，因此这次比赛患者自述消耗很大。比赛后患者并未有不适，但隔天早上，她感到在穿衣服以及开车左转弯时右侧肩部痛感明显。这样的症状持续几天后，她前往就诊，医师给出的诊断是"肩峰下撞击综合征"，给她开了一个疗程的非甾体类抗炎药。在服药 3~4 周后，症状缓解了 20%～30%（她已经避免做会引起症状的活动），此后症状不再改善。之后医师给她进行了局部类固醇注射，因注射引起的疼痛持续了 1 天，在此 3 周后疼痛症状几乎完全消失。

此时患者担心自己长时间不活动肩部会导致冻结肩，于是去游泳池进行了 20m 自由泳锻炼，肩部立刻出现剧烈疼痛，之后又进行了一个疗程的非甾体类抗炎药的治疗，但效果不明显，于是转诊。给出的治疗建议：休息冷敷肩部，针对软组织进行贴扎、针灸，以及针对肩关节进行关节松动。

几个月后症状趋于稳定，但在特定活动（例如右手举过头顶的活动）时依然有疼痛。这段时间患者没有进行游泳和网球运动，但还是每周 2～3 次去健身房进行静态自行车训练（手部是固定的），避免右上肢负重和举过头顶。一段时间后，症状有缓解。

在这次就诊的前 2 个月，她和朋友打了 30 分钟网球，朋友知道她右肩部情况所以用力较轻，但在锻炼当天，天气较冷，地面不平，湿滑。在训练后的第二天，症状立刻加重，并且疼痛持续存在，影响睡眠，在翻身疼痛后需要 15～30 分钟才能再次入睡。医师建议她再次进行非甾体类抗炎药和类固醇注射治疗，但患者不愿意。超声检查显示，右侧冈上肌肌腱囊积液，弥漫性肌腱增生，囊侧部分肌腱增厚伴撕裂。因患者不愿意太快接受手术或注射治疗，后经朋友介绍给运动医学咨询师，由运动医学咨询师转诊给物理治疗师。

4. 患者基本物理信息以及医疗史：身高、体重、吸烟史、饮酒史、饮食习惯。无其他合并症，整体状况良好，无甲状腺疾病，月经规律，10 年前剖宫产手术史，无类风湿关节炎或其他肌肉骨骼方面的家族史。无其他药物史，之前有服用 Omega－3 补充剂，现已停用。

5. 患者主观感受：心理状况、最想解决的问题，以及最低期望值。

（二）客观评估

姿势：站立位姿势评估，正面观、后面观、侧面观。

三、物理治疗思路分析

1. 依据患者主观评估，谈谈对患者疼痛类型、症状产生的原因、病理变化的假设，以及如何从患者主观评估中收集相关信息并总结，以此作为假设分析的证据。

2. 结合患者客观评估结果再次分析之前对患者的假设，找出客观评估结果中能够支持你的假设分析的依据。

3. 结合患者主观评估以及客观评估的结果，查找相关研究支持资料，列出你的治疗计划，并阐明合理性。

4. 治疗之后，判断症状缓解的程度，以及试着解释你的治疗之所以能够缓解症状的机制、治疗强度选择的依据。

（张艺凡）

主要参考文献

Edouard P, Gasq D, Calmels P, at al. Shoulder sensorimotor control assessment by force platform: feasibility and reliability [J]. Clinical Physiology and Functional Imaging, 2012, 32 (5): 409-413.

第九章　肘关节物理治疗评估

第一节　解剖基础

一、肘关节解剖

肘关节在上肢中的主要作用是扩大手的运动空间，有利于手腕功能精确发挥，增强手的握力。一旦肩膀以粗略的方式定位手，肘关节就可以调整肢体的高度和长度，从而可以正确定位手。此外，前臂在肘关节旋转，以将手置于最有效的位置并执行任务。正常肘关节（屈伸、前臂旋转）可帮助手完成50%的生活和工作任务，而肘关节功能丧失可减少人类生活所需功能的70%。

肘关节结构复杂，由肱尺关节、肱桡关节和桡尺近侧关节三组关节包于一个关节囊内构成。肘关节（图9-1）的稳定性主要来自肱尺关节、内侧副韧带复合体和外侧副韧带复合体，次要稳定性结构包括肱桡关节、屈肌总腱、伸肌总腱。它们密切相关，任何一个部位的损伤都会影响其他结构，导致肘关节稳定性下降，并引发功能障碍。

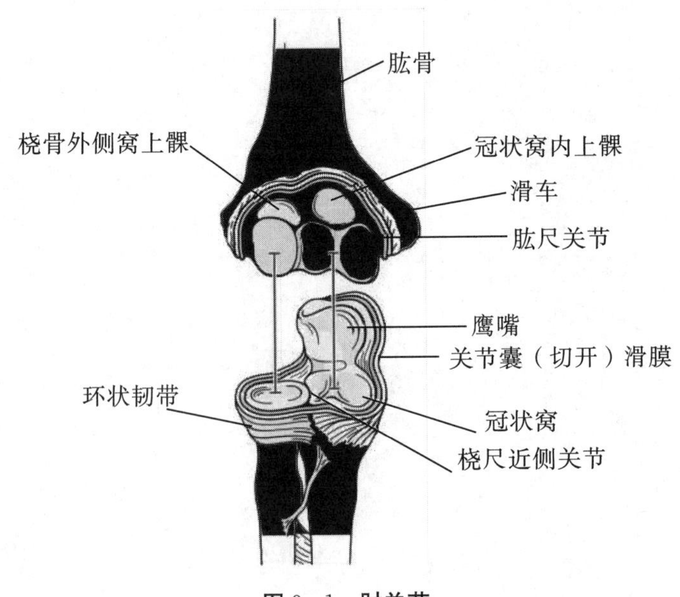

图9-1　肘关节

二、肘部各关节运动特点

肱尺关节位于肱骨滑车和尺骨滑车切迹之间，被归类为单轴铰链关节。该关节的骨骼形状使运动轴不是水平的，而是向下和向内穿过，通过运动弧线。该关节的休息位是肘关节屈曲至70°、前臂旋后10°；中立位（0°）是处于旋后和旋前之间，拇指向上的位置（表9－1）。

表9－1　肱尺关节特点

休息位	肘关节屈曲70°，前臂旋后10°
紧张位	旋后伸展
关节囊模式	屈曲、伸展

肱桡关节是肱骨小头和桡骨头之间的单轴铰链关节。休息位是肘关节完全伸展和旋后，前臂完全旋后。关节的紧张位是肘关节屈曲90°，前臂旋后5°（表9－2）。

表9－2　肱桡关节特点

休息位	完全伸展和完全旋后
紧张位	肘关节屈曲90°，前臂旋后5°
关节囊模式	屈曲、伸展、旋后、旋前

肱尺关节和肱桡关节在内侧由内侧副韧带（一种扇形结构，又称尺侧副韧带）支撑，在外侧由外侧副韧带（一种索状结构，又称桡侧副韧带）支撑。这些韧带与肱尺关节是肘关节的主要约束。外侧副韧带主要约束后外侧不稳定（最常见的不稳定）的结构，而内侧副韧带主要约束外翻不稳定的结构。内侧副韧带由三部分组成，与尺侧腕屈肌一起形成肘管，尺神经穿过肘管。任何对区域的打击或伤害会导致神经穿过隧道时的异常压力。这可能导致迟发性尺骨麻痹等问题。

桡尺近侧关节是单轴枢轴关节。该关节的休息位是旋后35°、肘关节屈曲70°，紧张位是旋后5°。该关节的关节囊模式是旋后和旋前的同等限制。

三、肘关节的神经支配

肘关节由来自肌皮神经、正中神经、尺神经和桡神经的分支支配。

第二节 肘关节常见疾病简介

一、肱骨外上髁炎

肱骨外上髁炎俗称“网球肘”，是一种骨科疾病，发病率为1%～3%，大多发生在40岁以上，性别分布均等。在治疗的1年内，70%～90%的肱骨外上髁炎处于自发缓解状态或保守治疗的临床过程中。

病理生理学：人们对肱骨外上髁炎的病理生理学尚未达成共识，但已知最常见的解剖起源部位是桡侧腕短伸肌（ECRB）。退行性肌腱病通常是伸肌肌腱起始处微小损伤的结果，这是由过度使用和压力导致重复的腕关节伸展和前臂交替旋转造成的。

临床表现：肱骨外上髁炎患者最常见的主诉是肘关节外侧疼痛，通常伴随着前臂的放射性疼痛。疼痛的特点是剧烈，在伸腕或前臂旋后和旋前时加重。患者通常在肱骨外上髁前缘出现隐匿性疼痛，可能逐渐发展为前臂力量虚弱。

诊断要点：主要根据临床表现及查体诊断。病史上有潜在的损伤因素，如打网球、经常提重物等。症状主要表现为肘关节外侧疼痛。临床查体可以发现局部有压痛，疼痛可沿前臂向手放射，前臂肌肉紧张，肘关节不能完全伸直，肘或腕关节僵硬或活动受限。牵拉腕关节伸肌或伸肌抗阻收缩时疼痛加重。必要时可以进行X线检查，部分患者伸肌肌腱周围组织或附着处钙化。X线检查还有助于排除其他关节或骨骼病变。此外，MRI检查和超声检查有助于评估疾病的严重程度、是否存在骨软骨缺损、韧带损伤或撕裂的程度以及鉴别诊断。MRI检查还有助于检测和评估关节内外的结构和病理，如关节积液、肌肉水肿、滑膜炎、软骨缺损和其他韧带异常。

鉴别诊断：对肱骨外上髁炎患者的体格检查以及病史询问要全面，以排除其他可能涉及颈椎、肩关节和炎性关节疾病的诊断。另外，肘关节外侧副韧带损伤也常与肱骨外上髁炎有类似的症状表现，需要鉴别。

二、肱骨内上髁炎

肱骨内上髁炎又称“高尔夫球肘”。肱骨内上髁是前臂屈肌及旋前圆肌肌腱附着处。经常用力屈肘屈腕及前臂旋前时，尺侧屈腕肌处于紧张收缩状态，易使其肌腱附着点发生急性扭伤或慢性劳损。做投掷动作或跌扑时手掌撑地，肘关节伸直而前臂过度外翻，可使前臂屈肌及旋前圆肌肌腱附着点部分撕裂。慢性劳损者多发生在腕、肘关节用力反复屈伸及前臂旋转活动，造成肌腱、韧带长期磨损。

诊断要点：本病与肱骨外上髁炎相似，主要表现为内上髁处局限性疼痛和压痛，局部肿胀多不明显，检查时如果前臂外旋，腕关节背伸，肘关节伸直时可引起局部疼痛加剧。X线检查一般无异常变化。

鉴别诊断：对肱骨内上髁炎患者的体格检查以及病史询问要全面，以排除其他可能涉及颈椎、肩关节和炎性关节疾病的诊断。另外，肘关节内侧副韧带损伤也常与肱骨内上髁炎有类似的症状表现，需要鉴别。

第三节　肘关节功能障碍评估

一、肘关节物理治疗评估的目的

肘关节物理治疗评估是制订肘关节物理治疗方案并实施相关物理治疗的基础和前提。评估的目的包括：

1. 了解当前症状的具体表现，以及寻找症状产生的原因，尤其关注功能障碍方面的原因。

2. 评估患者目前的情况是否急需其他专业的帮助。

3. 为临床决策、治疗方案的设计提供参考依据，为再次评估提供可对比的信息，从而更好地指导具体方案的实施。

二、肘关节常见功能障碍

肘关节常见功能障碍包括组织抗负荷能力降低，组织僵硬、挛缩或相对松弛，局部肌肉无力、紧张，运动模式异常或神经肌肉控制能力下降等。当这些症状长时间未获得改善并逐渐加重时，机体功能与运动需求之间产生矛盾，患者不能完成生活、工作任务，关节受到损伤，或干扰组织损伤后正常的修复过程，进而产生一系列健康问题。

三、主观评估

肘关节主观评估和身体其他部分评估类似，但需通过问诊明确下面几个重要问题。

1. 患者年龄多大？职业是什么？工作是否涉及任何重复性活动？

“网球肘”通常发生在40岁及以上的人群，以及那些在职业或活动中手腕大量屈曲和伸展的人，需要手腕在轻微伸展（功能位置）时保持稳定。

2. 伤害机制是什么？患者是否曾受伤或肘尖跌倒？

跌倒或运动中的重复压力（投掷）可能对肘部产生严重的外翻力，从而导致内侧牵引损伤（如内侧副韧带扭伤）和外侧压缩伤害。这可能导致肱桡关节损伤、内上髁的异常压力，以及鹰嘴突或鹰嘴窝的骨软骨损伤。

3. 患者出现问题多久了？会反复吗？哪些活动加剧了问题？

4. 目前的疼痛和其他症状的细节是什么？

5. 是否有任何增加或减少疼痛的活动？拉（牵引）、扭转（扭矩）或推动（压缩）

会改变疼痛吗？

写字、手臂的扭转动作（如转动钥匙、开门）、熨烫、抓握和靠在前臂上都会对肘关节施加压力。

6. 有什么可以缓解疼痛的姿势吗？

7. 是否有任何运动受损？哪些动作会让患者感到受限？

如果屈曲或伸展受限，则可能涉及肱尺关节或肱桡关节。如果旋后或旋前有问题，则可能涉及肱桡关节、上尺桡关节、中尺桡关节、下尺桡关节或腕关节。

8. 患者在功能上无法做什么？哪只手占优势？

9. 患者的日常活动或消遣是什么？在过去的 1 个月里，这些活动是否有任何改变？

10. 患者是否抱怨任何异常的神经分布疼痛？治疗师应注意任何刺痛或麻木的存在和位置，以供稍后检查皮节和周围神经分布时参考。内侧弹响可能表明尺神经复发性脱位。

11. 患者之前是否有过度使用损伤或外伤的病史？

这个问题对于肘关节尤其重要，因为尺神经可能会受到迟发性尺神经麻痹的影响。

四、客观评估（重点寻找能使症状重现的活动，注意两侧对比）

1. 视诊（体态评估）：患者必须适当脱掉衣服，使双臂暴露，以便治疗师比较两侧。如果病史表明肘部问题隐匿发作，治疗师应花时间观察全身姿势，尤其是颈部和肩部区域。

（1）肘部力线：治疗师首先将患者的手臂置于解剖位置，以确定是否有正常的提携角（图 9−2）。它是由肱骨长轴和尺骨长轴形成的角度，在肘部伸直且前臂完全旋后时最为明显。在成人中，当前臂旋后和肘关节伸展时，提携角是肱骨和尺骨之间的轻微外翻。男性正常提携角为 5°～10°，女性正常提携角为 10°～15°。提携角大于 15°，称为肘外翻；提携角小于 5°，称为肘内翻。

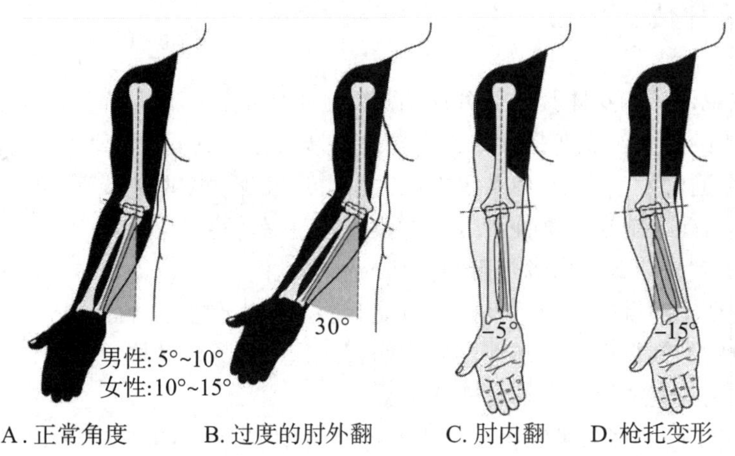

图 9−2 提携角

在肘关节外伸 90°处，尺骨鹰嘴和肱骨的内、外上髁通常形成一个等腰三角形。当手臂完全伸展时，三点通常形成一条直线。如果骨折、脱位或退化导致骨或软骨丢失，则等腰三角形不再存在。肘部力线见图 9－3。

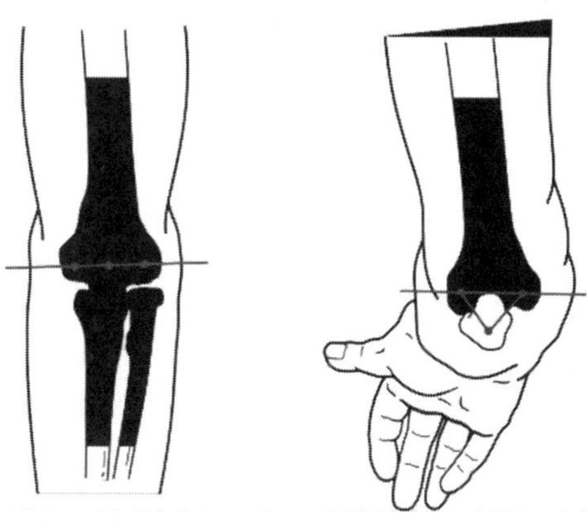

图 9－3　**肘部力线**

（2）肿胀：如果肿胀存在，肘部的所有三个关节都会受到影响，因为它们有一个共同的关节囊。关节肿胀通常在桡骨头、鹰嘴尖端和外上髁之间的三角形空间中最为明显（图 9－4）。肿胀存在时，关节将保持在休息位，肘关节保持在大约 70°屈曲位，因为处于休息位时关节具有最大的体积。

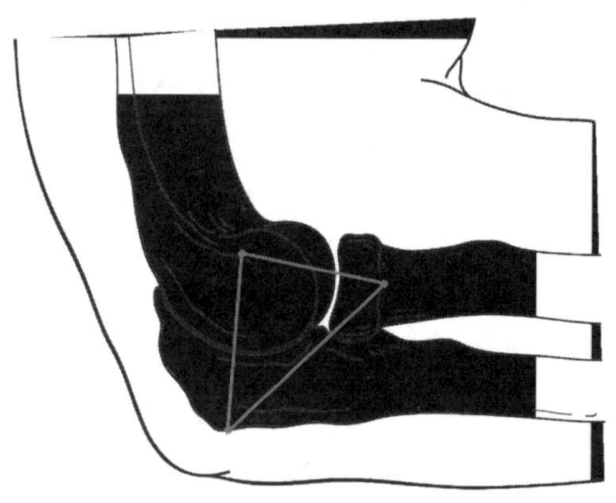

图 9－4　**肿胀三角**

（3）肘部轮廓：治疗师应在前方和后方寻找正常的骨和软组织轮廓。通常，由于优势侧的肌肉和骨骼肥大，运动员（如投手、其他投掷者和牛仔竞技运动员）的前臂要大得多。

2. 肘关节运动能力评估。

（1）主动运动：运动能力评估是在患者坐姿的情况下进行的。主动运动是最先做的，重要的是要记住最痛苦的运动是最后做的。此外，关节外的结构可能会影响运动范围。例如肱骨外上髁炎患者常发现前臂长伸肌紧绷或缩短，因此手腕和手指的位置可能会影响运动。

熟悉肘关节正常运动角度至关重要。表 9−3 列出肘关节各个方向活动范围供大家参考。肘关节屈曲范围为 140°～150°。运动因前臂与手臂肌肉的接触而停止。肘关节伸展范围为 0°，尺骨鹰嘴锁定肱骨鹰嘴窝来阻止运动。但可能会出现高达 10°的过度伸展，尤其是女性。如果两侧相等并且没有外伤史，则这种过度伸展被认为是正常的。在某些情况下，如剧烈的压缩负荷下（如体操、举重），鹰嘴突负载过大，导致关节后脱位。

表 9−3　肘关节正常活动范围

肘关节主动运动	正常活动范围
屈曲	140°～150°
伸展	0°～10°
前臂旋后	90°
前臂旋前	80°～90°

前臂旋后范围应为 90°，使手掌朝上。治疗师应确保肩部不会进一步内收，以试图表现出增加旋后或补偿旋后不足；前臂旋前范围为 80°～90°，手掌朝下。治疗师应确保患者不会为了增加旋前量或补偿旋前不足而外展肩部。注意，旋后和旋前仅约 75°发生在前臂关节处，剩下的 15°是手腕运动的结果。

（2）被动运动：肘关节被动运动评估的目的在于测试每个运动方向的末端感觉。表 9−4 列出正常情况下肘关节正常末端感觉。

表 9−4　肘关节正常末端感觉

肘关节被动运动	正常末端感觉
屈曲	软组织接触
伸展	骨与骨接触
前臂旋后	软组织牵拉
前臂旋前	软组织牵拉

如果肘关节末端感觉异常，需考虑产生异常末端感觉的原因。一般而言，软组织紧张是首先考虑的因素。如果肌肉紧绷，最终的感觉将是肌肉拉伸，活动度将受到限制。治疗师要确定肘关节相关肌肉是否紧绷。

测试肱二头肌长度（图 9−5A）：患者俯卧，待测肩关节离开床边。肩关节被动伸展到末端，然后肘关节伸展。测试肱三头肌长度（图 9−5B）：让患者坐下，当肘关节处于伸展状态时，治疗师被动地向前伸出手臂至完全抬高，然后被动屈曲肘关节。测试腕长伸肌长度（图 9−5C）：患者取坐位或直立位，肘关节伸直，被动地屈曲手指，然后屈曲手腕。测试腕屈肌长度（图 9−5D）：患者取坐位或直立位，肘关节伸直，被动伸展手指，然后是手腕。

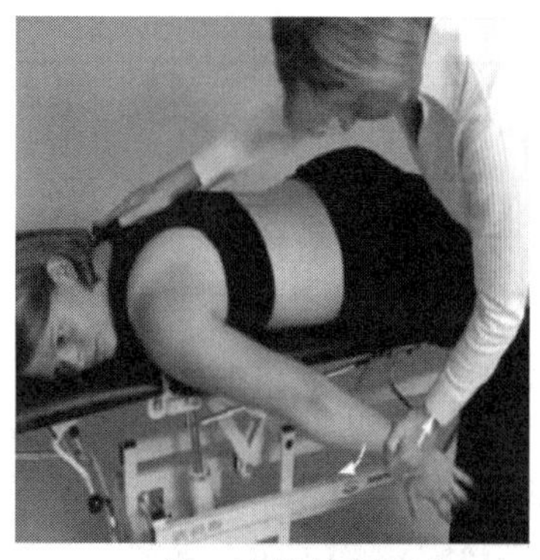
A. 肱二头肌长度测试

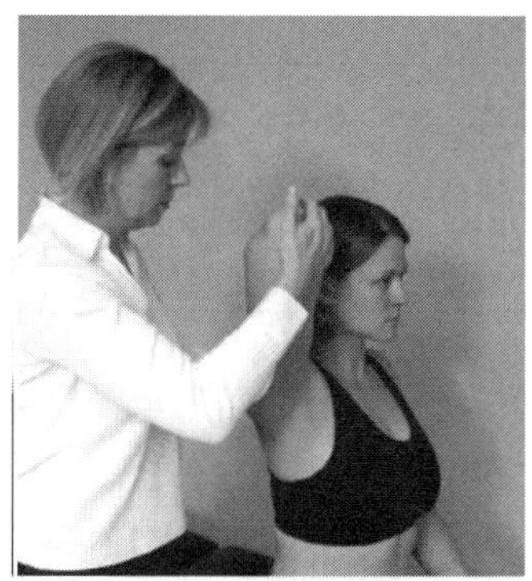
B. 肱三头肌长度测试

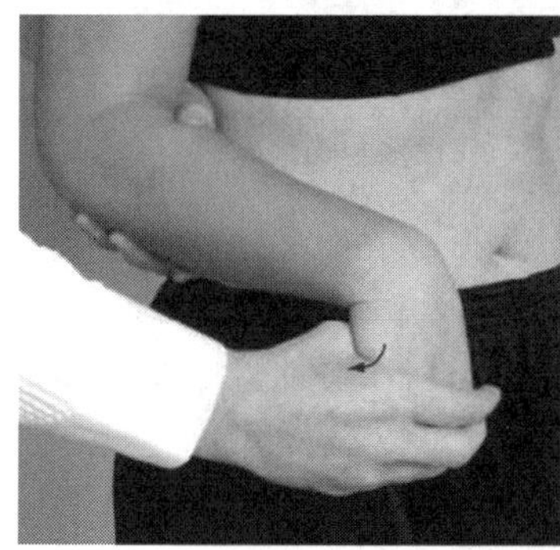
C. 腕长伸肌长度测试

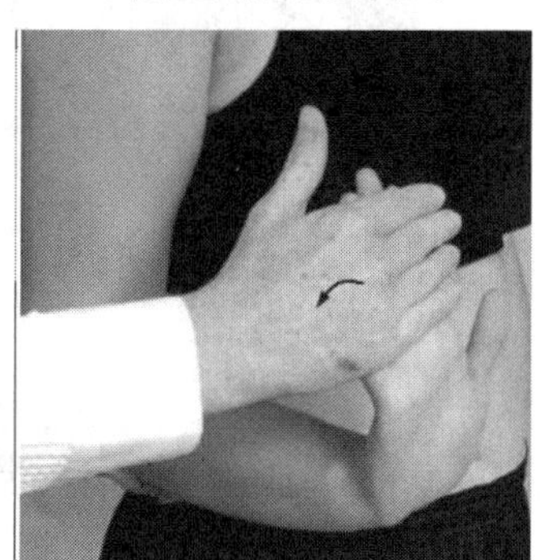
D. 腕屈肌长度测试

图 9－5　肌肉长度测试

（3）如果治疗师发现某个或多个特定运动引起疼痛，可使用表 9－5 来帮助区分原因。进行腕部伸展和屈曲测试是必要的，因为大量肌肉作用于腕部和肘部。

表 9－5　肘关节及腕关节相关肌肉及神经支配

运动	肌肉	神经支配
肘关节屈曲	肱肌	C_5，C_6
	肱二头肌	C_5，C_6
	肱桡肌	C_5，C_6
	旋前圆肌	C_6，C_7
	尺侧腕屈肌	C_7，C_8
肘关节伸展	肱三头肌	C_6～C_8
	肘肌	C_7，C_8
前臂旋后	旋后肌	C_5，C_6
	肱二头肌	C_5，C_6
前臂旋前	旋前方肌	C_8，T_1
	旋前圆肌	C_6，C_7
	桡侧腕屈肌	C_6，C_7
腕关节屈曲	桡侧腕屈肌	C_6，C_7
	尺侧腕屈肌	C_7，C_8

续表9－5

运动	肌肉	神经支配
腕关节伸展	桡侧腕长伸肌	C_6，C_7
	桡侧腕短伸肌	C_7，C_8
	尺侧腕伸肌	C_7，C_8

肌力评估（图 9－6）：为了正确测试肘关节肌肉力量，采用徒手肌力测试，进行抗阻等长运动。

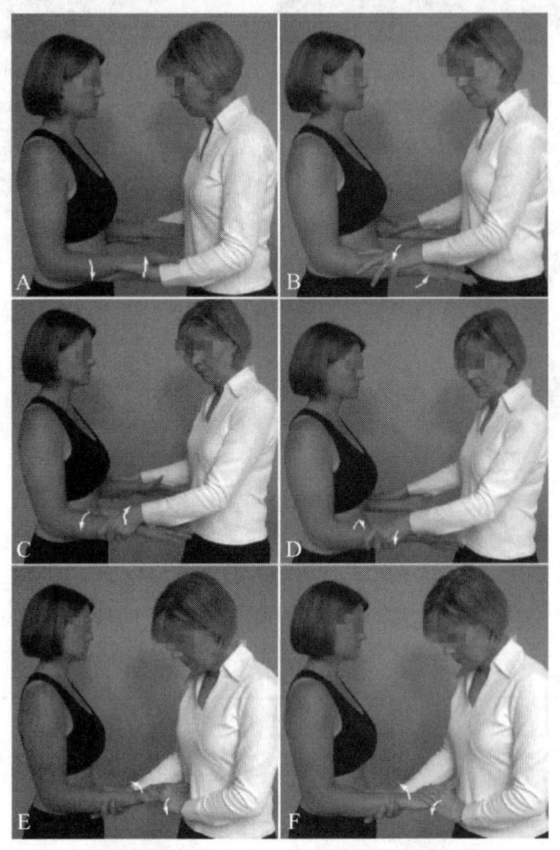

图 9－6 肘关节肌力评估

（4）功能评估：肘关节是整体上肢动力链的中间部分，肘关节功能评估也可能涉及肩关节和（或）手部。大多数日常生活活动能力（ADL）是在外旋 30° 和屈曲 130°之间以及旋前 50°和旋后 50°之间。要到达头部，需要大约 140°屈曲。梳头或洗头、拉后拉链和拄拐杖走路等活动需要更大的关节活动度。倒液体、从容器中饮水、用刀切割、阅读报纸和使用螺丝刀等活动需要足够的旋后和旋前范围。

3. 神经功能评估。

（1）感觉评估（描绘感觉异常分布图）：在查看皮节时，治疗师应该意识到分布模式存在很大差异。除了通常在肘关节结束的 T_2 皮节外，所有其他皮节都延伸到前臂、手腕和手的远端。因此，在观察皮节时不能孤立地观察肘关节。同样，周围神经延伸到前臂、手腕和手，因此感觉丧失的测试必须涉及整个上肢，而不仅仅是肘关节。疼痛可能涉及肘关节和颈部（通常类似“网球肘”）、肩关节或手腕的周围组织。肘关节感觉分布见图 9-7。

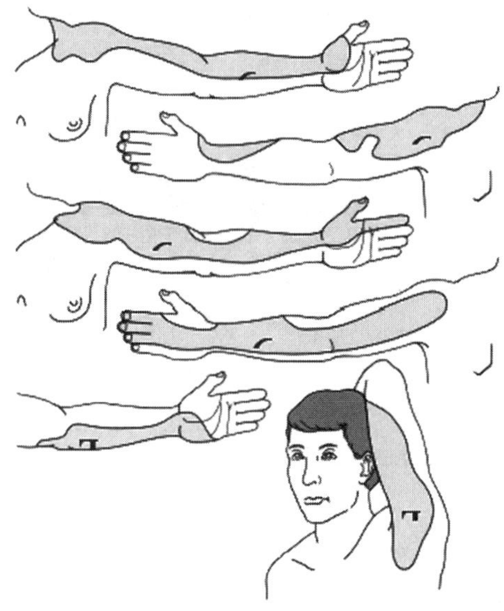

图 9-7　肘关节感觉分布

（2）肌力评估：经常检查的肘关节周围肌肉包括肱二头肌（C_5～C_6）、肱桡肌（C_5～C_6）和肱三头肌（C_7～C_8）。

（3）肘关节相关反射评估：见图 9-8。

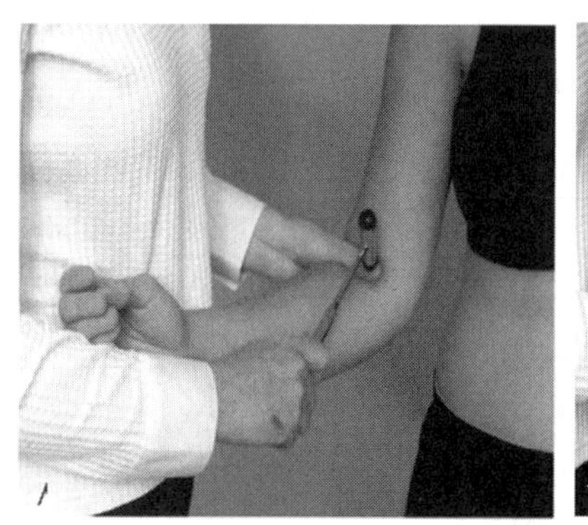

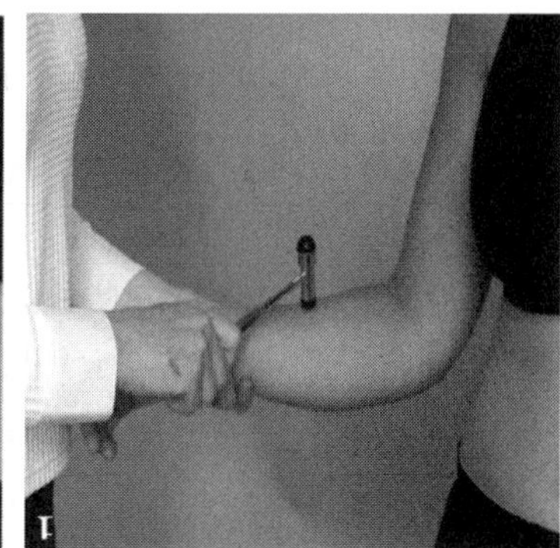

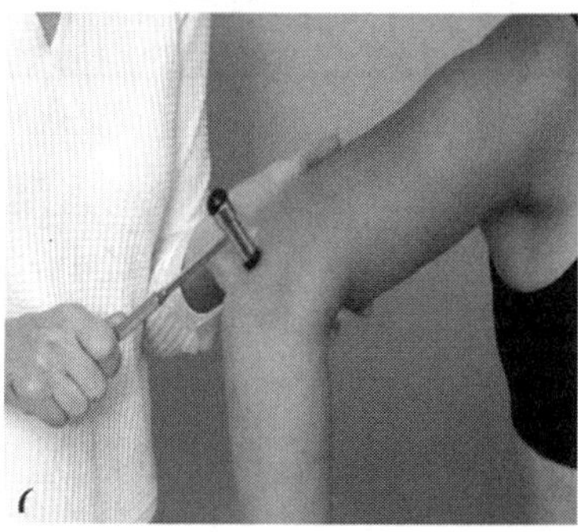

图 9-8　肘关节相关反射评估

4. 触诊（图 9－9）：在患者手臂放松的情况下，治疗师开始触诊肘关节前部，然后移动到内侧、外侧，最后是后部。患者可以坐或仰卧，以舒适为宜。治疗师寻找任何压痛、异常温度或组织质地的变化，或异常肿块。与所有触诊一样，必须将受伤的一侧与正常一侧进行比较。

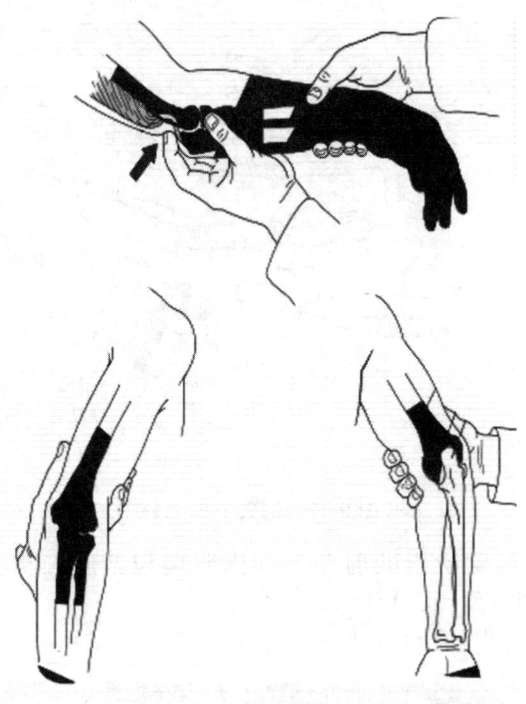

图 9－9　肘关节触诊

（1）前部：①肘窝。内侧界为旋前圆肌，外侧界为肱桡肌，并且连接两个上髁上方。在窝内，可以触诊肱二头肌肌腱、肱肌和肱动脉。治疗师必须注意肱动脉，因为它有可能因肘关节严重创伤（如骨折、脱位）而受伤。该区域的创伤可能导致筋膜室综合征，如 Volkmann 缺血性挛缩。肘窝处有正中神经和肌皮神经穿过，但不能触及。正中神经受压可能会导致其皮肤分布区域出现症状。②冠状突和桡骨头。在肘窝内，如果治疗师仔细触诊，则可以触诊尺骨冠状突和桡骨头。前臂的旋后和旋前有利于桡骨头的触诊。

（2）内侧：①肱骨内上髁。内上髁是腕外前臂旋前肌群的起点。应触诊肌肉腹部及其插入骨骼的部位。②内侧（尺侧）副韧带。这个扇形韧带可以触诊，因为它从内上髁向前延伸到冠状突的内侧边缘，然后延伸到鹰嘴突。③尺神经。如果治疗师向后移动到内上髁后面，手指将搁置在肘管（近端）中的尺神经上。通常尺神经不能直接触及，但对神经的压力经常在其皮肤分布中引起异常感觉。

（3）外侧：①肱骨外上髁。腕伸肌起源于外上髁，应触诊其肌腹及其插入外上髁的位置。外上髁炎正是在伸肌肌腱插入的这一点上发生的。触诊时，治疗师应记住桡侧腕长伸肌沿着从外上髁延伸至肱骨干的短脊插入外上髁上方。治疗师同时触诊肘外侧的肱桡肌和旋后肌。②外侧副韧带。当这条索状韧带从肱骨的外上髁延伸到环状韧带和尺骨的外表面时，可以触摸到它。③环状韧带。如果之前没有触诊到外上髁的远端，可以触诊环状韧带和桡骨头。前臂的旋后和旋前有利于触诊。

（4）后部：肘关节屈曲 90°触诊肱三头肌。

5. 特殊检查：对某些可能的损伤进行特异性检查，包括激惹性试验和缓解性试验。治疗师应仅执行那些相关或有助于确认诊断的特殊检查。

（1）韧带外翻不稳定性测试：治疗师一只手放在肘部，另一只手放在患者手腕上方以稳定患者的手臂。在触诊韧带时，在前臂远端施加外展或外翻力来测试内侧副韧带（外翻不稳定性）。应注意与未受累的肘关节相比可能存在的任何松弛、活动能力下降或疼痛改变。

（2）韧带内翻不稳定性测试：患者肘关节略微屈曲（20°～30°）并用治疗师的手保持稳定，施加内收或内翻力，由治疗师到前臂远端测试外侧副韧带（内翻不稳定），同时触诊韧带。

肘关节内、外翻不稳定性测试见图 9－10。

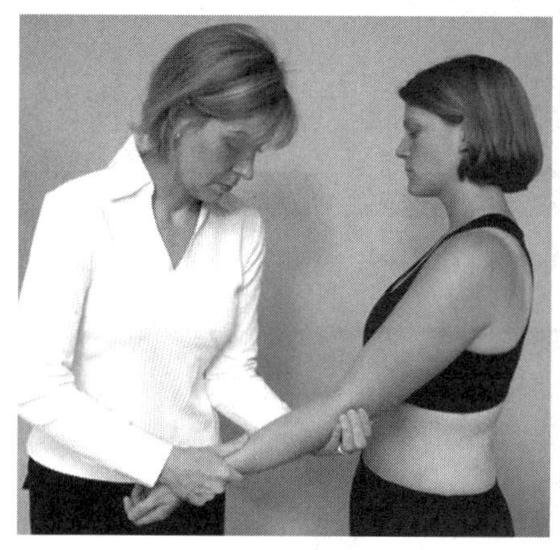

A. 内翻

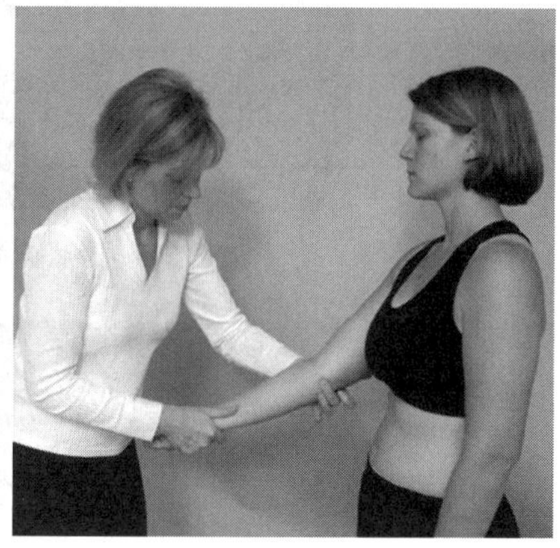

B. 外翻

图 9－10　肘关节内、外翻不稳定性测试

6. 辅助检查：X 线检查、CT 检查和超声检查。

第四节　案例分析

肘关节骨折是临床中比较常见的一种关节损伤，约占全身骨折的 1/7。肘关节骨折多由车祸伤、摔伤等所致，包括肱骨远端骨折、尺骨近端（尺骨鹰嘴及冠状突）骨折及桡骨近端骨折。肘关节骨折发生时，因骨骼连续性中断，局部肌肉、韧带等组织损伤并存，骨折术后更易发生关节功能障碍，导致患者关节慢性疼痛及功能丧失，严重影响患者生活质量，但目前临床上缺乏系统的康复干预方案。

一、案例介绍

患者，男性，36岁，骑车摔伤致左侧鹰嘴骨折，行切开复位内固定术治疗。于术后18天、拆线3天就诊治疗。鹰嘴骨折术前X线片见图9－11。鹰嘴骨折内固定术后X线片见图9－12。

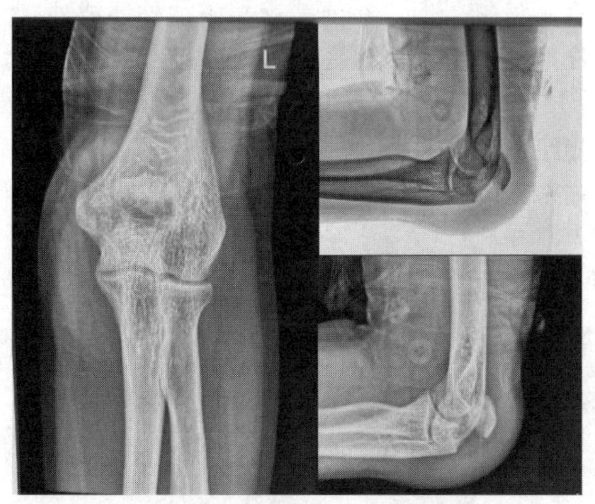

图9－11　鹰嘴骨折术前X线片

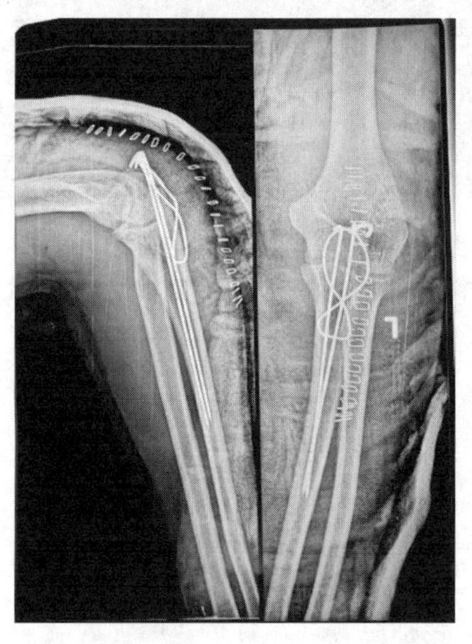

图9－12　鹰嘴骨折内固定术后X线片

经过评估，确定患者康复方案如下：

（一）患者教育

1．告知康复治疗的重要性。

2. 告知康复各个阶段的目标、禁忌、注意事项。
3. 告知并发症。
4. 告知家庭训练计划。
5. 教授伤口/疼痛管理。

（二）运动疗法

1. 主动关节活动度训练。
2. 主动牵伸训练。
3. 稳定性训练。
4. 协调性训练。

（三）手法治疗

康复辅具：静态可调节支具用于软组织牵伸训练，亦可用作静态支具。治疗每天2次，每次30分钟。患者于术后1个月回归工作岗位。

二、物理治疗思路分析

1. 依据主观评估，明确患者受伤机制、症状产生的原因、病理变化的假设。
2. 结合患者客观评估结果分析假设。
3. 结合患者主观评估以及客观评估结果，进行物理治疗诊断。
4. 针对患者的功能障碍制订物理治疗计划。
5. 实施治疗，再评估。
6. 归纳与总结：早期康复介入是骨折术后康复的关键。规范化的评估是良好康复效果的强力保障。通过评估确定骨折部分骨性稳定和软组织稳定性至关重要。主动训练效果远远好于被动治疗。康复过程远程监管是效果的有力保证。

（陈宝玉）

主要参考文献

[1] Karbach L E, Elfar J. Elbow instability: anatomy, biomechanics, diagnostic maneuvers, and testing [J]. The Journal of Hand Surgery, 2017, 42 (2): 118-126.
[2] Eygendaal D, Rahussen F T, Diercks R L. Biomechanics of the elbow joint in tennis players and relation to pathology [J]. British Journal of Sports Medicine, 2007, 41 (11): 820-823.
[3] Wilps T, Kaufmann R A, Yamakawa S, et al. Elbow Biomechanics: Bony and Dynamic Stabilizers [J]. The Journal of Hand Surgery, 2020, 45 (6): 528-535.

第十章　腕关节与手物理治疗评估

第一节　解剖基础

一、腕关节与手解剖

（一）关节

1. 桡腕关节（图 10－1）：位于桡骨远端和腕骨近端之间。关节窝由桡骨远端的腕关节面和关节盘构成，关节头由舟骨和月骨的近侧端构成。该关节主要有两个方向活动度，包括屈曲和伸展、内收和外展，腕关节的旋转是在这两个方向活动度的基础上实现的。

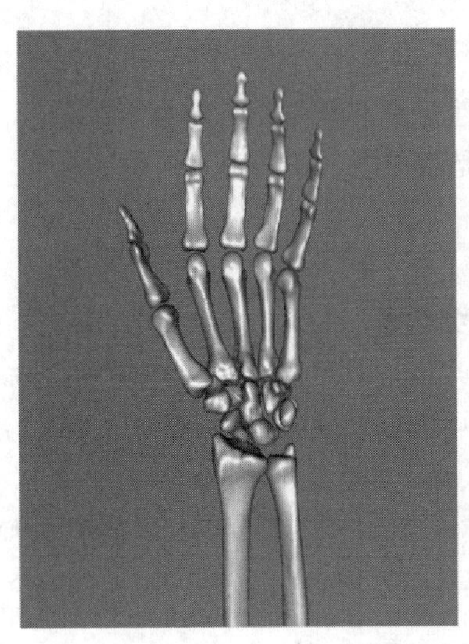
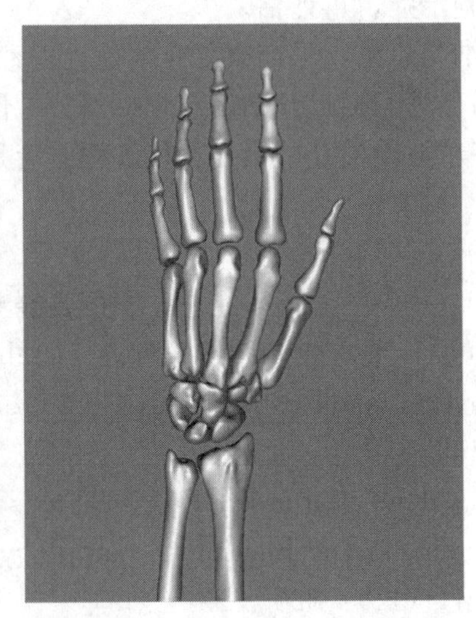

图 10－1　桡腕关节

2. 三角纤维软骨复合体（triangular fibrocartilage complex，TFCC）（图 10－2）：腕关节尺侧的一组重要结构，包括关节盘、半月板同系物、掌侧和背侧桡尺韧带、尺侧伸腕肌腱鞘深层、尺侧关节囊、尺月韧带和尺三角韧带。TFCC 使尺骨不参与腕关节的构成，有缓冲垫的作用；形成桡骨、尺骨远端牢固的弹性连接，提供旋转稳定性；对腕关节尺侧提供支撑。TFCC 复杂的解剖和多重功能，使其易于遭受外伤和出现退变。其关节盘的破裂或撕裂可能会导致桡尺远侧关节的完全脱位或整体不稳定，导致旋前和旋后以及腕关节运动产生疼痛或者难以完成。

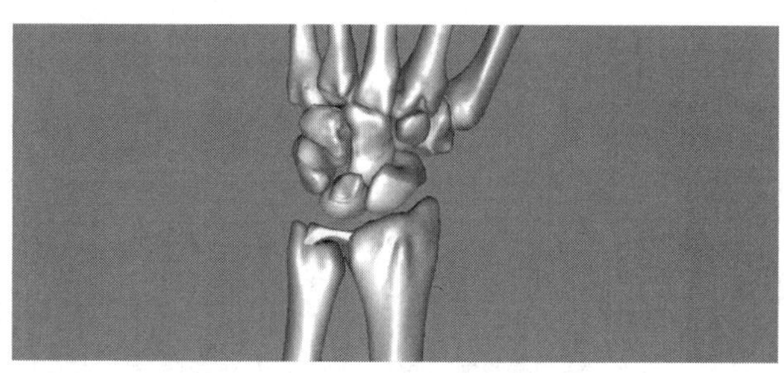

图 10－2　三角纤维软骨复合体

3. 腕中关节：位于近排腕骨和远排腕骨之间，属于复合马鞍状关节。该关节的近排腕骨由舟骨、月骨、三角骨组成，远排腕骨由大多角骨、小多角骨、头状骨和钩骨组成。由于受腕关节两侧副韧带的限制，此关节仅能做屈伸运动，且幅度很小。腕中关节一般和桡腕关节联合运动。

4. 腕掌关节：共 5 个，由远排腕骨和 5 个掌骨构成。除第 1 腕掌关节外，其余各指的腕掌关节的活动范围较小，尤其是第 2 和第 3 腕掌关节几乎不可动，主要为手部提供稳定性。第 4 和第 5 腕掌关节有较大的活动范围，以适应手掌抓握不同形状的物体。第 1 腕掌关节属马鞍状关节，关节囊松弛，活动范围较大，有三个方向活动度，包括屈曲和伸展、内收和外展，以及对指，提高了人类的抓握能力。

5. 掌指关节：共 5 个，由掌骨小头和指骨底构成。拇指的掌指关节由第 1 掌骨的凸面和拇指近节指骨的凹面构成，主要可在冠状面内屈伸，而外展、内收活动有限，为拇指提供了一定程度的稳定性。其余 4 指的掌指关节属于球窝关节，可做屈曲、伸展、内收、外展活动。关节囊薄而松弛，在掌侧和侧方有韧带加强。

6. 指间关节：共 9 个，属于滑车关节，关节囊松弛。指间关节外有关节囊，外侧副韧带及内侧副韧带在两侧加固关节囊，限制了外展与内收活动，只能做屈曲、伸展运动。

7. 手弓：由两个横弓和一个纵弓组成，三弓相互连接、相互作用，借坚韧的韧带、肌腱和少数肌肉连接，形成手的自然掌侧凹陷。横弓分为近端横弓和远端横弓。近端横弓由远排腕骨组成，参与腕管的形成；远端横弓横跨掌指关节。两个横弓由第 2 和第 3 掌骨作为桥梁牢固地连接在一起。近端横弓比远端横弓稳固，远端横弓比近端横弓灵活。纵弓由腕骨、掌骨、指骨组成，由指尖到腕关节，当手指屈曲或握拳时纵弓加深，当手指伸直时纵弓变浅。手内在肌的萎缩或无力可导致手弓丧失。正中神经麻痹时，手弓变形，形成猿手畸形。

（二）韧带

1. 腕关节的韧带（图 10－3）：复杂繁多，既可起到限制过度活动、稳定腕关节的作用，又可传导应力、协调腕骨运动。腕关节韧带分为囊内韧带和囊外韧带。囊外韧带如一个纤维囊包围腕和桡尺远端关节的外表面，主要包括桡腕背侧韧带、外侧副韧带、桡腕掌侧韧带；囊内韧带主要分为短韧带、中间韧带和长韧带三类。这些韧带在腕关节的运动力学上起着重要作用，韧带损伤容易使腕关节不稳，并形成腕关节周围炎。

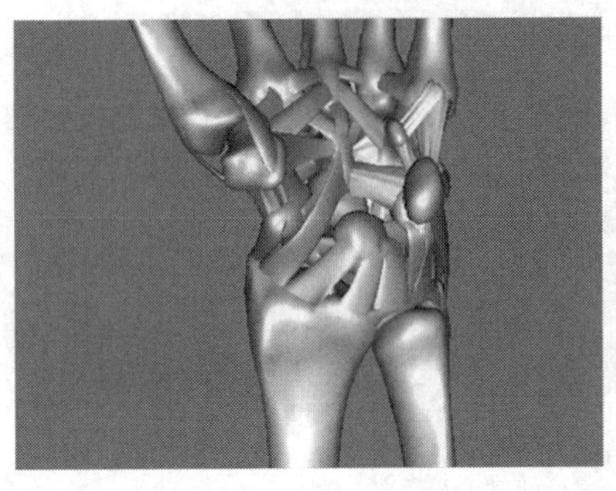
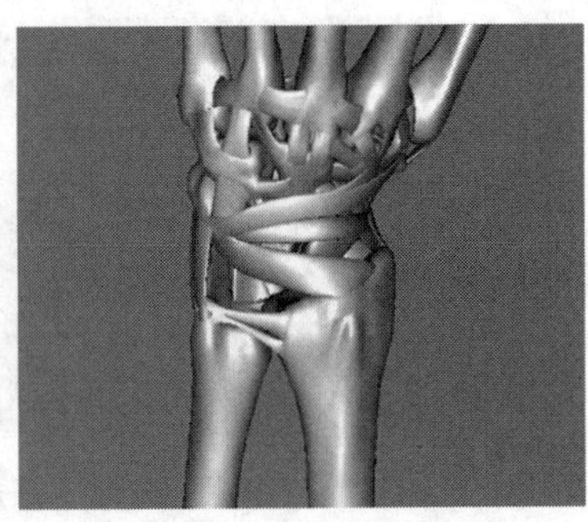

图 10－3　腕关节的韧带

2. 腕管：腕关节的掌侧面存在一个由屈肌支持带和腕骨沟构成的通道，通过正中神经和 9 条屈肌肌腱，包括指浅、指深屈肌肌腱及屈肌总腱鞘、拇长屈肌肌腱及其腱鞘。各种因素导致腕管内压力增高、空间狭窄，压迫正中神经，引起疼痛和功能丧失的症状称为腕管综合征。

3. 手部的韧带（图 10－4）：

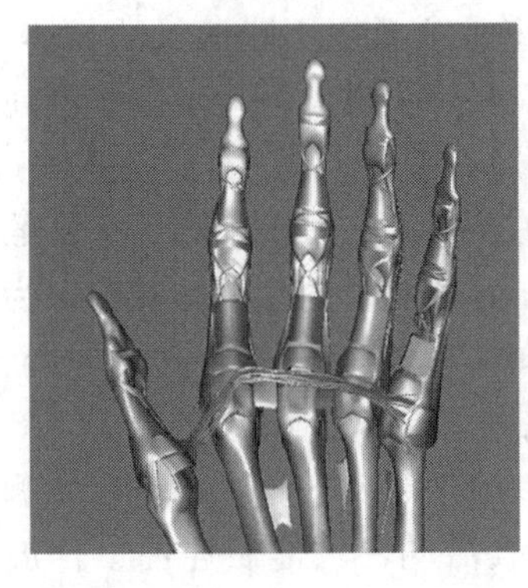
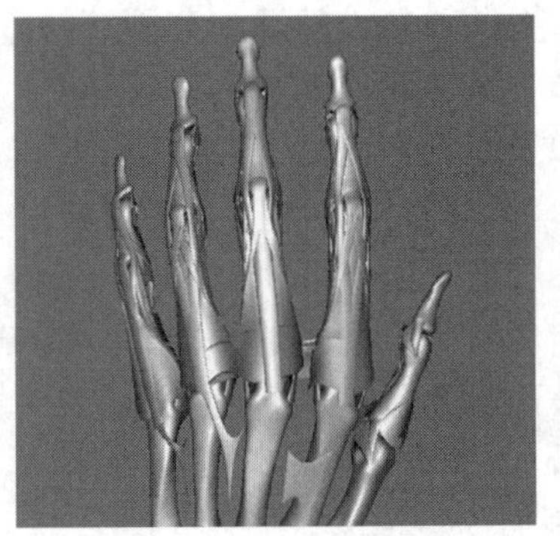
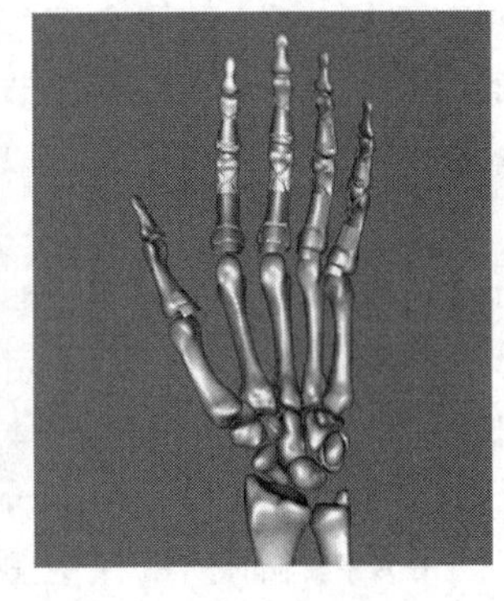

图 10－4　手部的韧带

手指的腕掌关节外有关节囊包围，通过多条背侧韧带、掌侧韧带和骨间韧带加固，故活动范围小。而第 1 腕掌关节的关节囊松弛，故允许有较大的活动范围；其周围有前斜韧带、内侧副韧带、第 1 掌骨间韧带、后斜韧带、外侧副韧带等加固，加强了关节的稳定性。

掌指关节外的关节囊周围附有外侧副韧带、内侧副韧带及一条掌韧带（又称掌板），每条副韧带的近端附着在掌骨头上，斜向掌侧方跨过掌指关节。掌指关节侧韧带在屈曲时紧张，伸展时松弛，保证了关节的稳定性与灵活性。拇指的掌指关节周围有副韧带，限制了拇指掌指关节的外展和内收活动，增强了稳定性。

指间关节外包围着关节囊，由外侧副韧带和内侧副韧带加固，副韧带限制了指间关节的外展内收活动。副韧带的部分与掌板融合，使掌板更加牢固。

掌腱膜由手掌部深筋膜浅层增厚而成，呈三角形，由内部、中部、外部组成，覆盖掌浅弓、屈肌肌腱及正中神经和尺神经分支。

指屈肌腱鞘滑车是腱纤维鞘在手指掌侧不同部位增厚所形成的一系列不同宽度、厚度和形态的致密结缔组织束，具有约束指屈肌肌腱、充分发挥其屈指功能的作用。

（三）肌肉

1. 腕关节的肌肉（图 10−5）：分为主要肌群和次要肌群。主要肌群的肌腱远端附着在腕骨或掌骨上，只使腕关节活动。次要肌群的肌腱跨过腕关节，附着在手指上，可使腕关节与手活动。

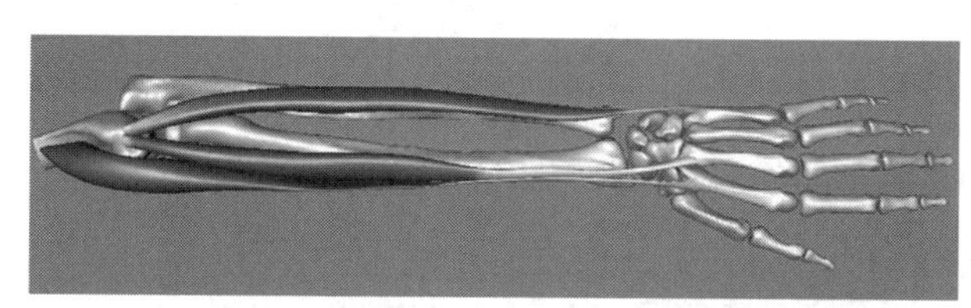
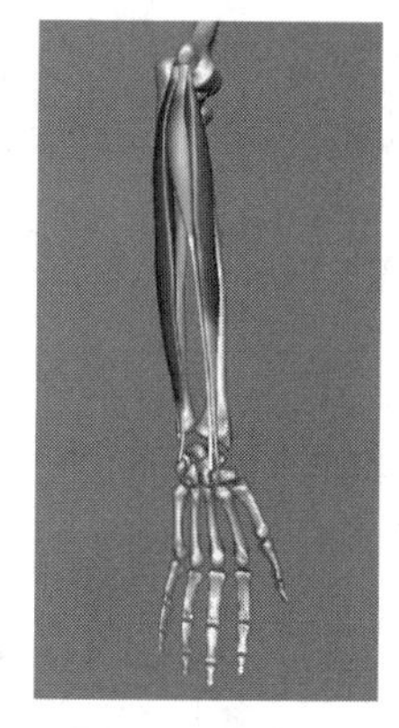

图 10−5　腕关节的肌肉

腕伸肌主要包括桡侧腕长伸肌、桡侧腕短伸肌与尺侧腕伸肌，近端附着在肱骨外上髁周围及尺侧背侧缘。桡侧腕长伸肌和桡侧腕短伸肌远端附着于第 2、3 掌骨的背侧底部。尺侧腕伸肌远端附着在第 5 掌骨的背侧底部。根据其力矩，腕伸肌可产生强大的握力。

腕屈肌主要包括桡侧腕屈肌、尺侧腕屈肌和掌长肌。尺侧腕屈肌可产生最大屈腕力量。腕屈肌的近端主要附着在肱骨内上髁周围及尺骨的背侧缘。桡侧腕屈肌的肌腱不通过腕管，而是单独从一管道中延伸。

腕外展肌包括桡侧腕短伸肌、桡侧腕长伸肌、拇长伸肌、拇短伸肌、桡侧腕屈肌、拇长展肌与拇长屈肌。可使腕关节内收的主要肌肉包括尺侧腕伸肌、尺侧腕屈肌、指伸屈肌、指浅屈肌及指伸肌，其中尺侧腕伸肌和尺侧腕屈肌产生的内收肌力最大。

2. 手部肌肉（图 10−6）：分为手外在肌和手内在肌。手外在肌近端大部分附着在前臂。手内在肌近端和远端附着在手内。手的大部分主动运动都是由手外在肌和手内在肌与腕关节肌肉共同协作的。

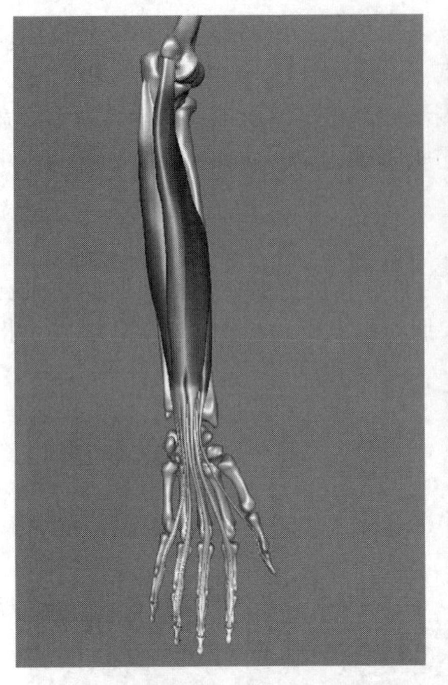
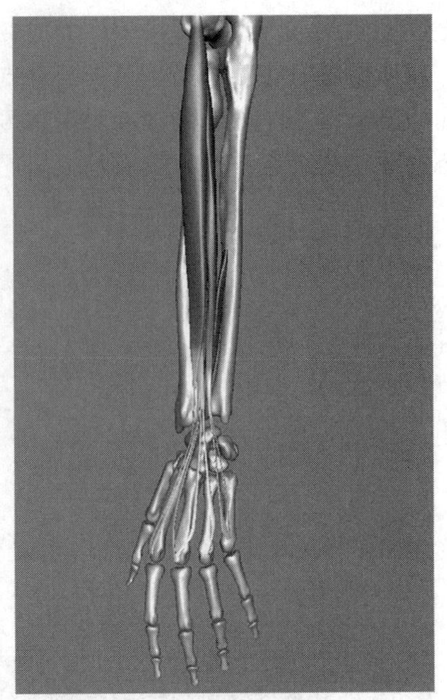
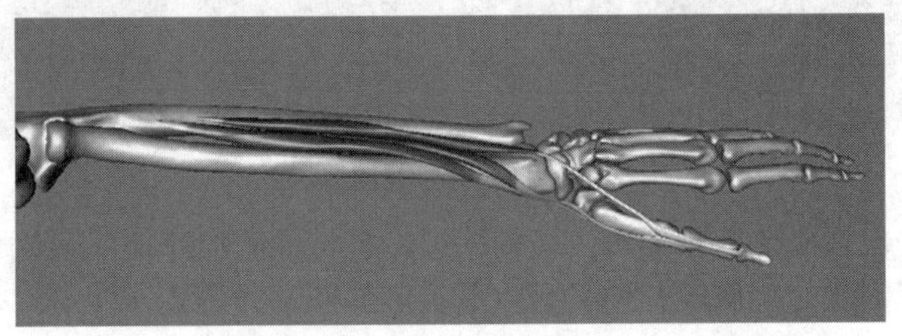

图 10－6　手部肌肉

手外在肌分为外部指屈肌和外部指伸肌。外部指屈肌包括指浅屈肌、指深屈肌和拇长屈肌。指浅屈肌的主要功能是使近端指间关节屈曲。指深屈肌是跨过远端指间关节的唯一一块屈肌，同时也可以使其跨越的每个关节屈曲。外部指伸肌包括指伸肌、示指伸肌、小指伸肌。单独收缩指伸肌可使掌指关节过伸。拇指的外部伸肌包括拇长伸肌、拇短伸肌和拇长展肌。此三块肌肉的肌腱共同构成了“鼻烟窝”。

手内在肌一共有 20 块，体积相对较小，但对保持手指的灵活性起重要作用。手内在肌分为四大类：①大鱼际隆起的肌肉，包括拇短展肌、拇短屈肌和拇对掌肌；②小鱼际隆起的肌肉，包括小指屈肌、小指展肌、小指对掌肌和掌短肌；③拇收肌；④蚓状肌和骨间肌。

（1）大鱼际隆起的肌肉（图 10－7）：拇短展肌、拇短屈肌和拇对掌肌形成了大鱼际隆起。拇短展肌和拇短屈肌由大多数肌肉构成浅头和小部分不明确的纤维构成深头。拇对掌肌位于拇短展肌的深处。此三块大鱼际肌在横向腕韧带和邻近腕骨都拥有近端附着点，拇短展肌和拇短屈肌在远端都附着在近节指骨基底的桡侧，拇短展肌附着在拇指伸肌结构的桡侧，拇短屈肌附着在籽骨上。大鱼际隆起的肌肉可将拇指定位在对屈位置上，提高了手部的抓握能力。正中神经损伤可使大鱼际隆起的肌肉麻痹，导致肌肉萎缩，降低手的功能。

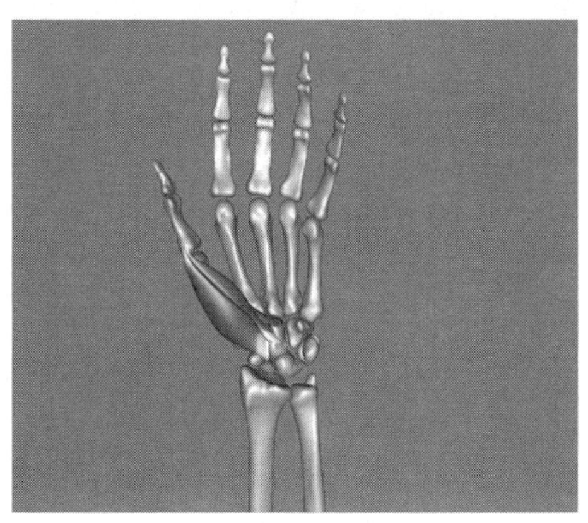

图 10−7　大鱼际隆起的肌肉

（2）小鱼际隆起的肌肉（图 10−8）：小指屈肌、小指展肌、小指对掌肌与掌短肌构成了小鱼际的肌肉。其中小指展肌是位置最浅且最靠内侧的肌肉，位于手部的尺侧末端。小指屈肌相对较小，位于小指展肌的外侧，常与后者融合。小指对掌肌位于肌肉深处，是最大的小鱼际肌。掌短肌又薄又小，连接着腕横韧带，使小鱼际隆起，辅助手的尺侧呈杯状。小指屈肌和小指对掌肌共同附着在腕横韧带和钩骨上。小鱼际隆起的肌肉可使手的尺侧呈凹状，加深远端横弓，增加手指与物体的接触。尺神经损伤可导致小鱼际隆起的肌肉麻痹，肌肉萎缩变平，使手指灵活性降低。

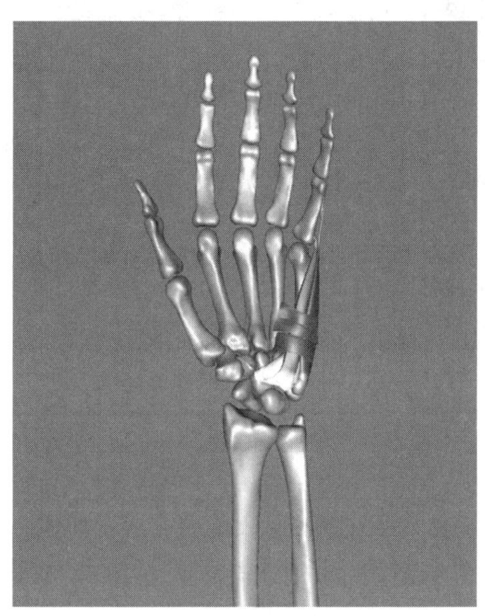

图 10−8　小鱼际隆起的肌肉

（3）拇收肌（图 10−9）：位于拇指指蹼深处，附着在第 2、3 掌骨和腕骨上，是拇指的腕掌关节周围的一块主要肌肉，可使拇指屈曲内收。

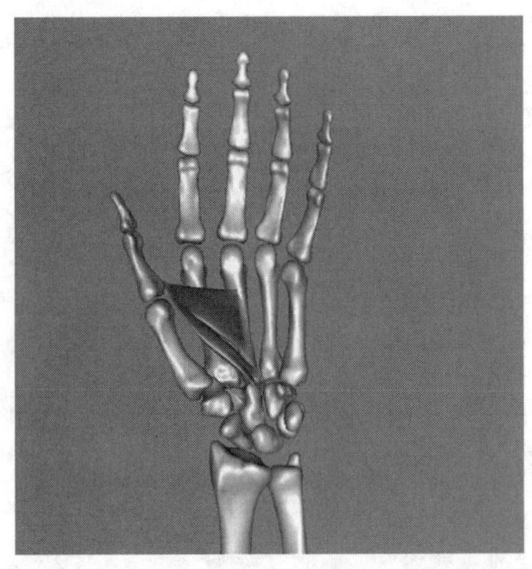

图 10－9　**拇收肌**

（4）蚓状肌和骨间肌（图 10－10）：蚓状肌是起于指伸屈肌肌腱的四条细长的肌肉，外侧两条蚓状肌接受正中神经的支配，内侧两条蚓状肌接受尺神经的支配，可屈曲掌指关节，伸展指间关节。骨间肌是位于掌骨之间的肌肉，分为骨间掌侧肌和骨间背侧肌，受尺神经的支配，可使掌指关节外展和内收，为掌指关节的动态稳定提供支持。

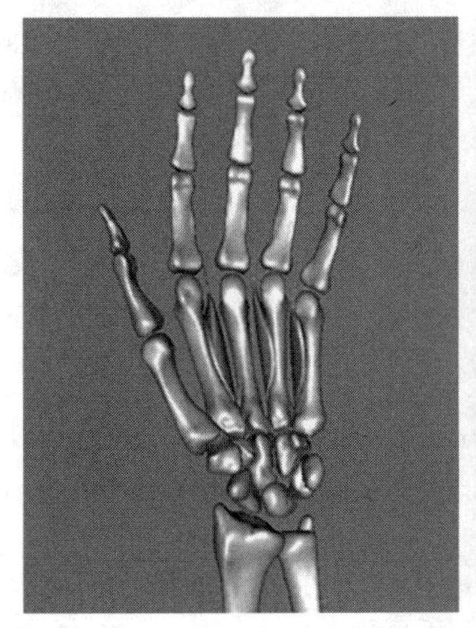

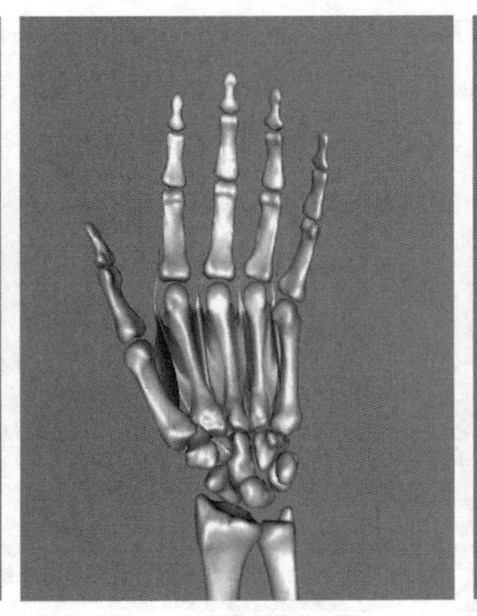

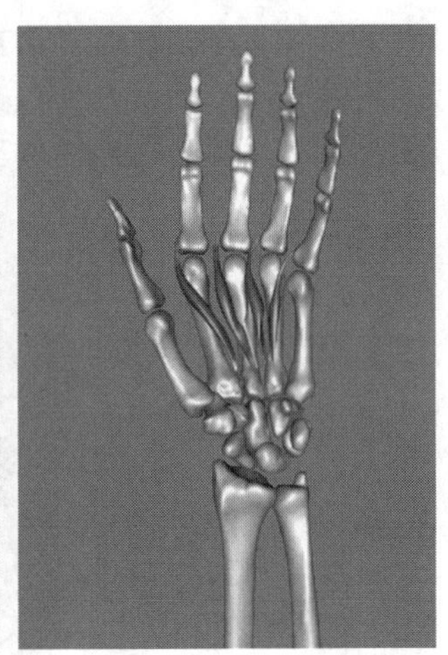

图 10－10　**蚓状肌和骨间肌**

（四）肌腱

1. 手的屈肌肌腱：有深、浅两组，起于前臂，经过腕管、掌心、屈指肌腱鞘管后，指浅屈肌肌腱止于中节指骨底两侧，指深屈肌肌腱从两束浅肌肌腱中穿过，止于远节指骨基底部。屈肌肌腱分为五个区：Ⅰ区从中节指骨中份至深肌肌腱抵止点；Ⅱ区从腱鞘开始至指浅屈肌的附着处（中节指骨中段），在此段深、浅屈肌肌腱被限制在狭小的腱鞘内，损伤后很易粘连，处理困难，效果较差，故又称为“无人区”；Ⅲ区是腕横韧带远侧至肌腱进入腱鞘之前的区域，手掌内深肌肌腱的桡侧有蚓状肌附着，断裂后限制近端肌腱回缩；Ⅳ区是腕管区，9条肌腱及正中神经挤在腕管内，空间较小，正中神经常与肌腱同时损伤；Ⅴ区从肌腱起始至腕管近端，即前臂下1/3处，此区屈肌肌腱有腱周组织及周围软组织保护，粘连机会相对少。

了解肌腱分区对后期康复治疗方案的制订与预后判断有指导作用。

2. 手的伸肌肌腱：冠状面上，在伸肌支持带与腕骨背侧面之间有6个安置肌腱及其腱鞘的纤维软骨侧室。临床上常用罗马数字Ⅰ～Ⅵ表示这些纤维软骨侧室。每个纤维软骨侧室容纳一组特定的肌腱。侧室Ⅰ内的肌腱及其周围的滑膜更容易发炎，这种情况称为狭窄性腱鞘炎。此时重复地按压动力工具上的触发开关，抓取工具的同时使前臂旋前和旋后，或者拧干衣服等会导致疼痛。矢状面上，Verdan法将指伸肌肌腱分为8个区，奇数区对应关节部位，偶数区对应骨干部位。第一区为远侧指间关节区，两侧束汇合后止于远节指骨基底部，易发生切割伤或肌腱止点的撕脱骨折，损伤后远侧指间关节不能伸直，表现为槌状指。第二区为中节指骨区，两侧束在此区逐渐合并成一束，两束之间有横向纤维相连，形成三角韧带。第三区为近侧指间关节区，此区包括中间束及两侧束，中间束止于中节指骨基底部，两外侧束经关节背外侧走向远侧并逐渐靠拢，此区断裂表现为近侧指间关节屈曲，不能主动伸直。如果两侧束保留完整，可出现远侧指间关节伸直，近侧指间关节屈曲，表现为钮孔畸形。第四区为近节指骨区，此区指伸肌肌腱形成宽阔的指背腱膜，可以在指骨背面自由滑动，此区断裂后，由于指背腱膜回缩，被动牵拉近节指骨，导致指间关节过伸。第五区为掌指关节区，此区肌腱活动范围大，此区断裂后掌指关节不能伸直，但由于蚓状肌和骨间肌的作用，指间关节仍可伸直。第六区为掌骨区，此区示指、小指各有两条肌腱，单独一条肌腱断裂后掌指关节活动可以正常，由于腱间联合存在，肌腱断裂后掌指关节仍可保留部分伸直功能。第七区为腕背区，指伸肌肌腱唯一有腱鞘的区域，损伤后易回缩，修复后易粘连，术中常需切除相应部分伸肌支持带。第八区为前臂区，肌腱间有较多的疏松结缔组织，修复后粘连轻。

二、腕关节与手功能表现

手部有13种基本功能形式：悬垂、托举、触摸、推压、击打、动态操作、球状抓握、球形指尖握、柱状抓握、勾拉、二指尖捏、多指尖捏和侧捏。上述功能均由腕关节与手的各个关节共同协作完成。

（一）桡腕关节

桡腕关节属于椭圆关节，可绕两个轴运动，正常情况下腕关节的运动包括屈曲、伸展、内收（尺偏）、外展（桡偏），旋转是上述运动的组合。正常腕关节活动范围：屈曲80°～90°、伸展70°～90°、尺偏30°～45°、桡偏15°。桡骨关节面的掌侧倾斜角10°决定了腕关节屈曲比伸展范围大，尺侧倾斜角25°决定了尺偏范围比桡偏范围大。

（二）腕掌关节

第2～5腕掌关节介于平面关节与复合型鞍状关节，本身结构和周围强韧的韧带使得其几乎不能活动。拇指的腕掌关节属于鞍状关节，可沿 3 个运动轴运动，表现为屈曲、伸展、外展、内收和对指运动，保证了抓握动作的实现。屈曲：拇指在手掌的冠状面运动。伸展：拇指恢复到解剖位置。外展：拇指远离掌面向前运动。内收：拇指回到掌面位置。对指：拇指跨过手掌直接与其他四指的指尖相触碰，但对指不是指一项运动，而是由其他运动组成，反映了拇指甚至整个手功能的健康状况。复位：从完全对指恢复到解剖位置。

（三）掌指关节

第 2～5 掌指关节近似球窝关节，属于多轴关节，可做屈曲、伸展、外展、内收动作。屈曲和伸展发生在矢状面上，外展和内收发生在冠状面上，掌指关节是支撑手活动的横弓基础。正常手指掌指关节活动范围为屈曲 85°～90°、伸展 30°～45°、外展 20°～30°、内收 0°。拇指的掌指关节只能沿一个运动轴运动，做冠状面的屈伸，拇指掌指关节正常屈曲范围为 50°～55°。

（四）指间关节

指间关节属于滑车关节，仅能做屈伸运动。近端指间关节可以屈曲 100°～115°，远端指间关节可以屈曲 80°～90°。拇指的指间关节可以主动屈曲 85°～90°。

三、腕关节与手的神经支配

（一）腕关节与手的感觉神经分布

腕关节：桡腕关节与腕中关节接受由正中神经和桡神经传导的 C_6～C_7 神经根的感觉纤维，同时腕中关节也接受由尺神经的深支传导的 C_8 神经根的感觉神经的支配。

手的大部分关节：通过手部的感觉神经获得感知。拇指和示指的感觉由 C_6 支配，中指的感觉由 C_7 支配，无名指和小指的感觉由 C_8 支配。

手的感觉神经分布：桡神经支配腕与手背侧的感觉，特别是鱼际指蹼的背侧面周围。正中神经支配手部掌侧至外侧的感觉，包括外侧三个半手指的指尖与掌侧部分。尺神经支配手部尺侧缘的感觉，包括尺侧一个半手指的大部分皮肤。

（二）腕关节与手的运动神经分布

腕关节的运动神经支配：腕关节主要的运动包括伸展和屈曲。主要腕伸肌包括桡侧腕长伸肌、桡侧腕短伸肌和尺侧腕伸肌，受桡神经支配。主要腕屈肌包括由正中神经支配的桡侧腕屈肌和掌长肌，以及由尺神经支配的尺侧腕屈肌。

手的运动神经支配：桡神经支配的伸肌包括指总伸肌、小指伸肌、示指伸肌、拇长伸肌、拇短伸肌和拇长展肌，桡神经损伤可造成手腕和手指伸肌无力，使得手腕和手指无法做出主动伸展的动作，称为垂腕畸形。正中神经支配大多数手外在屈肌，包括指浅屈肌、指深屈肌的外半部分、拇长屈肌与旋前方肌。正中神经支配的手内在肌包括第

1、2 蚓状肌，以及拇短屈肌、拇短展肌和拇对掌肌。正中神经损伤表现为前臂不能旋前，屈腕无力，拇指、示指不能屈曲，拇指不能对掌，鱼际肌肉萎缩，手掌平坦，称为猿手畸形。尺神经支配指深屈肌的内半部分，骨间肌，第 3、4 蚓状肌，小指屈肌，小指展肌和掌短肌。尺神经损伤可造成上述肌肉萎缩，使得无名指和小指掌指关节过伸、指间关节屈曲畸形，称为爪形手畸形。

第二节　腕关节与手常见疾病简介

一、腕管综合征

诊断要点：有腕关节劳损或外伤史；桡侧手掌和三个半手指感觉异常、麻木、刺痛或灼痛，夜间加重；腕关节僵硬，手指活动不灵活，甩手片刻可使疼痛缓解，劳累后加重；腕管刺激试验阳性（Tinel 征、Phalen 征及反 Phalen 征、压脉带试验等）；X 线检查有时可见桡腕关节狭窄、陈旧性骨折或腕骨骨折。

二、手舟骨骨折

诊断要点：手舟骨骨折确诊需要影像学检查，X 线检查在临床上最为常用。常规投照体位有舟骨位、腕标准正侧位、腕后前斜位。腕标准正侧位因骨影重叠，对无移位骨折或不全舟骨骨折诊断意义不大，腕后前斜位联合舟骨位可以提高准确率。

临床分类：按骨折部位分为四型，腰部骨折、近端 1/3 骨折、舟骨结节骨折、远端 1/3 骨折。按稳定程度分为三型，第一型为稳定型，骨折无移位，韧带无明显损伤，骨折较稳定，治疗上一般固定在掌屈位；第二及第三型均为不稳定骨折，伴有中度或严重韧带损伤以及月骨不稳。

三、腕关节脱位

腕关节脱位指组成腕关节的某个关节面失去正常的对位对线关系。腕关节脱位相对肩关节脱位少见，但因腕关节解剖的复杂性容易漏诊。近排腕骨相对远排腕骨稳定性较差，故更容易发生脱位。脱位的诊断必须依靠外伤史、查体和 X 线片三者的结合。如果腕关节外伤后出现肿痛、畸形，腕、指关节功能障碍，握拳时第 3 掌骨头塌陷，不能伸直，“鼻烟窝”肿胀及压痛明显，特别是有剧烈的疼痛伴有正中神经受压迹象（桡侧三指半掌面感觉障碍），应首先怀疑本病。

月骨脱位：当腕关节极度背伸位着地时，桡月背侧韧带断裂，被迫沿腕的冠状轴急剧向掌侧旋转、脱位时可引起。表现为正位片上月骨发生旋转，由正常时的类四方形变为三角形，并与头骨重叠。头月关节和桡月关节间隙均可消失。侧位片可见特征性表现，即月骨向掌侧脱位，月骨凹形关节面向前。而舟骨、头骨和桡骨之间的关系不变。

月骨周围脱位：实际上是头月关节脱位，表现为月骨形态及位置基本正常，头状骨与桡骨距离变近，头状骨、钩骨与月骨部分重叠影。

远端桡尺关节脱位：当腕关节强烈背伸或强力内旋、外旋时，可引起桡尺远端关节的韧带损伤。前臂长期内旋或外旋，也可造成前后韧带松弛，引起桡尺远端关节脱位。X线片正位像显示桡尺关节间隙增宽。正常尺骨远端桡侧缘与桡骨远端尺骨切迹间的距离最大不超过3mm，如合并移位，尺骨端常向后方脱位。临床表现为前臂旋前时尺骨小头向背侧突出，旋后时自动复位；局部肿胀并有压痛；被动活动可感知较健侧松弛并伴疼痛，或有时出现弹响。

四、第1掌骨骨折

诊断要点：第1腕掌关节处疼痛、肿胀，桡背侧明显隆起，局部压痛明显，拇指轻度屈曲和内收畸形，拇指内收、外展及掌功能受限。手部X线正位片、斜位片均可显示骨折线。

第1掌骨骨折中80%为基底部骨折。基底部骨折分型：根据骨折形态及骨折线是否侵入关节内分为关节内骨折与关节外骨折（Winterstein骨折）。关节内骨折又根据骨折线的多少划分为两型：单一骨折线为Bennett骨折，多条骨折线为Rolando骨折。

各型骨折的鉴别诊断：①Bennett骨折表现为第1掌骨内侧1/3处骨折，骨折线自内斜向外下进入腕关节内，内侧形成三角形的骨块。骨折线仍骑在大多角骨关节面上，外侧基底部向桡侧和背侧脱位。②Rolando骨折为第1掌骨基底的“T”形或“Y”形粉碎性骨折，可伴有关节半脱位。③Winterstein骨折显示第1掌骨的横行骨折，骨折近端保持原位，远端由于肌腱牵拉，出现伴有虎口狭窄的典型内翻错位。

五、后天性腕下垂

桡神经损伤引起的腕下垂主要表现为腕关节主动伸腕无力，被动伸腕正常，举起手臂时腕关节呈屈曲下垂状态，握拳时下垂程度加重，由桡神经损伤导致伸腕伸指无力引起，伴桡神经支配区域感觉障碍、桡骨膜反射减弱，可结合肌电图明确诊断。脑卒中后引起的腕下垂表现为伸腕、指伸肌群相对软弱或麻痹，合并屈腕、屈指肌群痉挛。

六、腕关节周围炎

临床表现：腕关节周围炎是临床常见病，以腕关节疼痛、肿胀、活动受限为特征，多因劳损和损伤发病。

鉴别诊断：腱鞘炎，在相关手指活动时诱发明显疼痛。腕管综合征，合并了正中神经卡压症状。

第三节　腕关节与手功能障碍评估

一、腕关节与手物理治疗评估的目的

腕关节与手在我们的日常生活中操作性极强，易受伤。虽然在人体占比面积小，但其具有众多的关节和复杂的韧带等，可见其解剖上的复杂性及康复治疗的难度。评估的目的在于：

1. 明确当前功能障碍所在，寻找功能障碍产生的主要原因。确定受限部位，分析受限是来源于关节囊、骨骼、神经、肌肉、韧带、腱膜、血管，或是联合损伤。精准评估，制订明确的治疗方案，缩短康复治疗时间。

2. 掌握结构性损伤和功能性损伤的程度及所处阶段，指导治疗方案的实施及调整。

3. 了解患者残存功能，判断是否需做利手转换、职业调整等。

二、腕关节与手常见功能障碍

常见功能障碍包括手部由外伤、感染、内分泌紊乱等因素导致的肿胀，制动时间过长、不恰当外力所伤、腱鞘异常增厚等导致的关节活动受限、僵硬、疼痛、弹响，术后制动时间过长、严重外伤、烧伤等导致的肌腱挛缩，神经损伤所致的肌肉无力、手部感觉异常，应力性损伤导致的腕关节不稳等。这些功能障碍往往合并存在，相互影响。比如肿胀长时间未得到有效处理，组织纤维化后会出现关节被动活动受限、主动活动时疼痛，患者因疼痛不愿主动进行肌肉主动收缩，失去了肌肉泵的作用，肿胀进一步加重，形成恶性循环。上述功能障碍未及时得到有效处理将严重影响患者的日常生活和工作。

三、注意事项

首先告知患者评估的目的和意义，征得患者同意后，在治疗前进行评估。客观评估遵循视、触、动、量的原则。

四、主观评估

了解患者病史，询问初始症状，受伤姿势，症状出现的具体时长，症状的部位，疼痛的性质、强度及诱发因素、缓解因素，治疗经过等，如有手术需了解具体手术方式及手术时间，以及既往史、家族史，评估目前药物使用情况，目前已有的辅助检查结果等。此外，治疗师还应该充分了解患者在生活及工作中的手功能需求，以制订合理的目标和方案。

五、客观评估

（一）视诊

1. 观察左右手是否对称，皮肤色泽，有无肿胀及肿胀程度，大、小鱼际及手内在肌是否萎缩，有无伤口、瘢痕及其程度，出汗、毛发分布及指甲生长情况等。

2. 观察患者手部的休息位。正常休息位为腕关节与手处于自然放松状态，腕关节处于10°～15°背伸、轻度尺偏，拇指轻度外展，手指掌指与指间关节处于微屈状态。手的休息位是手内在肌及外在肌、软组织之间张力平衡所决定的，如果手部损伤破坏了原有的平衡，就会产生各种畸形。常见的手部畸形如下。

（1）垂腕畸形：常见于桡神经损伤所致指伸肌及伸腕肌无力，使腕关节与手在放松状态下处于腕下垂状态。

（2）猿手畸形：由正中神经损伤所致，主要表现为拇指不能对掌，大鱼际肌、手内在肌萎缩，手掌平坦。因猿猴的手缺少拇对掌肌，故猿猴的大鱼际肌比人类的大鱼际肌明显要小，人手大鱼际肌萎缩后外观与猿猴相似，故称为猿手畸形。

（3）爪形手畸形：由尺神经损伤所致，第3、4指深屈肌，小指展肌，小指对掌肌，小指屈肌，第3、4蚓状肌，骨间肌，拇收肌等无力萎缩。患者无法做出正常的握杯姿势。

（4）“Z”字畸形：通常发生于类风湿关节炎后期，分为鹅颈畸形和纽孔畸形。鹅颈畸形的特征是近端指间关节过伸，远端指间关节屈曲；纽孔畸形的特征是近端指间关节屈曲，远端指间关节过伸。二者通常伴随掌指关节的尺偏畸形和手掌错位。

（5）扳机指：常由手指屈肌腱鞘增厚所致。增厚部分的腱鞘在滑车处被卡住，当手指用力屈曲使肌腱滑过去时会产生一个脆响的声音。当症状更严重时，患者会伴随无法主动伸指的状态。

（6）槌状指：一般由外伤暴力致使手指远节指骨处指伸肌肌腱撕裂或断裂导致，使远端指骨呈弯曲畸形。

（7）肿胀。

手部肿胀的测量：用于测量手部肿胀的物理评估工具包括卷尺、环测仪等。有研究表明，卷尺“8”字缠绕法的支撑证据最高。因几种实物评估工具和测量方法评估的是手的不同方面和区域，选择哪一种取决于所需评估的区域和工具的可获得性。

常用具体操作方法如下。

卷尺“8”字缠绕法（图10－11）：卷尺起点置于桡骨茎突的最远端，在掌侧横行至腕横纹尺侧，向手背斜行至第2掌指关节外侧，绕至掌侧，横行至第5掌指关节，最后在手背斜行至起点处，形成一个“8”字形图形。以厘米或毫米记录结果，对比两侧的尺寸差距。该测量方法工具简单易取，易于推广。

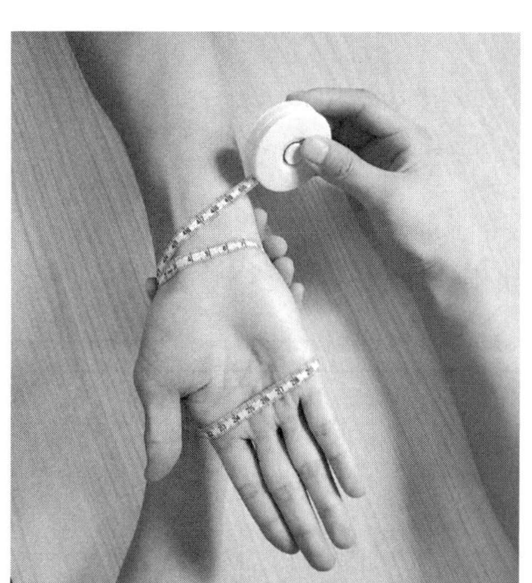
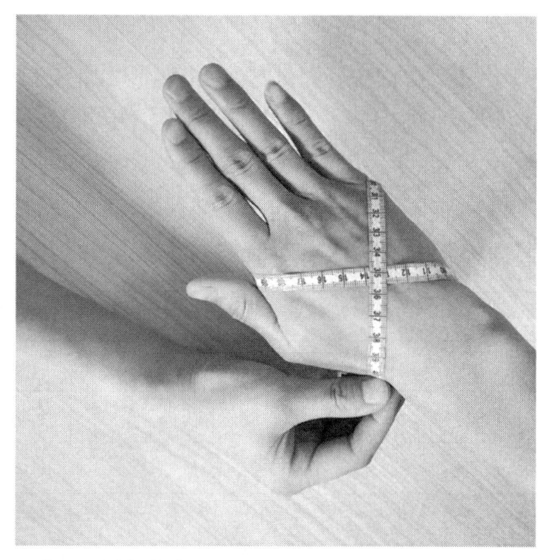

图 10－11　卷尺“8”字缠绕法

手部体积测量法（图 10－12）：将双手分别放置入盛满水的容器，将一个手指指蹼卡在容器内的横条上保证双手放入的深度相同，测量手浸入后排出的水量，以此对比两侧手部体积的差异。一般利手与非利手之间有 10mL 左右的区别，超出这个范围则表示存在肿胀问题。

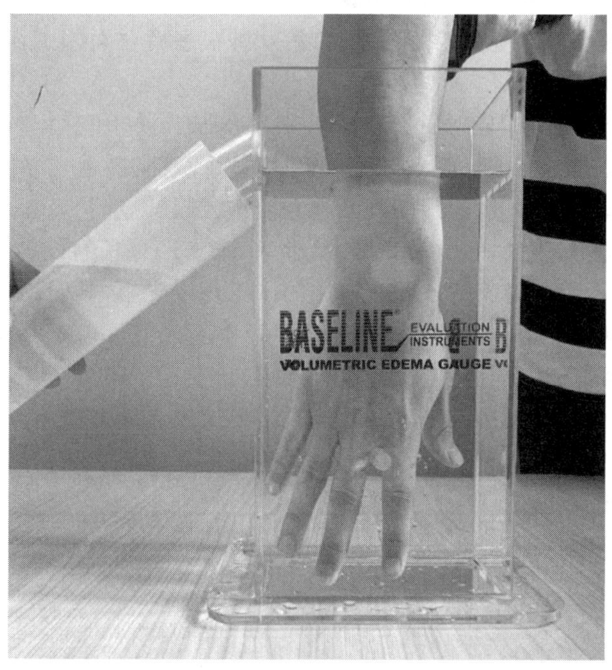

图 10－12　手部体积测量法

（二）神经功能检查

治疗师需要对上肢的浅感觉、深感觉进行评估，对上肢的反射进行检查，同时对相关肌肉的肌力进行评估。

1. 感觉评估：手部感觉功能和我们的日常生活操作密切相关。手的感觉精细且复杂，所需评估内容较身体其他部位更细致。评估主要分为感觉阈值评估和感觉灵敏度评估。

(1) 感觉阈值评估：英国医学研究委员会（Medical Research Council，MRC）将周围神经损伤后的感觉功能恢复情况分为以下级别（表 10－1）。

表 10－1 周围神经损伤后的感觉功能恢复情况分级

分级	感觉功能恢复情况
0 级（S0）：	感觉无恢复
1 级（S1）：	皮肤深痛觉恢复
2 级（S2）：	浅痛觉与触觉有少许恢复
3 级（S3）：	浅痛觉与触觉完全恢复，没有过敏
4 级（S3＋）：	感觉达到 S3 水平，两点辨别觉也部分恢复
5 级（S4）：	完全恢复，两点辨别觉＜6mm

(2) 感觉灵敏度评估：Boscheinen-Morrin 和 Conolly 于 2004 年把感觉灵敏度分为保护性感觉和功能性/辨别/精心感觉两类。

检查时，让患者放松，双手置于桌面，治疗师在患者对面测试，保证两侧对比时力度相同，开始检查后令患者闭眼。

轻触觉：治疗师用棉签轻触、轻刷患者手部皮肤，要求患者立即说出具体的感受（有无轻痒感觉，有无痛感，与健侧对比有感觉过敏或感觉减退）。外周神经损伤患者可按感觉神经分布区域评估，从而帮助判断神经损伤区域。

温度觉：可用盛有热水（46～48℃）及冷水（5～10℃）的试管，在闭目的情况下冷热水交替接触患者手指指腹的皮肤。选用的试管直径要小，试管底部与皮肤接触面不要太大，接触时间以 2～3 秒为宜。也可以选择冷热区分工具组件进行测试。要求患者回答“冷”“热”及与健侧的区别。

针刺觉：令患者闭眼，用针轻刺手部皮肤，要求患者立即说出具体的感受（有无感觉，有无痛感，与健侧对比有无感觉过敏或感觉减退）。应从感觉异常区域向四周检查，所得的感觉障碍范围较准确。

振动觉：将击打评估工具（30～256Hz 的音叉）贴于患者肢体让其感受两侧感觉是否一致或有不同（大小、轻重、麻木等）。

触觉辨别（图 10－13）：检查时采用 Semmes－Weinstein 单丝法，测定从轻触到深压的感觉，可客观地将触觉障碍分为 5 级，以评定触觉障碍程度和在康复中的变化。单丝为粗细不同的一组笔直的尼龙丝，一端游离，另一端装在手持塑料棒的一端上，丝与棒成直角。丝的规格有 1.65～6.65。

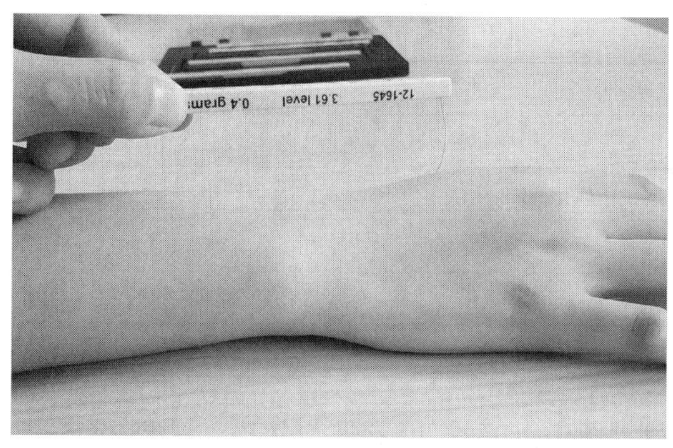

图 10—13　**触觉辨别**

用隔帘或其他物品遮住患者双目，治疗师持规格最小的单丝开始试验，使丝垂直作用在患者手部皮肤直至弯曲，预先与患者约定，当患者有触感时立即告知治疗师。主要单丝检查的临床意义见表 10—2。

表 10—2　**主要单丝检查的临床意义**

单丝规格	意义
2.83	正常
3.61	轻触觉减退，温度觉正常，实体觉接近正常，可用手进行操作
4.31	保护性感觉减弱，温度觉正常，用手操纵物品有困难
4.56	保护性感觉消失，温度觉减退或消失，但保留针刺觉和深压觉
6.65	所有感觉均消失（深压觉除外）

两点辨别（图 10—14）：感觉功能恢复的定量检查，能较好地反映手的功能情况，具有一定的预后预测价值。两点辨别距离（2PD）越小，越接近正常值范围，说明该神经的感觉恢复越好。一般测试灵敏度最高的指尖部分。两点辨别与功能的关系见表 10—3。

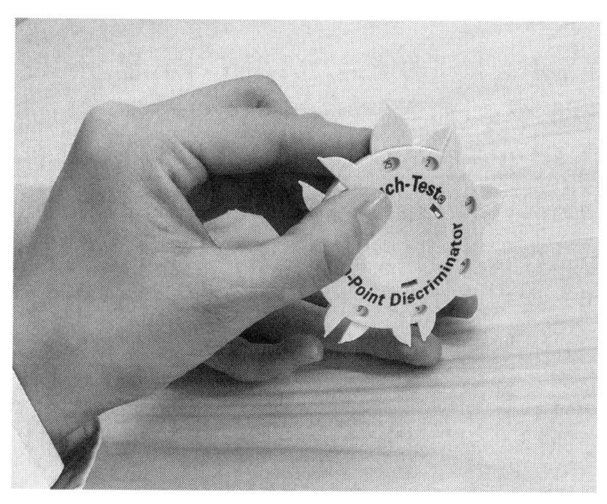

图 10—14　**两点辨别**

表 10－3　两点辨别与功能的关系

两点辨别距离	意义
正常：<6mm	可做上表弦等精细工作
尚可：6～10mm	可持小器械（镊子等）
差：11～15mm	可持大的器械（锹、锄）
仅有一点感觉	持物有困难
感觉缺失	不能持物

形状和质地辨别（图 10－15）：可采用 Moberg 拾物测试。用 12cm×15cm 木盒、螺母、回形针、硬币、别针、尖头螺丝、钥匙、铁垫圈、5cm×2.5cm 双层绒布块、直径 2.5cm 绒布制棋子等物件。检查时让患者尽快地、每次一件地将桌面上的物体拾到纸盒内。先用患手进行，在睁眼情况下拾一次，再闭眼拾一次，然后用健手睁闭眼做一次，记时两侧对比。

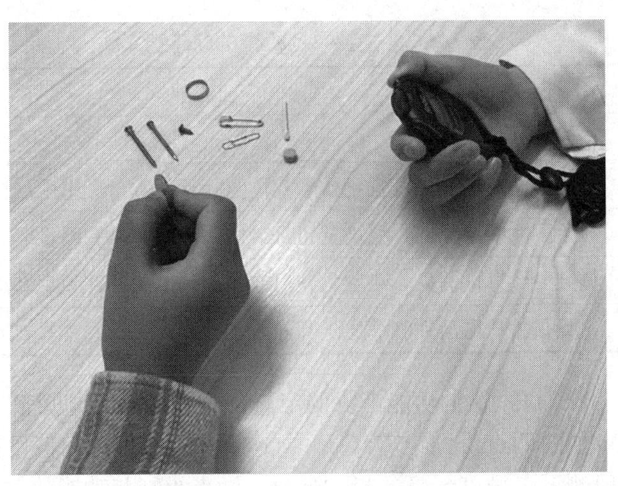

图 10－15　形状和质地辨别

材质辨别：检查区别不同材质的能力。将棉花、羊毛、丝绸等一一放在患者手中，让其触摸，并回答材料的名称（如羊毛）或质地（粗糙、光滑）。

根据手部感觉功能综合评估，可以明确感觉神经受损的定位、范围、程度和性质；评估和记录感觉恢复的情况；清楚感觉损伤的功能限制和对日常生活活动的影响；制订感觉康复计划，包括感觉再教育、感觉脱敏、手部代偿技巧的应用等；评估康复疗效，尤其对于周围神经损伤，需要通过连续追踪检查，评估其恢复情况。

2. 握力测试和捏力测试：手的抓握主要分为力性抓握和精细抓握。握力测试用于力性抓握，包括柱状抓握、球状抓握、钩状抓握等，以手指屈肌为主的手外在肌参与更多。捏力测试用于精细抓握，包括侧捏、三指捏、指尖捏等。常用 Jamer 握力计等，记录两侧数值对比情况。

(1) Jamer 握力计（图 10－16）：信度和效度较高，分为 5 个挡，根据手的大小选择适合患者的握距，抓握方式为柱状抓握。有研究表明，第 1 挡握力比第 4、5 挡小，第 2、3 挡握力最大（男性第 3 挡握力最大，女性第 2 挡握力最大），推荐把握把放在第 2 挡位上测量。握力一般正常值为体重的 50％。评估时患者取端坐位，上臂置于体侧，屈肘 90°，前臂中立位，腕关节功能位。治疗师将刻度调整至 0，嘱患者用最大力握紧手柄，左右手交替测 3 次，分别取平均值。需注意骨折、肌腱损伤术后早期不宜进行握力测试，避免造成二次损伤。

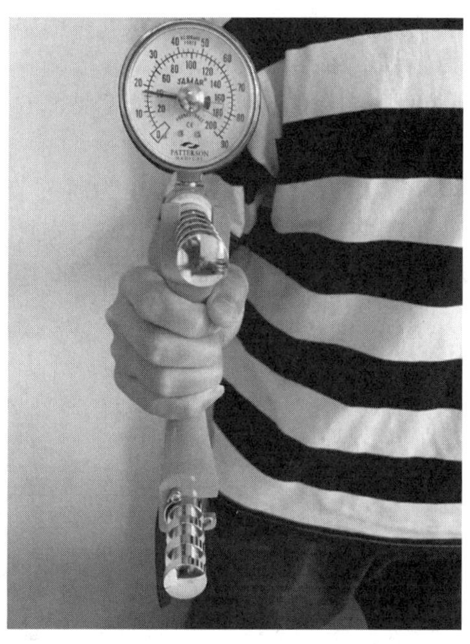

图 10－16 Jamer **握力计**

（2）Jamer 捏力计（图 10－17）：评估时患者取端坐位，手部置于桌面，分别评估侧捏捏力、三指捏捏力、指尖捏捏力，左右手交替测 3 次，分别取平均值。

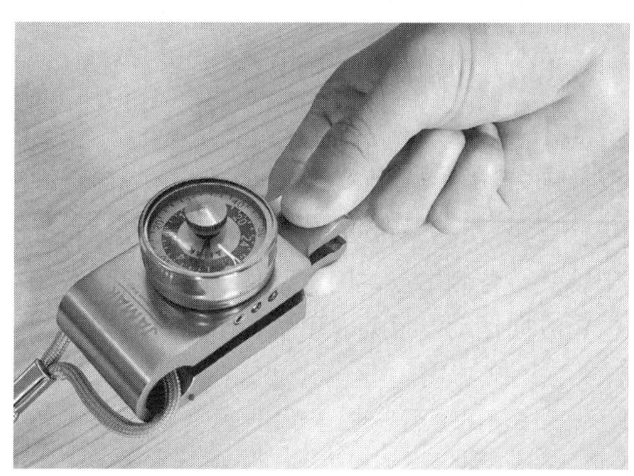

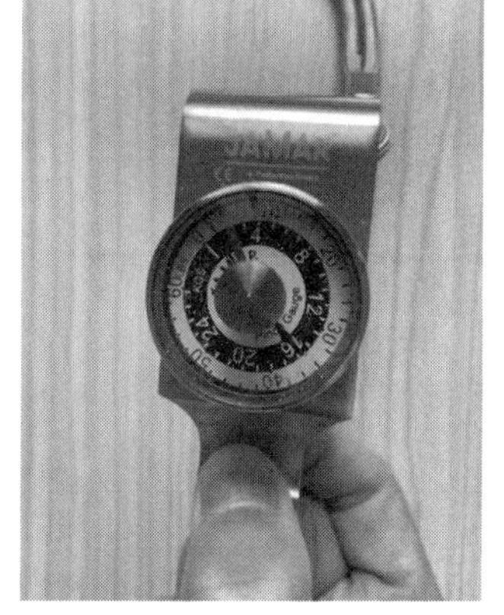

图 10－17 Jamer **捏力计**

当无相应评估工具时，治疗师与患者面对面端坐，左右手对比，得出握力、捏力有无减退的定性分析结果。

（三）运动功能检查

让患者在治疗师指导下做各关节主动活动，在评估时应把诱发疼痛的动作放在最后。需注意的是，肌腱未愈合、骨折未固定状态者应谨慎进行相关关节主动活动检查，避免二次损伤。腕关节与手各个方向的主动活动检查可以快速筛查出存在功能障碍的区域，后续再对该区域进行更仔细的特异性检查。

目前关节活动度的测量工具包括关节测角仪、长度尺、方盘测角仪、陀螺仪、传感器等，目前我们最常用的是关节测角仪、长度尺。

1. 腕关节掌屈与背伸检查（图 10－18）：起始位为肘关节 90°，前臂及腕关节中立位。测量方法：测角仪轴心位于桡骨茎突桡侧，固定臂与桡骨平行，移动臂与示指掌骨平行。掌屈时手腕往掌侧方向摆动。背伸时手腕往背侧方向摆动。

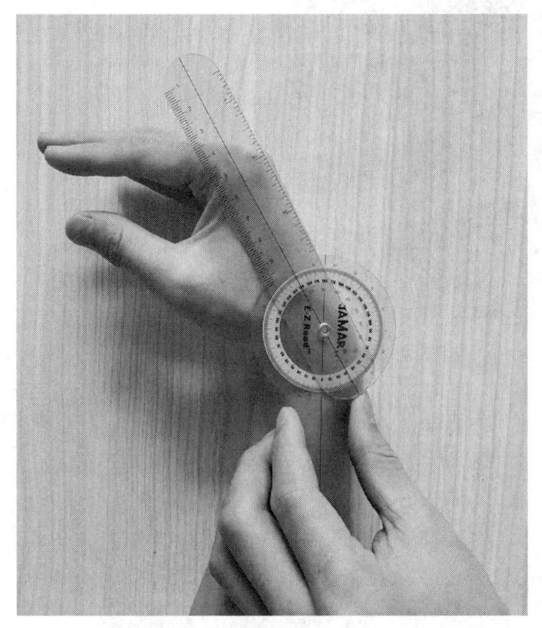

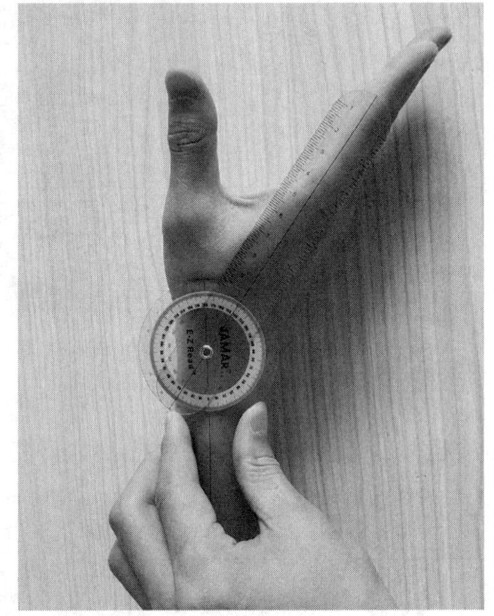

图 10－18　腕关节掌屈与背伸检查

2. 腕关节桡偏与尺偏检查（图 10－19）：起始位为前臂旋前，掌心向下，腕关节中立位。测量方法：测角仪轴心位于腕关节背侧中点，固定臂位于第 3 掌骨根部，移动臂平行于第 3 掌骨。桡偏时手腕往拇指方向摆动，尺偏时手腕往小指方向摆动。

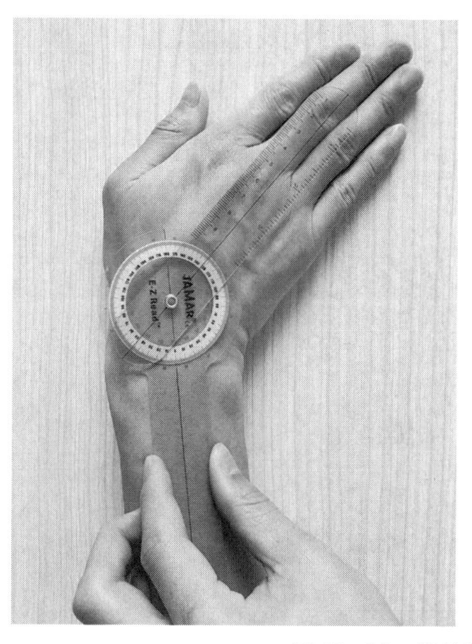

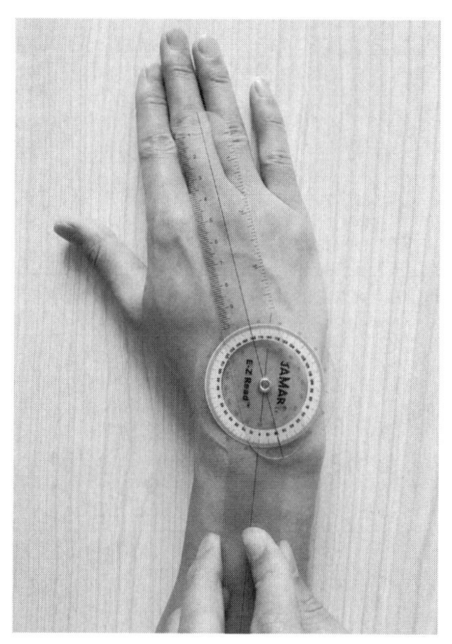

图 10－19　腕关节桡偏与尺偏检查

3. 第 1 掌指关节屈曲检查（图 10－20）：起始位为前臂旋后，手掌向上，腕关节中立位，拇指伸直，其余四指放松。测量方法：半圆形关节测角仪轴心位于第 1 掌指关节背侧，固定臂平行于第 1 掌骨中线，移动臂平行于近节指骨中线。

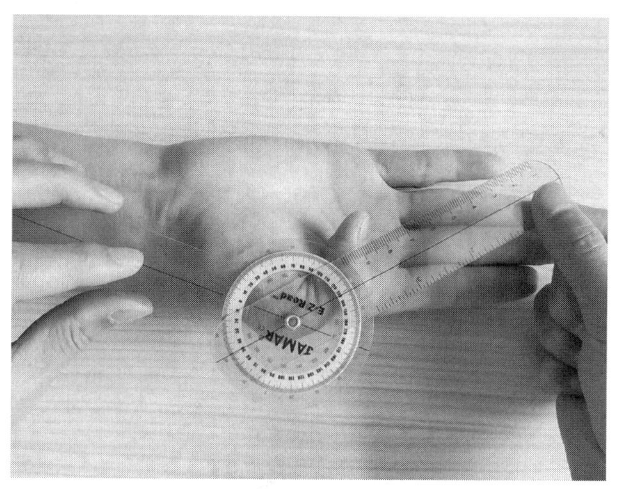

图 10－20　第 1 掌指关节屈曲检查

4. 第 2～5 掌指关节屈曲检查（图 10－21）：起始位为前臂及腕关节中立位，手指 0°伸直位。测量方法：测角仪轴心位于掌指关节背侧中点，固定臂与掌骨平行，移动臂与近侧指骨平行。

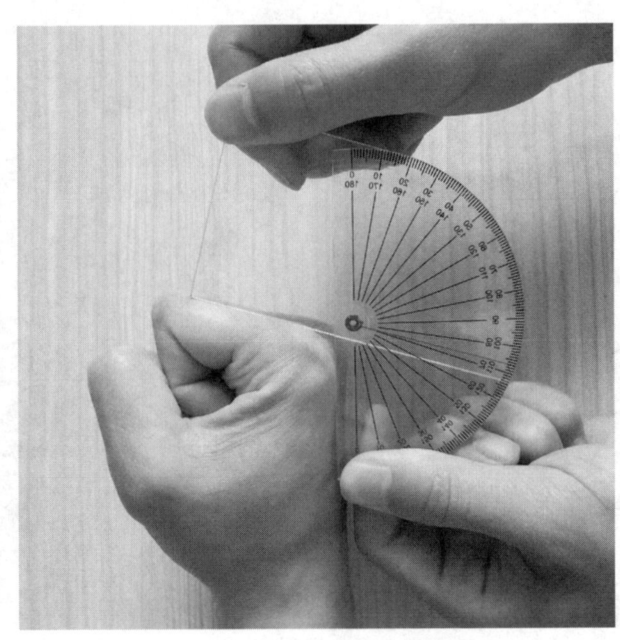

图 10－21　**第** 2～5 **掌指关节屈曲检查**

5．指间关节屈伸检查（图 10－22）：起始位为前臂及腕关节中立位，指间关节伸直。测量方法：测角仪轴心位于指间关节背侧中点，固定臂紧贴近端指骨背侧中线，移动臂紧贴远侧指骨背侧中线。

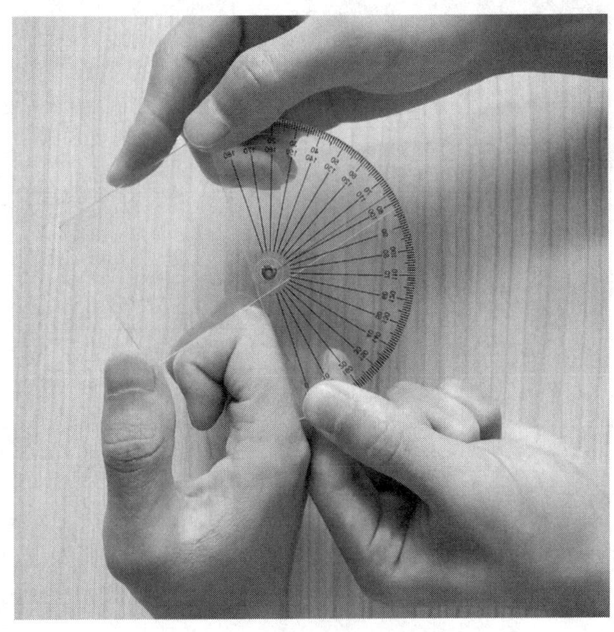

图 10－22　**指间关节屈伸检查**

6．掌指关节外展检查（图 10－23）：起始位为前臂旋前，手心向下置于桌面，手指伸直。测量方法：测角仪轴心位于掌指关节中心，固定臂与掌骨平行，移动臂与近侧指骨平行。

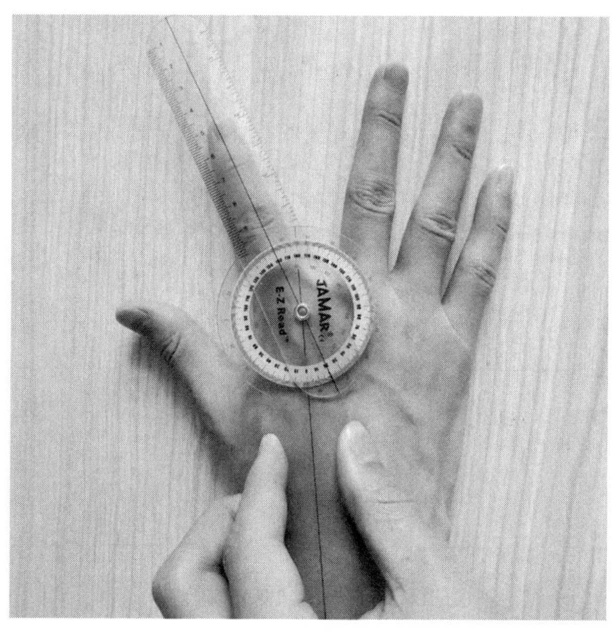

图 10－23　**掌指关节外展检查**

7. 拇指外展检查（图 10－24）：拇指对掌是拇指最重要的功能，是多关节、多肌肉、多平面的复杂协调运动。根据运动的程序，其可分解成三部分：最初的拇指伸直位的桡侧外展 1°；其后旋转至掌侧外展 2°；继而掌指与指间关节屈曲，使拇指指端达到小指掌指纹与远侧掌横纹间，形成与掌心垂直的“O”字形，3°。如桡侧不能外展，则为 0°。

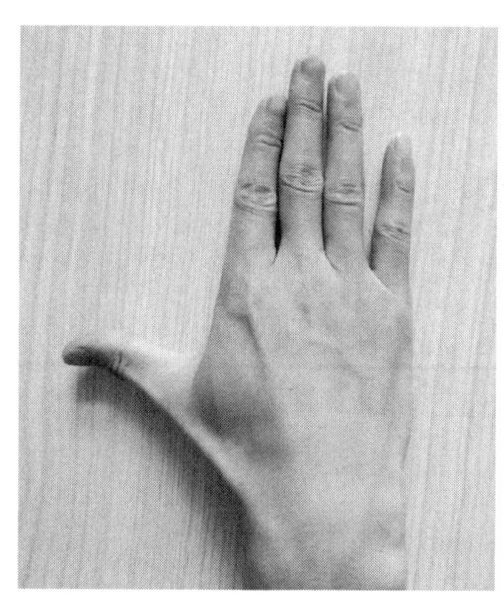
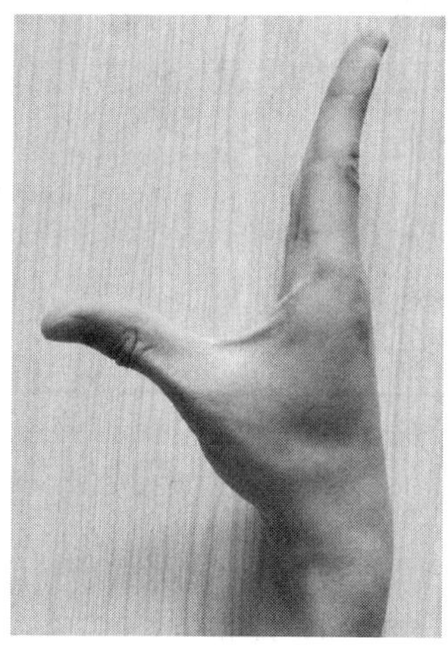
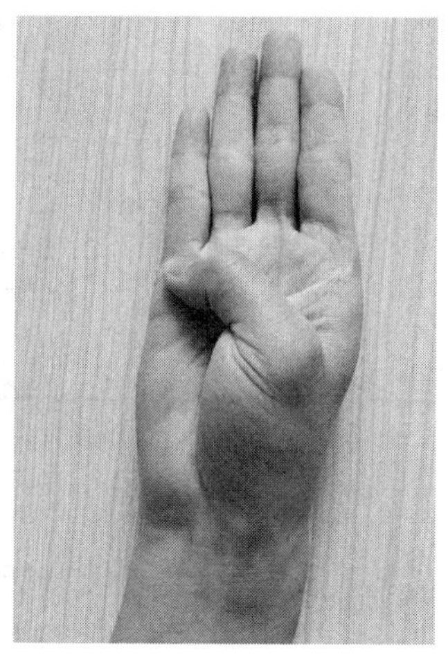

图 10－24　**拇指外展检查**

8. 拇指掌侧外展检查（图 10－25）：拇指做掌侧外展运动时，以拇指指间关节横纹与中指掌指交界横纹的距离为准，正常为 8cm。

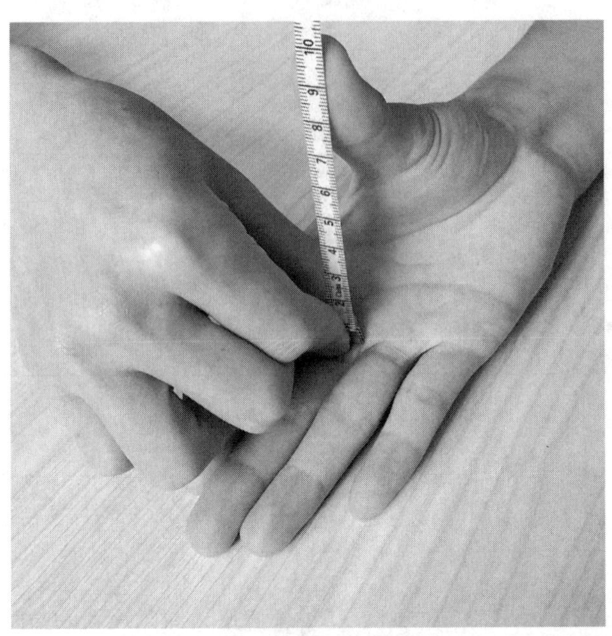

图 10－25 拇指掌侧外展检查

9．拇指内收检查（图 10－26）：测量内收时拇指指间关节横纹达到第 5 掌骨头的距离，正常者小于或等于 2cm。

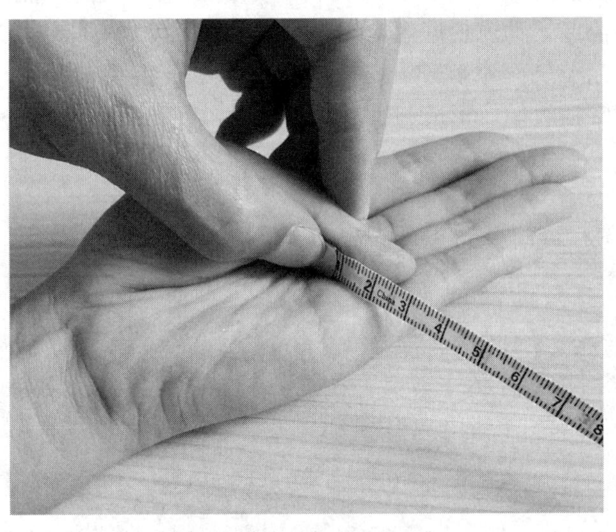

图 10－26 拇指内收检查

注意：先测主动关节活动度，再测被动关节活动度，注意患侧与健侧对比。

10．关节总主动活动度（TAM）测量。

TAM＝（掌指关节主动屈曲角度＋近端指间关节主动屈曲角度＋远端指间关节主动屈曲角度）－（掌指关节主动伸展受限角度＋近端指间关节主动伸展受限角度＋远端指间关节主动伸展受限角度）

或：

TAM=掌指、近端指间、远端指间关节主动屈曲角度之和－掌指、近端指间、远端指间关节主动伸展受限角度之和

TAM 是肌腱损伤术后的预后指标。评估结果：优，约 260°；良，大于 75%（195°）；一般，50%～75%（130°～195°）；差，小于 50%（130°）；极差，小于手术前。

（四）触诊

治疗师通过变化的压力分层对皮肤、皮下组织、筋膜、肌肉、韧带、关节进行触诊，明确疼痛部位，并感受皮肤是否处于过度松弛/紧绷状态、肌肉弹性、瘢痕程度、手背肿胀的凹陷程度等。

关节附属运动检查：根据患者活动受限的关节进行检查，需在患者休息位、放松状态下操作。患侧与健侧对比关节间隙宽度、紧张度、是否存在疼痛等。

1. 桡腕关节分离检查（图 10－27）：患者前臂旋前，腕关节置于休息位上，治疗师固定手握紧患者前臂近手腕处，用身体固定前臂，活动手握紧患者手腕远端，在关节远端进行分离牵引。

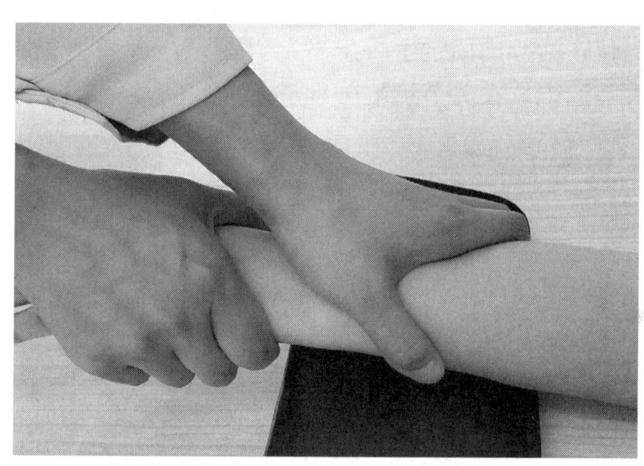

图 10－27　桡腕关节分离检查

2. 桡腕关节侧方滑动检查（图 10－28）。

（1）桡侧滑动：患者前臂桡侧置于楔形物上，关节处于休息位，治疗师固定手将患者前臂近腕关节处固定在楔形物上，活动手在接近腕关节的远端处握紧，在关节远端处进行桡侧滑动动作。

（2）尺侧滑动：患者前臂远端尺侧置于楔形物上，关节处于休息位，治疗师固定手将患者前臂近腕关节处固定在楔形物上，活动手在接近腕关节的远端处握紧，在关节远端处进行尺侧滑动。

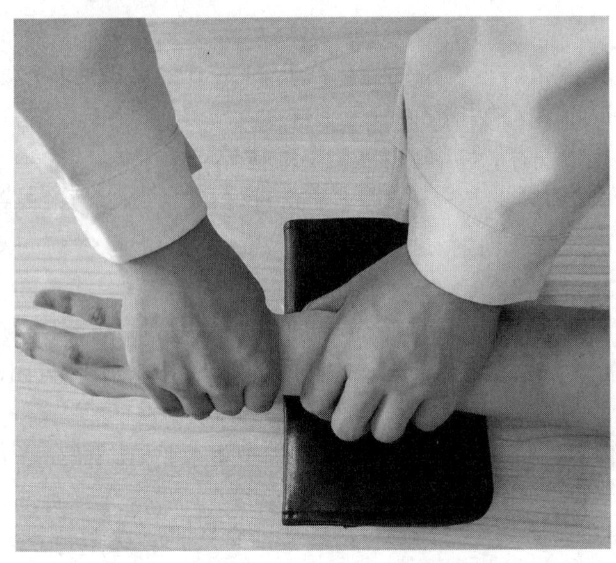

图 10－28 桡腕关节侧方滑动检查

3. 桡腕关节前后向及后前向滑动检查（图 10－29）：患者前臂远端背侧置于楔形物上，关节处于休息位，治疗师固定手将患者前臂固定，握紧患者前臂接近腕关节处，活动手握紧患者腕关节远端，在关节远端分别进行前后向及后前向滑动。

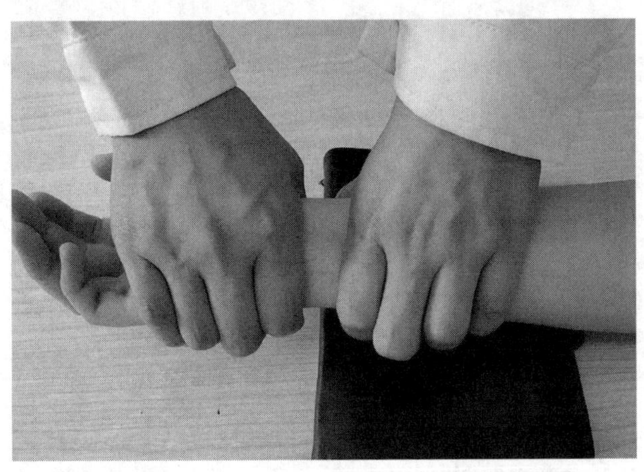

图 10－29 桡腕关节前后向及后前向滑动检查

4. 腕骨间关节浮动检查（图 10－30）：使用近端、远端、侧端固定法，固定其中一个腕骨，然后向掌侧或背侧方向活动相邻腕骨。测试顺序建议：固定头状骨，活动小多角骨、舟骨、月骨，然后活动钩骨。固定舟骨，活动大多角骨和小多角骨。固定桡骨，活动舟骨、月骨，然后固定尺骨，活动三角骨，再固定三角骨，活动钩骨、豌豆骨。

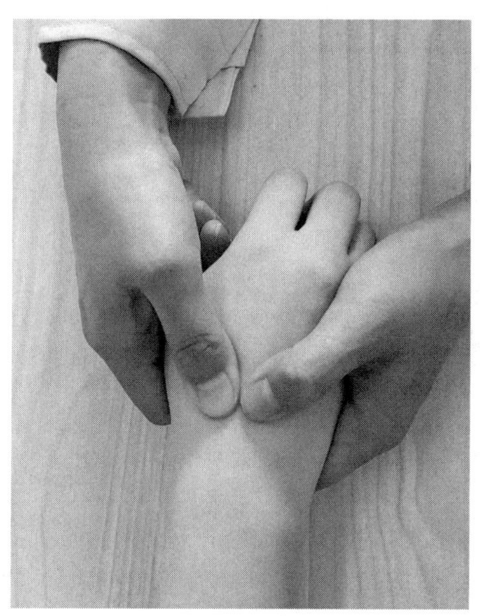

图 10－30　**腕骨间关节浮动检查**

5．掌指关节/指间关节分离检查（图 10－31）：患者前臂旋前，关节置于休息位，治疗师固定手握住患者的手和手指，并靠近身体，握紧被松动关节的近端，活动手握紧被松动关节远端，在远端的指骨进行分离牵引。

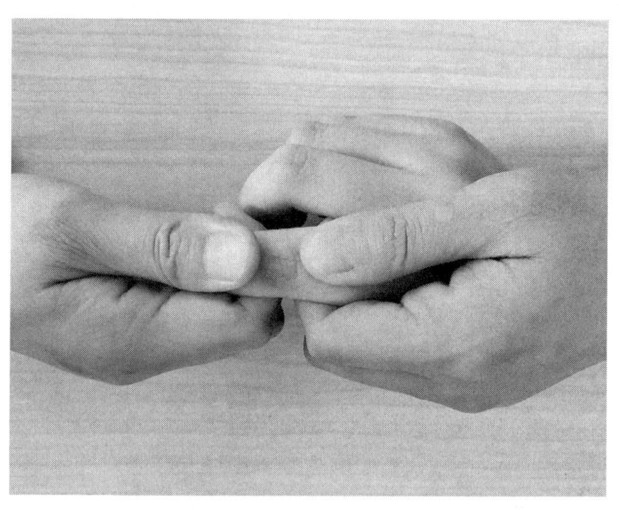

图 10－31　**掌指关节/指间关节分离检查**

6．掌指关节/指间关节前后向及后前向滑动检查（图 10－32）：患者前臂旋前，关节处于休息位，治疗师固定手握住患者的手和手指并紧靠身体，握紧被松动关节近端，活动手握紧患者手指被松动关节远端，在远端的指骨进行前后向及后前向滑动。

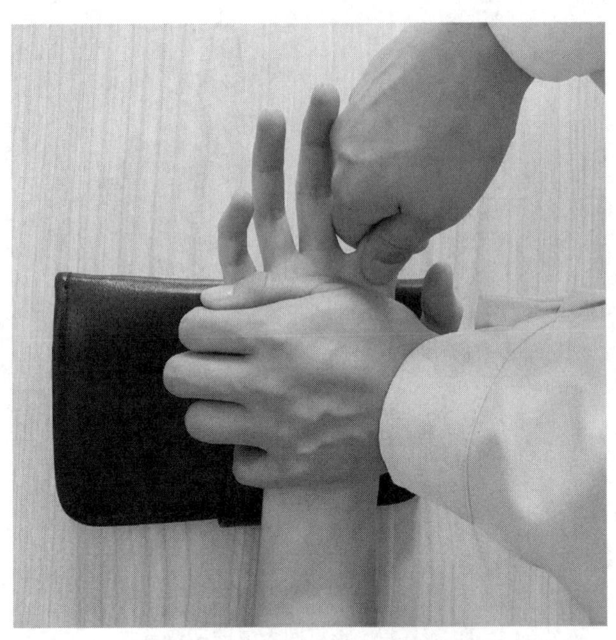

图 10－32　掌指关节/指间关节前后向及后前向滑动检查

7. 手指关节侧方滑动检查（图 10－33）：患者掌侧朝向治疗师，关节置于休息位，治疗师固定手握住患者的手和手指并紧靠身体，握紧被松动关节的近端，活动手握紧患者手指被松动关节的远端，在远端的指骨上进行侧方（桡侧/尺侧）的滑动。

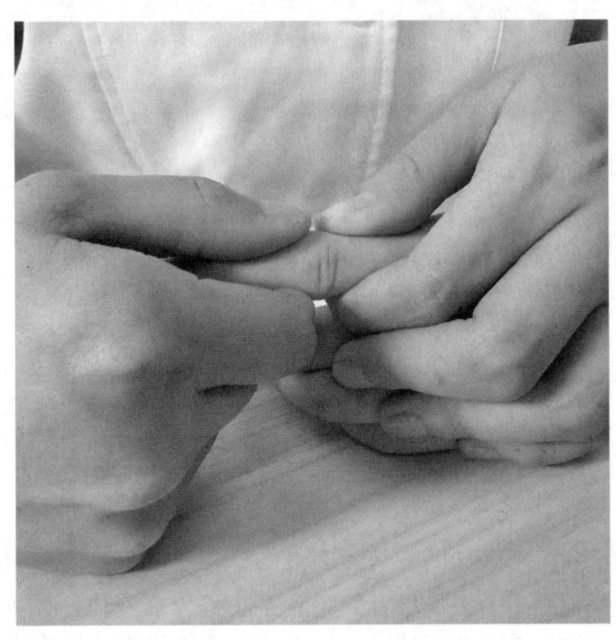

图 10－33　手指关节侧方滑动检查

（五）手部整体功能评估

1. 手部精细功能评估：可采用Purdue钉板测验，从利手方向开始依次摆放25支铁销、25支轴套、40片垫片、25支铁销。分别测试左手、右手30秒单手插入铁销的数量，双手30秒插入铁销的数量，60秒以铁销、垫片、轴套为一个单位组装的总数量。

2. 手部灵活性评估：可采用明尼苏达操作速度测验，主要评估手部及上肢粗大活动的协调性与灵活性。测试分为5个部分，包括上肢与手前伸放置圆块、翻转圆块、拿起圆块、单手翻转和放置圆块、双手翻转和放置圆块，记录操作速度和放置圆块的准确性。

3. 手部日常生活活动能力评估：可采用Jebsen手功能测试。该测试由7个不同活动的计时测验组成：①写一个短句子（书写）；②翻小卡片（模拟翻书）；③拾起和摆放细小物体；④移动大的空罐头罐；⑤移动大的重罐头罐；⑥堆放棋子；⑦模拟进食。记录完成的时间做两侧对比。

4. Coony腕关节功能评分见表10－4。

表10－4　Coony腕关节功能评分

项目	评分指标	分值　得分
疼痛（25分）	无	25　□
	轻度，偶尔	20　□
	中度，可以忍受	15　□
	严重，不能忍受	0　□
功能（25分）	恢复到平时工作状况	25　□
	工作上受限制	20　□
	能够坚持工作但未被聘用	15　□
	由于疼痛而无法工作	0　□
活动度（25分）	100%	25　□
	75%～99%	20　□
	50%～74%	15　□
	25%～49%	5　□
	0～24%	0　□

续表10－4

项目	评分指标	分值	得分
背伸/掌屈活动度（25分）	120°及以上	25	□
	91°～119°	20	□
	61°～90°	15	□
	31°～60°	5	□
	30°及以下	0	□
握力与正常一侧比（25分）	100%	25	□
	75%～99%	20	□
	50%～74%	15	□
	25%～49%	5	□
	0～24%	0	□

注：优，90～125分；良，80～89分；可，65～79分；差，65分以下。

（六）常用的特殊检查

1. Finkelstein测试（图10－34）：嘱患者握拳，拇指握于掌中，治疗师固定患者的前臂，并将其手腕被动尺偏，若患者手腕处感到疼痛，则测试结果为阳性，提示第1侧室内的拇长展肌和拇短伸肌肌腱有腱鞘炎。

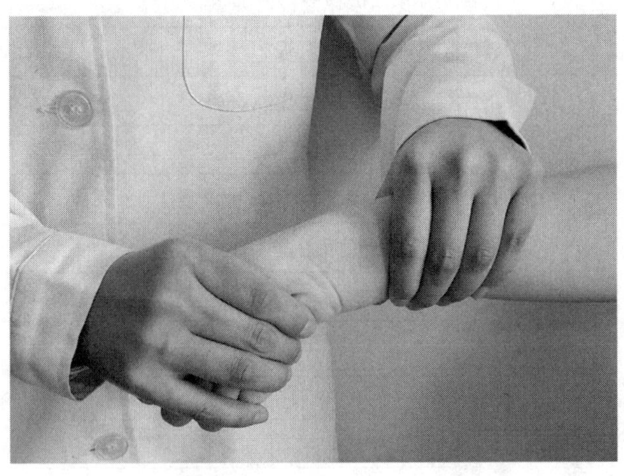

图10－34 Finkelstein测试

2. Tinel征：叩击神经损伤（机械力损伤）或神经损害（疾病）的部位或其远侧，出现其支配皮区的放电样麻痛感或蚁走感，提示神经再生水平或神经损害部位。

3. Phalen征（图10－35）：治疗师将患者双手手腕尽量弯曲靠在一起，手背相挤压维持1分钟，1分钟内若出现拇指、示指、中指及无名指外侧刺痛感，则测试结果为阳性，提示腕管综合征。

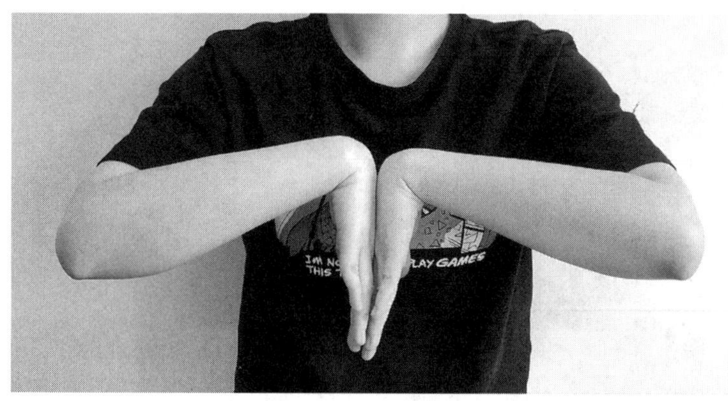

图 10－35　Phalen 征

4. 反 Phalen 征（图 10－36）：治疗师嘱患者在肩关节保持中立位和肘关节屈曲位的同时，将腕关节伸展到最大位，双手合十，手掌紧靠，若 1 分钟内出现拇指、示指、中指及无名指外侧刺痛感，则测试结果为阳性，提示腕管综合征。

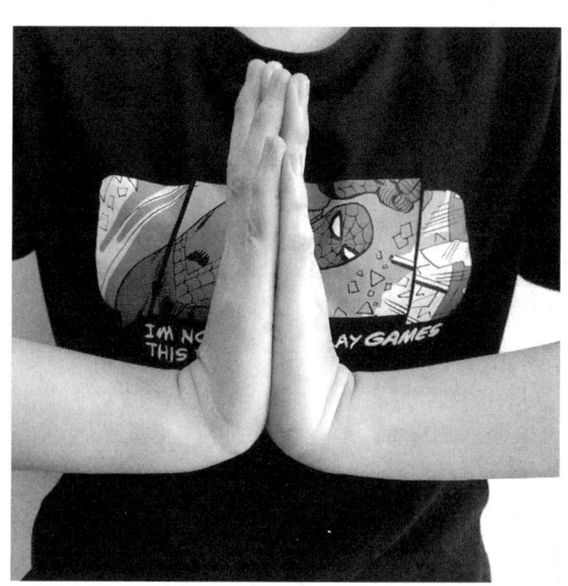

图 10－36　反 Phalen 征

5. Froment 征（图 10－37）：嘱患者用示指远侧指间横纹桡侧和拇指指腹紧捏一张纸（患者拇指伸直），治疗师试将纸拉出，若在治疗师拉纸的同时，患者末端拇指指节屈曲，则测试结果为阳性，表示拇指内收肌无力，提示尺神经麻痹。

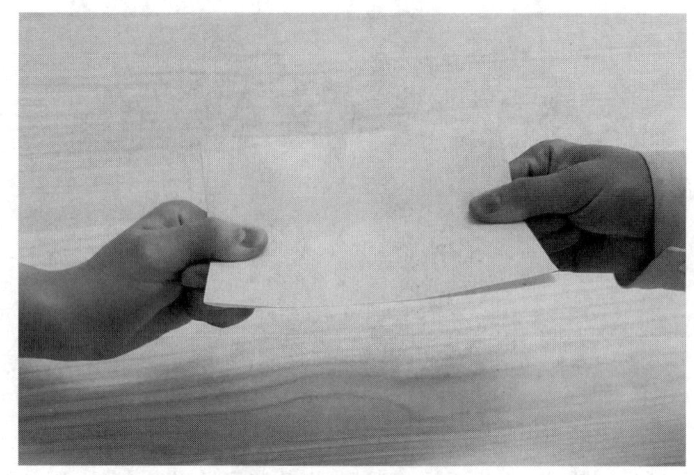

图 10－37 Froment 征

6. Egawa 征：嘱患者弯曲中指，然后交替做尺偏、桡偏动作，若无法完成，测试结果为阳性，表示骨间肌无力，提示尺神经麻痹。

7. Murphy 现象：治疗师要求患者握拳，若第 3 掌骨与第 2、4 掌骨等长，则测试结果为阳性，提示月骨脱位。

8. Watson 测试：患者取坐位，手肘置于桌面，前臂旋前。治疗师面对患者，一只手将患者的手腕向尺侧偏移，同时微微伸展手腕；另一只手的拇指则压住舟骨远端的腹侧，防止舟骨往手掌方向移位。此时，治疗师的其他四指置于手腕背侧，提供一个反压力。然后治疗师的手再将患者的手腕往桡侧偏移，伴随微微手腕弯曲，同时维持住施加于舟骨的压力，若舟骨发生移位，患者感到疼痛，则测试结果为阳性，提示舟骨移位。

9. Linscheid 测试：用于检查第 2、3 腕掌关节稳定性。治疗师一只手固定患者掌骨干，另一只手从背侧推压掌骨头，然后再从掌侧推压掌骨头，若腕关节出现疼痛，测试结果为阳性，提示腕掌关节不稳。

10. 三角纤维软骨复合体负荷测试：治疗师一只手握住患者前臂，另一只手抓住患者的手，沿着患者前臂中轴施加力量并将手腕向尺侧偏移，同时将手腕往背侧和掌侧移动或者旋转前臂。若三角纤维软骨复合体区域有疼痛、异响，则测试结果为阳性，提示三角纤维软骨复合体损伤。

11. 毛线衣手指现象：嘱患者做复合握拳动作，若患者其中一指远端指节不能弯曲，则测试结果为阳性，提示该手指指深屈肌肌腱断裂。

12. 辅助检查：X 线检查、CT 检查、MRI 检查、超声检查，以及神经电生理检查等。

第四节　案例分析

一、案例介绍

患者，男性，42 岁，5 周前因切割伤致右腕关节后外侧损伤，就近卫生院急诊行清创、肌腱缝合术，术后伤口愈合良好，因右手无力不能复工前来就诊。

社会史：木工，已婚，育有一子，就读高中。右利手，爱好打扑克。

二、评估过程

（一）主观评估

1. 了解就诊过程、手术情况及社会史。一般情况下，我们应具体了解创面的整齐度、手术的方式，探查缝合的肌腱、韧带、神经、血管等，术后伤口愈合情况。该患者伤后立即至就近卫生院进行处理，随即行“清创、肌腱缝合术”，具体肌腱缝合情况不详（最好能够看到手术记录或与手术医生沟通交流）。在查体时应注意在无痛范围内进行评估。患者手术后 5 周没有进行康复治疗，其组织修复程度可能低于预期，在评估过程中应该格外谨慎。

2. 症状的部位以及表现：患者伤口在腕背部尺侧。伤后休息期间暂未工作。患者主诉伤后手部无力，近 1 周内加重，主要表现在挤牙膏、按压洗发水瓶子时无力，小指不能屈曲至掌心；小指及无名指内侧麻木感；晨起时手部胀痛感，NRS 4/10 分，活动数十分钟后可缓解。

3. 患者基本物理信息以及医疗史：整体状况良好，无其他合并症，无类风湿关节炎或其他肌肉骨骼方面的家族史，无其他药物史。

4. 患者主观感受：患者想要尽快回归工作岗位，目前最想解决拇指按压无力的问题。

（二）客观评估

1. 视：

（1）左右手对称；手部皮肤、指甲色泽正常；右手中指、无名指、小指掌侧轻度肿胀；小鱼际稍扁平，虎口区凹陷；右腕部后外侧见“Y”字形伤口，长 6.9cm，轻度瘢痕增生（图 10－38）。

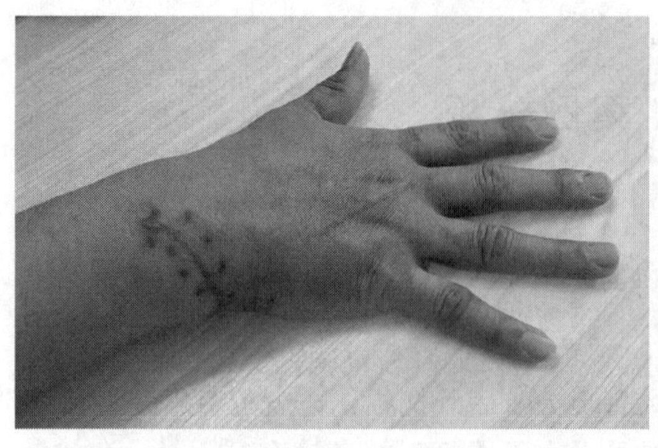
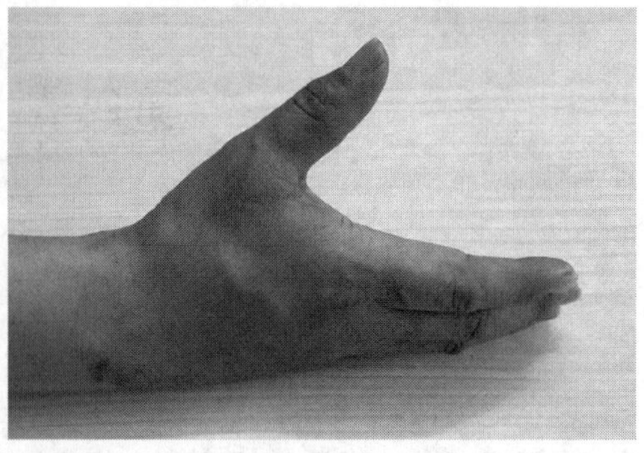

图 10－38 视诊

（2）观察到患者休息位时小指掌指关节过伸，近端指间关节轻度屈曲。

2. 触：患者手部静置时无明确疼痛部位，治疗师触诊右手掌心较左手掌心湿润，手背部皮肤无紧绷感，按压无凹陷，右手小鱼际及虎口区肌肉弹性较左侧差，推动瘢痕有刺痛感。

3. 动：让患者双手同时做腕关节背伸及屈曲、桡偏及尺偏，手指复合握拳及整体伸展、对掌及对指，前臂旋前及旋后动作。主动复合握拳时小指屈指不完全，整体伸指时无名指过伸，小指伸展不完全且存在掌指关节过伸，近端指间关节轻度屈曲状态，小指对指不完全，其余动作两侧无明显区别。根据以上动作筛查，随即测试存在异常动作关节的被动活动度，各关节被动活动度正常，说明无关节本身问题。因无名指过伸，继而单独测试指总伸肌与小指伸肌肌腱的粘连及滑动情况，固定小指在屈曲位，主动伸无名指及固定无名指主动伸小指时患者诉伤口周围有酸胀感，说明有粘连情况存在。因被动活动范围正常且患者未诉来源于关节的不适感，故未进行关节附属运动检查。

4. 量：

（1）测量小指 TAM 180°，拇指内收 5.2cm。

（2）握力评估采用 Jamer 握力计，右手 20kg，左手 42kg。捏力因患者操作时拇指姿势异常未进行评估。

（3）感觉评估：分别对手部三个神经感觉支配区域进行针刺觉和触觉的检查。患者手背尺侧局部触觉、针刺觉减退，小指近节指骨背侧及内侧感觉过敏，感觉阈值评估属于 S2 等级。两点辨别检查：右手无名指指腹 7mm、小指指腹 8mm，左手无名指指腹 4mm、小指指腹 4mm，其余手指两侧相同。考虑患者掌侧未受损，故不做涉及正中神经损伤的形状和质地辨别。

（4）患者 Coony 腕关节功能评分见表 10－5。

表 10－5　患者 Coony 腕关节功能评分

项目	评分指标	分值	得分
疼痛（25 分）	无	25	☐
	轻度，偶尔	20	☐
	中度，可以忍受	15	☑
	严重，不能忍受	0	☐
功能（25 分）	恢复到平时工作状况	25	☐
	工作上受限制	20	☐
	能够坚持工作但未被聘用	15	☐
	由于疼痛而无法工作	0	☑
活动度（25 分）	100％	25	☐
	75％～99％	20	☑
	50％～74％	15	☐
	25％～49％	5	☐
	0～24％	0	☐
背伸/掌屈活动度（25 分）	120°及以上	25	☑
	91°～119°	20	☐
	61°～90°	15	☐
	31°～60°	5	☐
	30°及以下	0	☐
握力与正常一侧比（25 分）	100％	25	☐
	75％～99％	20	☐
	50％～74％	15	☐
	25％～49％	5	☑
	0％～24％	0	☐

5. 特殊检查。

（1）Tinel 征：阳性，叩击伤口附近出现远端放电样感觉，到达小指近节指骨处。

（2）Froment 征：阳性，拉纸时患者拇指指间关节屈曲，纸轻易滑出，提示拇指内收肌无力。

（3）三角纤维软骨复合体负荷测试：阴性，因伤口在尺骨茎突远端，故排除存在三角纤维软骨复合体损伤。

三、物理治疗思路分析

1. 依据患者主观评估，谈谈对患者功能障碍的具体表现、诱发/加重因素、病理变化的假设，以及如何从患者主观评估中收集相关信息并总结，以此作为假设分析的证据。

2. 结合患者客观评估结果再次分析之前对患者的假设，找出客观评估结果中能够支持你的假设分析的依据，并进一步准确定位损伤的组织和程度。

3. 结合患者主观评估以及客观评估的结果，查找相关研究支持资料，列出你的治疗目标、计划，并阐明合理性。

4. 治疗之后，判断症状缓解的程度，以及试着解释你的治疗之所以能够缓解症状的机制、治疗强度选择的依据。

（张　驰）

主要参考文献

［1］Adam Greenspan. 骨关节影像学：临床实践方法［M］. 4 版. 唐光健，程晓光，赵涛，译. 北京：中国医药科技出版社，2011.

［2］Nizamis K，Rijken N H M，Mendes A，et al. A novel setup and protocol to measure the range of motion of the wrist and the hand［J］. Sensors（Basel），2018，18（10）：3230.

［3］Llanos C，Gan E Y，Chen J，et al. Reliability and validity of physical tools and measurement methods to quantify hand swelling：a systematic review［J］. Physical Therapy，2021，101（2）：206.

第十一章　髋关节物理治疗评估

第一节　解剖基础

一、髋关节解剖

髋关节由近乎圆形的股骨头和髋臼组成，是全身最大、最稳定的关节，在人体活动中扮演重要角色。

髋关节是典型的球窝关节。股骨头呈2/3圆形，在中心稍往后的位置有一个凹陷，称为小窝。整个股骨头表面除小窝外均被关节软骨覆盖，最厚的软骨位于小窝上方。股骨头容纳在髂骨翼正下方的髋臼内。髋臼为半圆杯形凹陷的深窝，其上方的月形表面是与股骨头接触的部位，也被关节软骨覆盖。站立位时月形表面变得较为平坦，增加了接触面，从而降低了站立时对关节产生的压力。环状围绕在髋臼上方的2～3mm厚度的纤维软骨称为髋臼唇，形状不规则，通常是前部较宽且薄，后部较厚。它增加了髋臼的深度，同时贴合髋臼形成关节内负压，进一步提高了髋关节的稳定性。髋臼对股骨头的覆盖程度与髋关节的稳定性具有相关性。先天发育不良或其他因素导致的髋臼不正常形状，会影响其对股骨头的容纳和承重，进而导致髋关节脱位或退化性关节炎等问题。因此，临床可用多种测量方法判断髋臼对股骨头的覆盖程度。

除此之外，髋关节周围的三个强韧韧带也为髋关节的稳定提供了支持。髂股韧带起自髂前下棘附近，沿髋臼边缘至股骨转子间线的两端，似倒“Y”形，是髋关节中最强韧的韧带，在站立位时限制髋关节过度后伸和外展。耻股韧带起自髋臼前侧和下侧边缘，与髂股韧带的内侧束融合止于转子间线，在髋关节外展后伸合并轻度外旋时该韧带绷紧限制进一步的活动。坐股韧带是三个韧带中最弱的一束，起自髋臼后侧和下侧及邻近的坐骨，之后旋转向上向外横跨过股骨颈后侧，止于大转子的顶点旁，在髋关节内旋合并后伸时该韧带绷紧并限制进一步的活动。另外，位于髋臼内连接股骨头小窝的圆韧带也为髋关节的稳定提供少量的支持。得益于这些韧带的加固作用，髋关节囊也较为坚厚。主要负重的关节囊前上部更为厚实，而后下部较薄弱。

尽管韧带和关节囊可为静态稳定性提供支持，但步行中尤其是站立中期（单腿支撑期）仍需依赖髋关节周围的肌群提供冠状面稳定，其中提供侧方稳定最重要的肌群是位于髋关节外侧的臀肌（臀小肌、臀中肌）及髂胫束和阔筋膜张肌。

髋关节的关节锁定位置在完全伸直（后伸 20°）合并轻度外展和内旋时，虽然此时关节面的接触未达到最大范围，但关节囊的多数韧带都已被牵拉至最大长度，处于紧张位置，因此可产生被动张力维持关节的稳定，降低关节活动的可能性。相反，在髋关节屈曲 90°时，关节接触面处于最大范围，但在这个位置，多数的关节囊纤维和韧带却处于较为松弛的状态，降低了关节的稳定性。因此，髋关节的解锁位置是屈曲合并中等程度的外展外旋位。

二、髋关节功能表现

（一）股骨相对骨盆的活动

1. 矢状面的活动：股骨相对于骨盆在矢状面绕冠状轴发生的运动是屈曲和后伸。屈曲角度与膝关节的位置有关。通常在膝关节屈曲的情况下，髋关节的屈曲可达到 120°左右。然而，在膝关节伸直的情况下，由于腘绳肌被动不足，髋关节的屈曲只能达到 70°～80°。由于腘绳肌的长度和柔软程度存在个体差异，因此合并膝关节屈曲时的髋关节屈曲角度同样也存在差异。在屈曲活动中，股骨产生向前滚动、向后滑动的动作。同样，髋关节的后伸也受膝关节位置的影响。膝关节伸直时髋关节通常能够后伸至 20°，这个范围足够在常见活动中实现髋关节的稳定和启动下肢的活动。若在膝关节屈曲时再后伸，此时股直肌被拉长，同样发生股直肌被动不足的情况，从而限制了髋关节后伸的角度。髋关节后伸时，股骨产生向后滚动、向前滑动的动作。

2. 冠状面的活动：股骨相对骨盆在冠状面绕矢状轴发生内收和外展的运动。外展通常可达到 40°，股骨头朝外侧滚动的同时朝中线位滑动，耻股韧带及内收肌群的被动张力会限制过度的髋关节外展。外展受限常造成过度内收的步态。例如，脑性瘫痪儿童两侧下肢内收肌群张力过高限制了髋关节的外展，造成了典型的“剪刀步态”。髋关节从解剖位置开始，内收活动度可达到 25°，坐股韧带的上方纤维及髋外展肌群、髂胫束等的被动张力限制了进一步的内收。

3. 水平面的活动：髋关节在水平面发生股骨相对于骨盆的内旋和外旋运动。通常内旋活动度可达到 35°，外旋活动度可达到 45°。过度的内旋或外旋容易造成异常的“内八字”或“外八字”步态。临床通常用足轴角（foot progression angle，FPA）来判断旋转步态的性质和严重程度。值得注意的是，在婴幼儿发育进程中，由于髋关节囊、韧带的紧张程度及肌力大小会随着年龄和整体运动功能发育而发生变化，因而足轴角也随之产生变化。

（二）骨盆相对股骨的活动

1. 腰－骨盆节律（lumbopelvic rhythm，LR）：中轴骨的末端通过骶髂关节连接在骨盆上，因此骨盆相对股骨的活动会改变腰段脊柱的形态，称为腰－骨盆节律。其中一种为同向腰－骨盆节律，即上部躯干前屈时，骨盆与腰椎往同一个方向转动，如弯腰到地面捡物品时。在维持坐位或站立位时，发生的是反向腰一骨盆节律，即上部躯干几乎保持不动，骨盆旋转方向与腰椎旋转方向是相反的，此时骨盆的前倾会引起腰椎的前凸。

2. 骨盆在矢状面上的活动：当骨盆以髋关节横轴为轴心向前旋转时，骨盆在矢状面上的前倾和后倾就发生了，前倾和后倾以髂前上棘移动的方向而定。髂前上棘向前下方移动，骨盆更接近股骨前侧时称为骨盆前倾，这时髋关节的屈曲和腰椎的前凸角度会增加，髂股韧带处于松弛状态。髂前上棘向后下方移动，骨盆更接近股骨后侧时称为骨盆后倾，这时髋关节伸直角度和腰椎伸直程度会增加。若骨盆过度后倾，重力线落在髋关节后方，髋屈曲肌群和限制髋过度后伸的韧带就提供稳定性。

3. 骨盆在冠状面上的活动：骨盆在冠状面上的活动称为侧倾。一侧骨盆上抬时，该侧骨盆同时会产生髋关节内收，称为髋关节上抬；一侧骨盆下降时，该侧也会同时产生髋关节外展，称为髋关节或骨盆垂落。站立时如果出现骨盆侧倾姿势，则腰椎会出现侧弯，腰椎侧弯的凸侧与骨盆垂落侧是一致的。

三、髋关节的神经支配

支配髋关节的腰神经丛主要是从 T_{12}～L_4 的脊神经根衍生而来，包括股神经和闭孔神经。

（一）髋关节的感觉神经分布

神经根皮区分布见图 11－1。

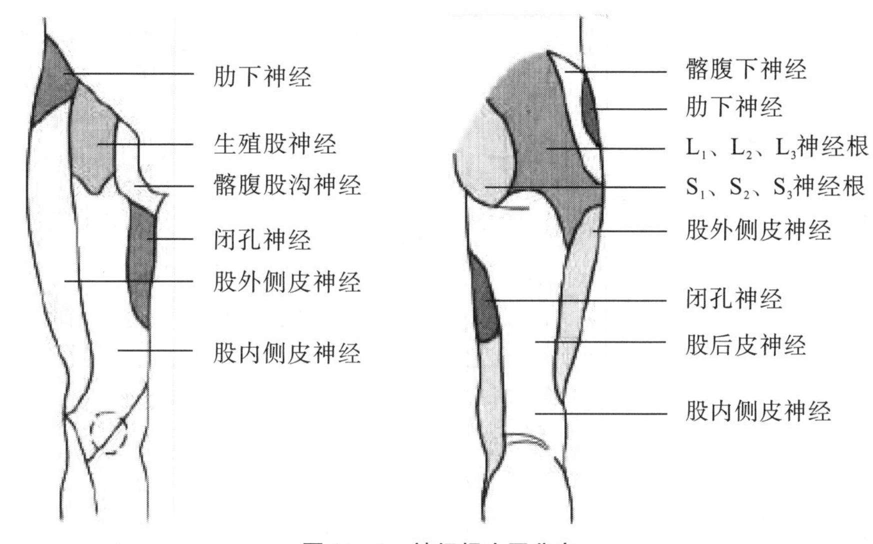

图 11－1　神经根皮区分布

（二）髋关节的运动神经分布

股神经（L_2～L_4）是腰神经丛里最大的一个分支，其运动分支支配髋关节屈曲和膝关节伸直的绝大部分肌肉群，如腰大肌、髂肌、股四头肌等，感觉分支支配大腿前外侧和小腿前内侧的区域。闭孔神经也是由 L_2～L_4 神经根延伸而来，运动分支支配髋关节内收肌群，感觉分支支配大腿内侧的区域。

骶神经丛是由 L_4～S_4 脊神经根衍生而来，包括上臀神经、下臀神经、坐骨神经及支配梨状肌等外旋肌群的神经。上臀神经和下臀神经自坐骨切迹分开，以梨状肌为界而命名。上臀神经（L_4～S_1）运动分支支配臀中肌、臀小肌和阔筋膜张肌，而下臀神经（L_5～S_2）仅支配臀大肌。坐骨神经（L_4～S_3）是人体最长的神经，自坐骨大孔离开骨盆，经由梨状肌向下延伸至腘窝顶点分为胫神经和腓总神经。

第二节　髋关节常见疾病简介

一、髋关节骨折

髋关节骨折通常指股骨近端的骨折，常规可分为股骨颈骨折和转子间骨折（图11－2）。年龄的增长与髋关节骨折发生率成正比。老年人群骨折是多因素导致的结果，其风险因素可分为两大类：骨密度下降（骨质疏松）和跌倒发生率增加。高龄、女性、家族史、钙摄入量低下、使用药物、体重指数（BMI）下降都是导致骨质疏松的高危因素。平衡能力下降、视力减弱、环境杂乱等是导致跌倒的因素。骨折后会出现剧烈的疼痛、血肿、肿胀、关节活动受限等表现。

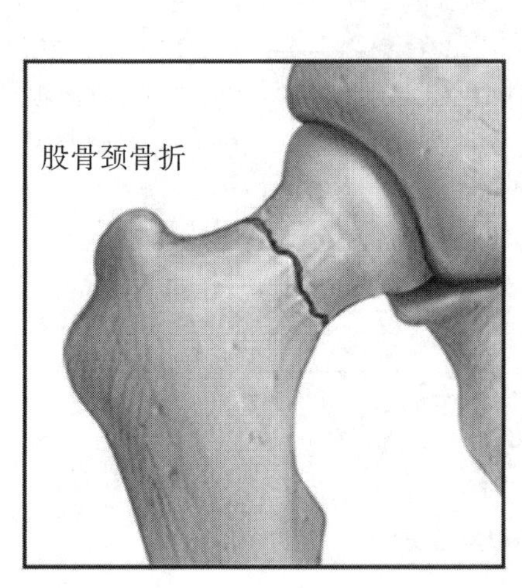

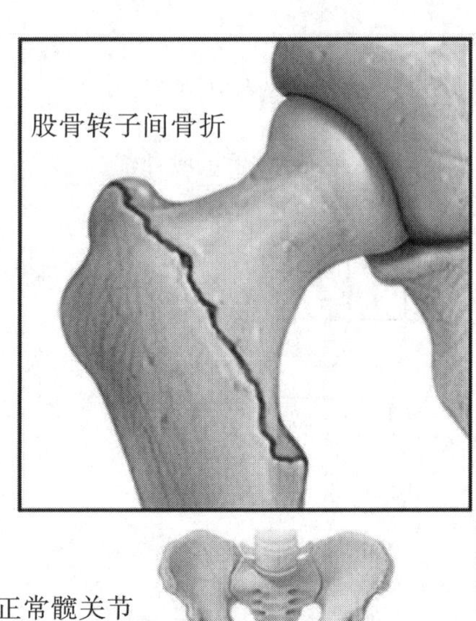

正常髋关节

图 11－2　髋关节骨折示意图

诊断要点：根据病史和临床症状多可诊断。常规 X 线片即可明确诊断。如果 X 线片未发现典型的骨折，但仍然出现外伤或跌倒后的剧烈疼痛、肿胀，也可采用 MRI 检查明确较轻的骨折或鉴别软组织损伤。

髋关节骨折有明确的外伤史，因此较容易与其他引起疼痛和受限的疾病进行鉴别诊断。

二、髋关节骨性关节炎

髋关节骨性关节炎大致可分为原发性骨性关节炎和继发性骨性关节炎。原发性骨性关节炎无法判断特定原因。而由创伤、过度使用、股骨头血管坏死、髋臼前倾或形状异常、股骨髋臼撞击综合征等明确损伤机制导致的则称为继发性骨性关节炎。髋关节疼痛是主要症状之一，另外还伴有步态异常、活动减少、功能性活动受限等。

诊断要点：通过病史结合临床体格检查结果通常可以诊断，而无需让患者做 X 线检查。常使用美国风湿病协会（the American College of Rheumatology）制定的临床诊断标准判断体格检查结果。美国风湿病协会髋关节骨性关节炎临床诊断标准见表 11－1。

表 11－1 美国风湿病协会髋关节骨性关节炎临床诊断标准

临床诊断标准 A	临床诊断标准 B
◇ 年龄＞50 岁 ◇ 髋部疼痛 ◇ 髋内旋≤15° ◇ 髋内旋时伴疼痛 ◇ 髋关节晨僵时间≤60 分钟	◇ 年龄＞50 岁 ◇ 髋部疼痛 ◇ 髋内旋≤15° ◇ 髋屈曲≤115°

中度至重度髋关节骨性关节炎的影像学检查可见关节间隙狭窄、边缘骨赘形成、软骨下骨硬化等表现。早期的结构性变化可通过 MRI 检查发现，而无需使用放射性检查，可见局部软骨损伤和软骨下骨髓病变。

髋关节骨性关节炎在临床上需要与以下疾病鉴别：类风湿关节炎、股骨头缺血性坏死等。通过病史、体格检查和影像学检查等可以鉴别。

三、髋关节发育不良

髋关节发育不良（developmental dysplasia of the hip，DDH）是指在出生后至 6 个月内检查出髋臼和（或）股骨头结构异常，也包括髋关节的脱位和半脱位，是新生儿常见的骨骼肌肉疾病之一。高危因素包括女婴、头胎、臀位生产、体重过大、多胎妊娠、羊水过少等。临床检查可见皮纹臀纹不对称、关节弹响、下肢不等长、髋关节外展角度不足等。据研究报道，髋关节发育不良患儿无论治疗与否，成年期早发性髋关节骨性关节炎的发病率较高。

诊断要点：通过病史、临床表现、筛查和诊断性检查即可确诊。临床检查可通过Allis征检查双侧下肢长度，被动关节活动检查关节不稳定性、弹响和活动度，Ortolani和Barlow手法可初步判断脱位与否。上述检查在出生后3个月内灵敏度较高。随着年龄增长，婴儿软组织的松弛度下降后其灵敏度也随之下降。若婴儿临床检查出现阳性结果，应转介进行超声检查，目前最常使用的诊断标准是髋关节发育不良Graf分型（the Graf classification systems，GCS），见表11−2。

表11−2 髋关节发育不良Graf分型

Graf类型	骨顶/骨顶角（α）	上骨缘（骨岬）	软骨顶/软骨顶角（β）	年龄
Ⅰ型（成熟髋）	好，$\alpha \geqslant 60°$	成角/轻度变钝	覆盖股骨头 Ⅰa型：$\beta < 55°$（在股骨头上延伸较长距离） Ⅰb型：$55° \leqslant \beta < 77°$（在股骨头上延伸较短距离）	任何年龄
Ⅱa型（+）（生理性不成熟−与年龄相符）	足够，$50° \leqslant \alpha \leqslant 59°$（最低程度的成熟）	圆形	覆盖股骨头	0～12周
Ⅱa型（−）（生理性不成熟−成熟度不足）	不足，$50° \leqslant \alpha \leqslant 59°$（未出现最低程度的成熟）	圆形	覆盖股骨头	6～12周
Ⅱb型（骨化延迟）	不足，$50° \leqslant \alpha \leqslant 59°$	圆形	覆盖股骨头	>12周
Ⅱc型（临界年龄）Ⅱc稳定/Ⅱc不稳定型	严重不足，$43° \leqslant \alpha \leqslant 49°$	圆形到扁平	仍能覆盖股骨头，$\beta < 77°$	任何年龄
Ⅱd型（偏轨髋）	严重不足，$43° \leqslant \alpha \leqslant 49°$	圆形到扁平	偏离，$\beta > 77°$	任何年龄
Ⅲa型（偏轨髋）	差，$43° \leqslant \alpha \leqslant 49°$	扁平	向上脱位−无结构改变（无回声），近端软骨膜向上延伸至髂壁轮廓	任何年龄
Ⅲb型（偏轨髋）	差，$\alpha < 43°$	扁平	向上脱位−无结构改变（有回声），近端软骨膜向上延伸至髂壁轮廓	任何年龄
Ⅳ型（偏轨髋）	差，$\alpha < 43°$	扁平	向下移位−水平或多个近端软骨膜	任何年龄

髋关节发育不良在临床上需要与以下疾病鉴别：脑性瘫痪或其他神经肌肉疾病导致的髋关节发育不良。通过病史、体格检查和影像学检查结果等即可鉴别。

四、梨状肌综合征

梨状肌综合征（piriformis syndrome，PS）特指由梨状肌本身的病理性改变引起的相关症状。这些病理性改变包括但不限于坐骨神经和梨状肌的解剖学结构变异、梨状肌过度肥大等。继发性梨状肌综合征的风险因素包括过度使用导致的累积性损伤、局部外伤、梨状肌痉挛、炎症等。梨状肌综合征好发于40～50岁人群，女性发病率高于男性。

诊断要点：通过病史、临床表现、体格检查和影像学检查可以协助诊断。梨状肌综合征在临床上需要与以下疾病鉴别：其他引起腰痛、臀部疼痛和坐骨神经痛的病因，包括但不限于神经根病、腰椎椎管狭窄、小关节紊乱以及臀部其他肌肉、肌腱和筋膜等病变。通过病史、体格检查和影像学检查结果等鉴别。

五、股骨髋臼撞击综合征

股骨髋臼撞击综合征（femoroacetabular impingement syndrome，FAI）是导致髋关节疼痛、功能下降和早发性骨性关节炎的常见病因之一，也是导致髋关节骨性关节炎的重要前驱疾病之一。先天性股骨头/颈近端和（或）髋臼解剖学形态发育异常导致髋关节运动终末期两者发生异常接触或碰撞。根据形态异常部位，股骨髋臼撞击综合征可分为三种亚型。①股骨近端前面异常生长的骨组织使股骨头颈交界区异常隆起，造成与髋臼的撞击，称为凸轮型（cam type）。②髋臼前方的异常骨生长也会导致撞击的发生，称为钳夹型（pincer type）。③如果骨组织的异常生长同时发生在股骨近端与髋臼，则称为复合型（mix type）。患者最主要的症状是位于腹股沟深部的疼痛，疼痛也可能发生在下背、臀部或大腿区域。疼痛会随着步行、跑、深蹲等活动而加重，同时患侧也可能会出现咔嗒声、锁住感、僵硬或无力以及活动度受限。股骨髋臼撞击综合征好发于足球、曲棍球运动员以及芭蕾舞演员等。

诊断要点：根据患者的症状、临床体征和体格检查及影像学检查可以诊断。体格检查包括髋关节活动度、疼痛及功能性活动等。特殊检查较常使用的是撞击测试（impingement test），即髋关节屈曲90°时内收内旋诱发同样的疼痛。另一个常用测试是“4”字试验（髋关节屈曲、外展和外旋）时诱发疼痛。影像学检查包括X线检查和MRI检查。

股骨髋臼撞击综合征在临床上需要与以下疾病鉴别：引起疼痛的其他髋周疾病，如髋关节发育不良、软组织病变等。通过病史、体格检查和影像学检查结果等鉴别。

第三节　髋关节功能障碍评估

一、髋关节物理治疗评估的目的

髋关节物理治疗评估是制订髋关节物理治疗方案并实施相关物理治疗的基础和前提。评估的目的包括：

1. 确定患者主诉和最需要解决的问题，筛查明确病变部位，形成物理治疗诊断。
2. 了解当前症状的具体表现，以及寻找症状产生的原因。

（1）髋关节症状产生的具体事件、部位、性质，症状的发展及变化等。

（2）与症状表现相关的、髋关节本身的结构性改变或功能性改变。

（3）从整体功能性考虑，髋关节邻近关节及部位（如骶髂关节）的功能改变（如运动模式异常）是不是症状产生的原因。

3. 通过对功能障碍的定量分析和定性分析，协助明确疾病的临床诊断。基于评估结果，判断患者目前的情况是否急需其他专业的帮助，为患者提供恰当的转诊服务。

4. 为临床决策、治疗方案的设计提供参考依据，为再次评估提供可对比的信息，从而更好地指导具体方案的实施。同时，通过评估为判断患者功能预后提供更多可用信息，实现以患者为中心的治疗。

二、主观评估

通过患者以往病历查询、问诊、调查问卷等方式完成主观评估。评估的重点内容如下。

1. 主诉：患者主诉可能集中在症状（如疼痛、活动时关节弹响）或者活动受限（如下楼梯困难）等方面。评估时注意引导患者说出最重要、自身最受困扰的症状和活动受限，以有针对性地指导下一步的评估。如果存在疼痛，引导患者通过人体图明确疼痛的部位，询问疼痛的性质、深度、严重程度，是否有牵涉痛及其区域。疼痛位于髋外侧可能是大转子滑囊炎或肌肉附着处撕裂，腹股沟处的疼痛更有可能与附着于此处的内收肌、髂肌等的拉伤、扭伤有关。疼痛深度和性质可协助判断损伤的组织。弹响声或咔嗒声可能是生理性表现，如髂腰肌肌腱在小转子和髋臼前部骨性边缘的滑动产生的关节内弹响。但某些病理情况也能产生关节内弹响，如髋臼唇撕裂，但这种情况一般会合并剧烈疼痛，因此需要考虑所有症状综合判断。患者在日常生活和工作中的活动受限可以指引治疗师在后续客观评估中选取合适的量表和方法，同时也可用于制定物理治疗干预的恢复目标。

2. 个人史：患者的年龄、运动习惯、职业、工作和生活环境等信息。这些信息可协助判断引起症状的原因和制订治疗方案。老年人群中跌倒合并骨质疏松导致的骨折或累积性损伤更常见。低龄患儿更可能是先天性结构发育问题。不正确的运动习惯、跑步方式等都与具体的损伤相关。例如，足球运动员有更大可能性发生腹股沟区域的软组织损伤并产生疼痛，而长期以异常姿势跑步（足过中线导致髋关节内收增加）则可能导致大转子滑囊炎。

3. 既往史和现病史：患者既往确诊的疾病与现在的症状和体征是否有关联。患者目前症状和障碍的病因是否源于已确诊的疾病或是外伤。如果是外伤，受伤机制是怎么样的。例如骑车时在髋关节屈曲轻度外展时膝关节遭受撞击可能会导致髋臼唇撕裂或髋关节脱位，长期处于不正常的坐位或站立位负重姿势导致慢性应力性病变。症状首次产生的诱因，如在从事了某个活动或长期处于某个姿势后产生。症状的发展及变化如何，进行了何种治疗，治疗效果如何。目前症状激惹性如何，是否有加重或缓解的动作或姿势等。

4. 其他问诊内容：患者的期望值、治疗的时间等。

三、客观评估（重点寻找能使症状重现的活动，注意两侧对比）

1. 视诊：事实上，视诊可以从患者进入诊室就开始，之后应该贯穿整个评估过程。

（1）一般观察：患者的面部表情可以协助判断舒适或疼痛的程度。患侧的皮肤纹理、褶皱以及术口或伤口的渗出、瘢痕等都需要引起注意。例如，婴幼儿的髋关节发育不良或脱位的临床表现就包括双侧的皮纹或臀纹不对称。病变导致的肌肉萎缩也应该明确定位，这是引起患者功能变化的重要原因之一。髋关节的肿胀一般不易察觉，但合并皮肤颜色改变和皮温增高可以协助判断髋关节的病变。而髋关节的前脱位易导致股三角压力增高，出现皮肤黏膜发绀肿胀。髋关节骨性关节炎可能导致髋关节的变形。

（2）步态评估：患者进入诊室时的步态是最容易引起观察的评估内容。如果髋关节不适，患者会减少患侧下肢的负重，导致一侧步长缩短，同时也容易出现膝关节屈曲以减少地面反作用力的影响，出现疼痛步态。骨性关节炎患者关节内压力会在髋关节屈曲时降低，因而患者会倾向于长期处于髋关节屈曲位置从而导致屈髋肌群挛缩，步态中会出现站立期屈髋角度过大、伸髋角度不足，基于腰－骨盆节律还会导致腰椎代偿性伸展，出现腰椎前凸。屈髋肌群肌力不足则患者在摆动期启动时会后伸躯干以发动活动。若病变导致伸髋肌群肌力不足，则容易出现矢状面的屈肌和伸肌肌力不平衡，患者会躯干代偿性向后伸展以维持平衡。下肢不等长的步态（跛行步态）则可能是由于一侧髋关节脱位或病理性改变。髋关节术后固定位置的制动也会导致患者步行时出现异常步态，如婴幼儿髋关节发育不良或脱位术后固定于外展外旋屈曲位，解除制动后患者出现该体位下的异常步行姿势。髋关节发育不良或其他病变导致臀中肌无力，使得患者在支撑相时出现对侧骨盆下落、躯干侧倾的异常步态，若两侧臀中肌都无力，则出现步行时两侧的反复摇摆，称为臀中肌步态。由于患侧髋臀中肌无力，患者可能使用拐杖或肘杖作为辅具，要教育患者使用患侧髋关节的对侧（即健侧）上肢拄拐，以减轻体重施加于患侧髋关节的压力。而如果患者要背负重物，则教育患者使用双肩背负，或使用患侧髋关节的同侧手提重物，以减少患侧髋关节的负荷。

（3）姿势评估：当患者走入诊室站定后即可开始站立位的姿势评估。观察时应结合髋关节局部与全身姿势综合分析，不应局限于髋关节。导致姿势不良的结构性病变包括先天性发育异常、创伤性疾病等，通常导致骨骼关节的畸变，如髋关节发育不良、先天性脱位或骨折等。姿势性病变包括肌肉不平衡、张力差异、活动度受限、疼痛等。观察时应取得患者同意，尽可能暴露需要检查的身体部位。前面需观察两侧髂前上棘、髂棘、腹股沟等结构的对称性，侧面需要观察骨盆的位置是否存在前倾或后倾及腰椎前凸的角度，后面重点观察两侧臀肌是否存在萎缩及萎缩程度、臀纹的对称性等。还需注意患者站立位的重心是否有所偏移和平衡能力，坐位时是否能够平均分配体重，或是偏一侧坐。若患者有骶髂问题、一侧坐骨滑囊或大转子滑囊炎症，在坐位时会避免这些部位负重从而导致重心落于健侧。

2. 运动功能检查：主要通过下肢参与的运动完成情况，评估整体运动功能，并不单纯针对髋关节本身问题。30 秒椅子站起测试、40m 快速步行测试、站起－走计时测试（timed up and go test，TUG）是常用测试方法。

站起－走计时测试：治疗师准备有靠背的椅子，以椅子作为起点在平整的地面上贴3m 的步道，步道终点放置锥形筒。测试开始时，患者坐在椅子上，当治疗师说“走”时，患者站起来，沿着步道走向锥形筒，绕着锥形筒往回走，到椅子前转身坐下。治疗师从患者站起来时开始计时，直到患者返回坐到椅子上时停止计时。

3. 主动活动检查。

（1）主动屈曲/伸展测试（图 11－3）：患者取仰卧位，嘱患侧髋关节屈曲，同时将膝关节尽可能朝胸口屈曲，但不应引起骨盆后倾。屈曲到终末端后，嘱患者伸直下肢直到回到检查床上。

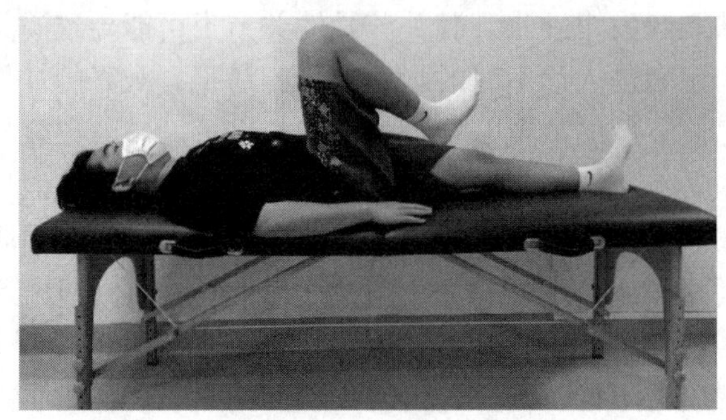

图 11－3 主动屈曲/伸展测试

（2）主动外展/内收测试（图 11－4）：患者取仰卧位，嘱患侧下肢伸膝位朝外侧尽可能展开，但不应引起骨盆倾斜。之后嘱患者将下肢收回至起始位置。

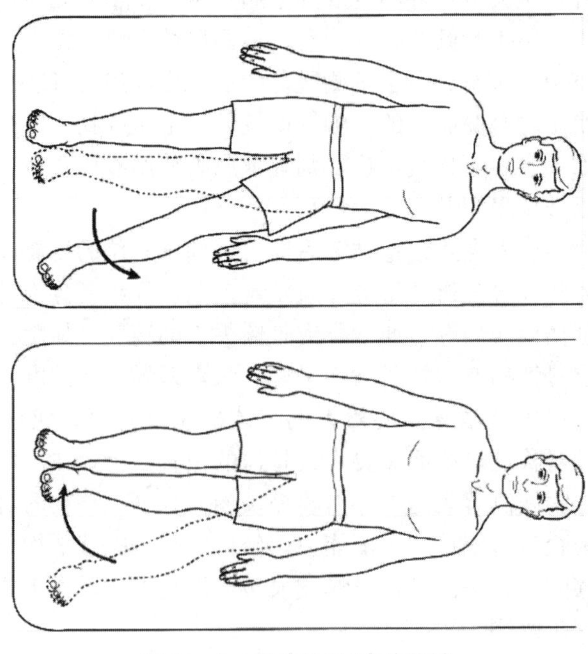

图 11－4 主动外展/内收测试

（3）主动内旋/外旋测试（图 11－5）：患者取仰卧位，嘱患侧下肢伸膝位朝健侧下肢方向旋转（内旋），同侧臀部应贴紧检查床而不应抬起。之后嘱患者将患侧下肢朝外侧旋转（外旋）。

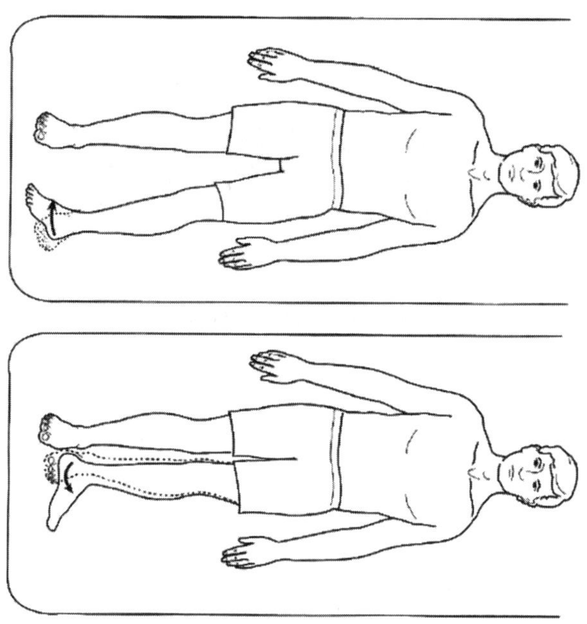

图 11－5　主动内旋/外旋测试

4．被动运动检查：髋关节被动屈曲、后伸、外展、内收、内旋等检查（图 11－6 至图 11－10）。

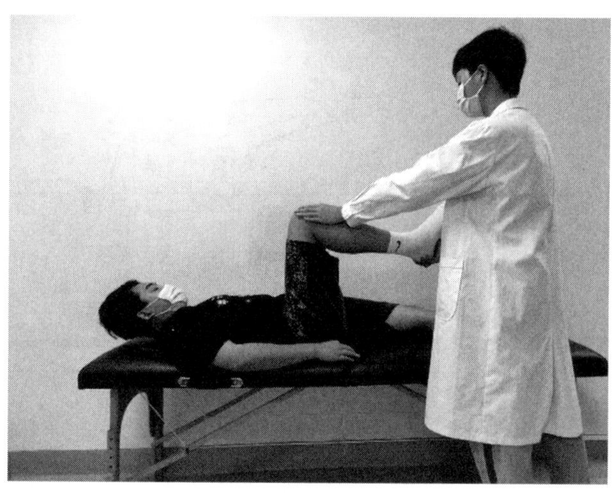

图 11－6　髋关节被动屈曲检查

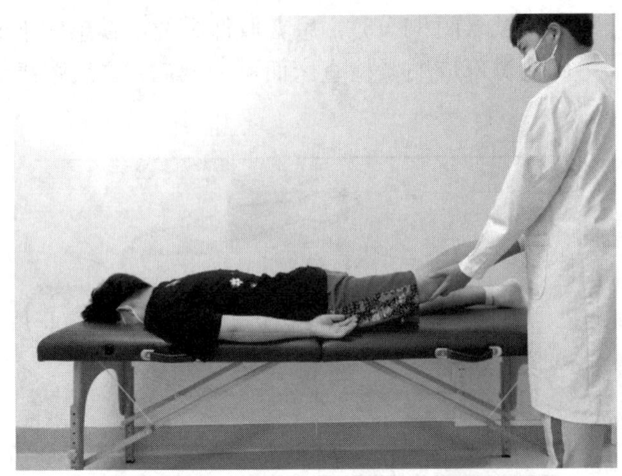

图 11－7　髋关节被动后伸检查

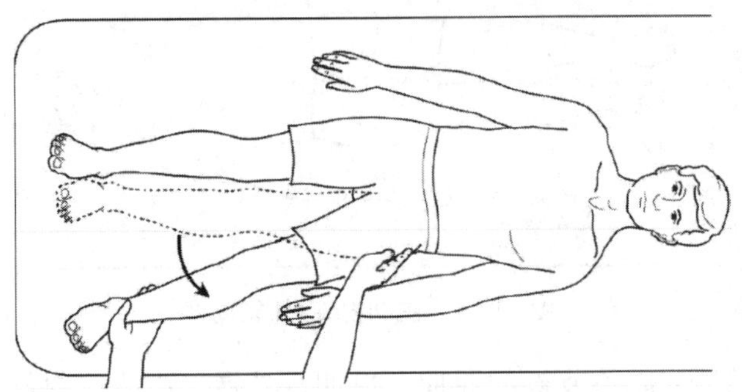

图 11－8　髋关节被动外展检查

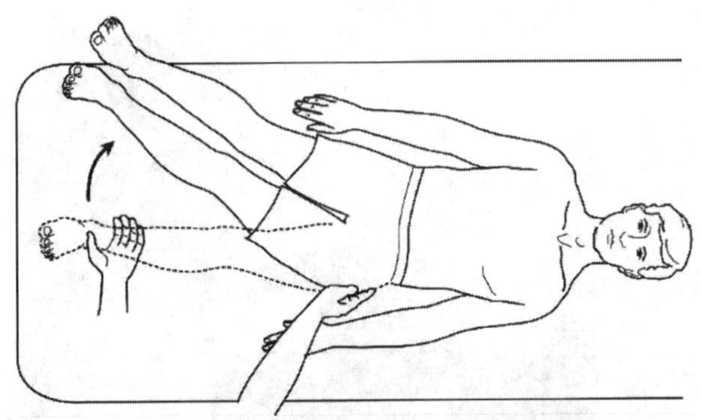

图 11－9　髋关节被动内收检查

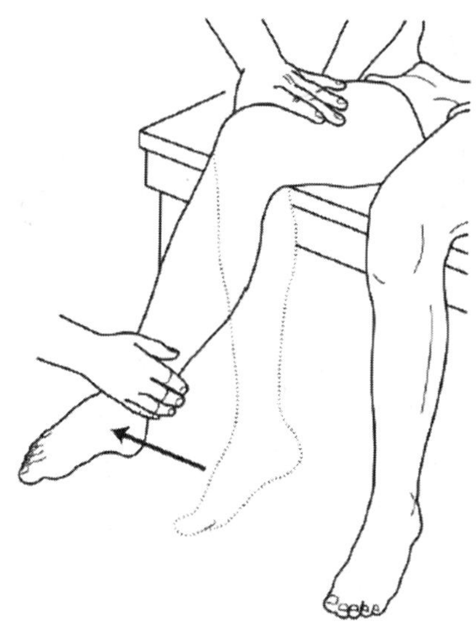

图 11－10 髋关节被动内旋检查

5. 附属运动检查：用于判断关节的紧张和松弛程度，进而协助明确被动活动与主动活动存在差异的原因。

（1）长轴牵引（longitudinal distraction）（图 11－11）：患者取仰卧位，固定骨盆，髋关节休息位合并膝关节轻度屈曲。治疗师站在被检查侧，双手置于大腿远端内外侧向后倾，对下肢进行轴向牵引。也可在膝关节伸直时将双手置于踝关节处施加轴向牵引力，但膝关节有病变或过度松弛时不使用此种牵引。轴向牵引力可将股骨头拉离髋臼。

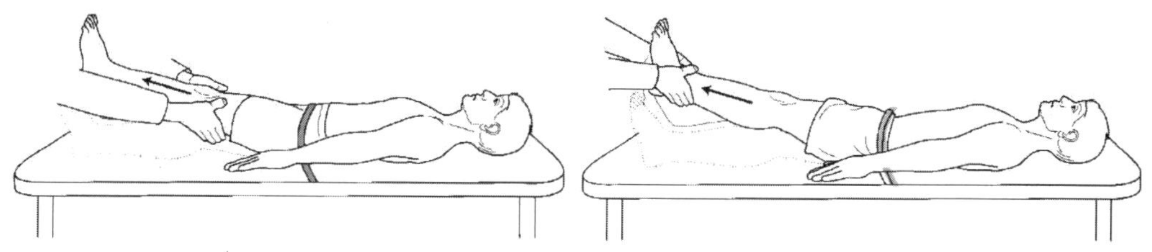

A. 髋关节长轴牵引　　B. 髋关节过膝长轴牵引

图 11－11 长轴牵引

（2）侧方分离（lateral distraction or glide）（图 11－12）：患者取仰卧位，固定骨盆，髋关节休息位并且膝关节屈曲位。治疗师站在患侧，手置于大腿近端接近腹股沟处。在与股骨成 90°的方向施加侧方分离牵引力，可将股骨头与髋臼分离。也可使用松动带套入接近患者腹股沟处，之后缠绕在治疗师的臀部。治疗师身体后倾，借助身体重量对髋关节施加侧方分离的牵引力，同时一只手可置于患者髋关节和大腿远端防止下肢外展和扭转。

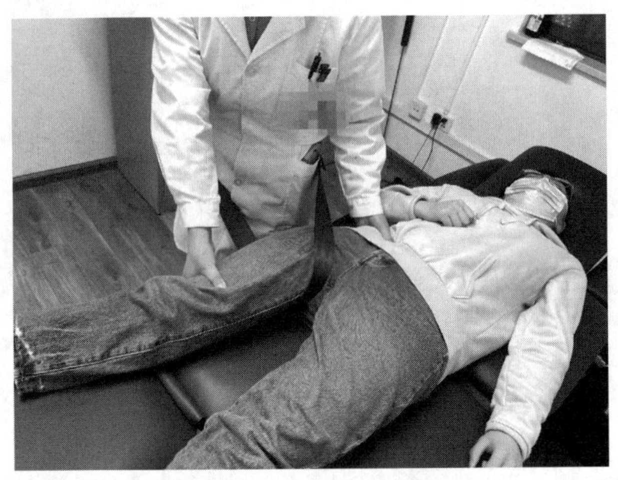

图 11－12　侧方分离

(3) 股骨头前方滑动（ventral glide of femoral head）（图 11－13）：患者取俯卧位，骨盆固定在检查床上，但下肢应离开检查床不被支撑。治疗师站在患者后方，一只手置于大腿远端的前方以支持被检查的下肢；另一只手置于大腿远端后方接近臀纹处，施加向下的压力，引起股骨头向前滑动。

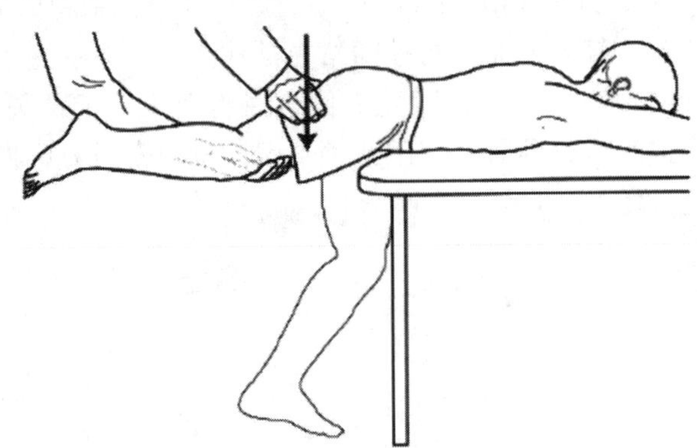

图 11－13　股骨头前方滑动

评估应关注不同体位下各向运动与疼痛或症状发生的关系。

6. 肌肉长度的评估：可用手感受受试肌群的紧张程度，同时进行两侧对比。

(1) 髂腰肌长度测试（Thomas 测试）：患者取仰卧位，两侧髋关节处于休息位。观察是否存在骨盆前倾和脊柱过度前凸，这是髋关节屈肌群短缩的表现。嘱患者一侧屈髋屈膝，大腿尽量贴近胸部（图 11－14）。如果对侧下肢髋关节屈肌群短缩则大腿会抬离床面，此时将大腿再次下压至床面时，会再次出现腰椎前凸。如果肌肉长度合适，则对侧大腿仍然可平置于床面。

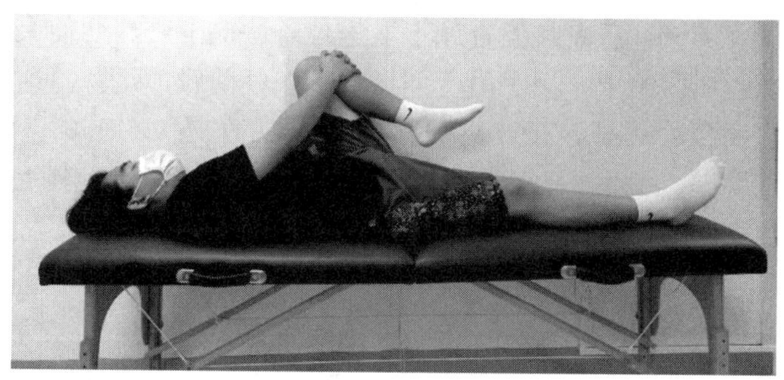

图 11－14　Thomas 测试

（2）股直肌长度测试（Kendall 测试）：患者取仰卧位，骨盆与大腿置于检查床上，小腿垂于床外，使髋关节伸展 0°，膝关节屈曲 90°。嘱患者将一侧下肢屈髋屈膝，尽量贴近胸部，观察对侧小腿抬起和屈膝角度的改变。如果小腿抬起，不能保持屈曲 90°，则可能存在股直肌短缩。Ely 测试是另一种股直肌长度的测试。患者取俯卧位，髋关节伸展 0°，治疗师被动屈曲一侧膝关节使小腿尽量贴近大腿，如果此时出现髋关节屈曲则提示股直肌紧张（图 11－15）。

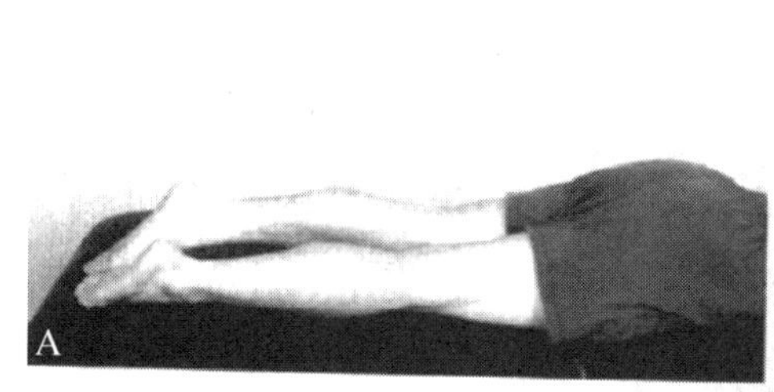

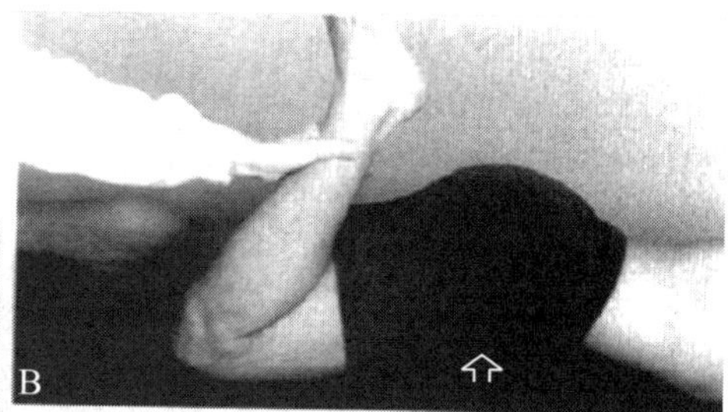

图 11－15　Ely 测试

（3）阔筋膜张肌（髂胫束）长度测试（Ober 测试）（图 11－16）：患者取侧卧位，下方腿屈髋屈膝以维持稳定，治疗师嘱患者伸直上方腿的膝关节，同时被动外展后伸上方腿的髋关节。如果髂胫束不存在短缩，则上方腿会自然下垂内收。如果存在短缩，则上方腿仍然保持外展而不落下。

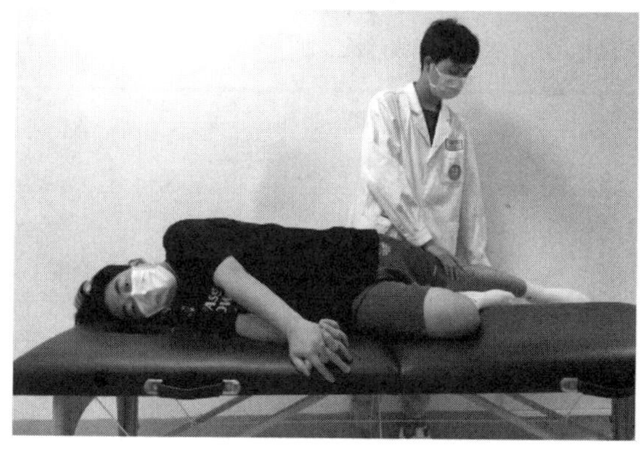

图 11－16　阔筋膜张肌（髂胫束）长度测试

（4）腘绳肌长度测试：患者在检查床上取坐位，一侧下肢屈曲使大腿贴近胸部，另一侧下肢伸展。患者屈曲躯干，用手沿着伸展的下肢朝前触摸足趾。通常能够触摸到足趾则认为腘绳肌长度合适（图 11－17）。另一种测试方法是 90°－90°直腿抬高试验：患者取仰卧位，屈髋 90°，屈膝。患者轮流伸展双侧膝关节，正常范围是 20°以内。如果腘绳肌过短，则角度减小，且患者自诉牵伸痛（图 11－18）。

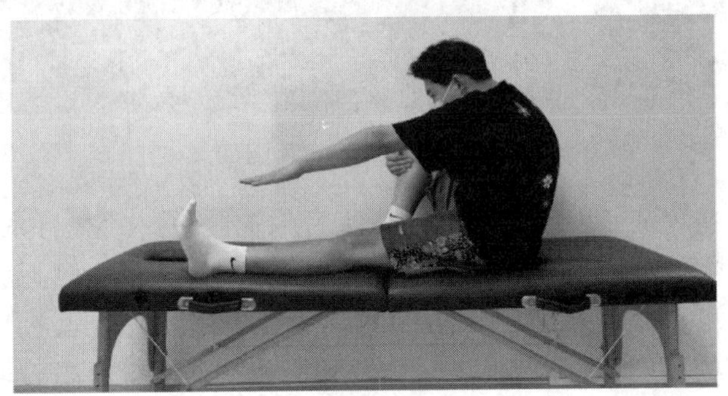

图 11－17 腘绳肌长度测试（1）

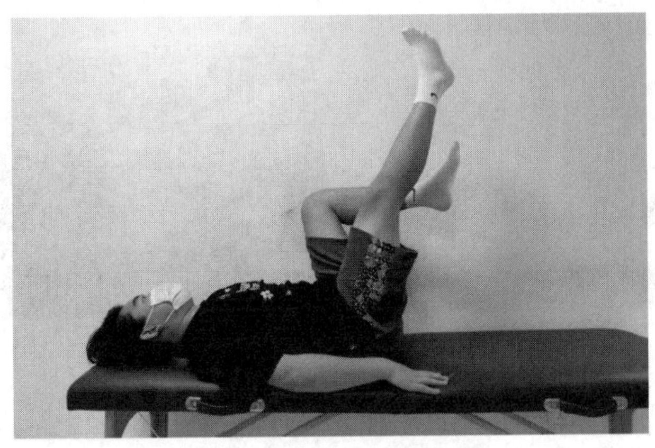

图 11－18 腘绳肌长度测试（2）

（5）内收肌长度测试（图 11－19）：患者取仰卧位，使双侧髂前上棘位于同一平面，治疗师可观察到髂前上棘连线垂直于伸直的双下肢形成的长线。如果存在内收肌（长收肌、短收肌、大收肌和耻骨肌）短缩，则患者下肢的长线与髂前上棘连线的角度小于 90°。

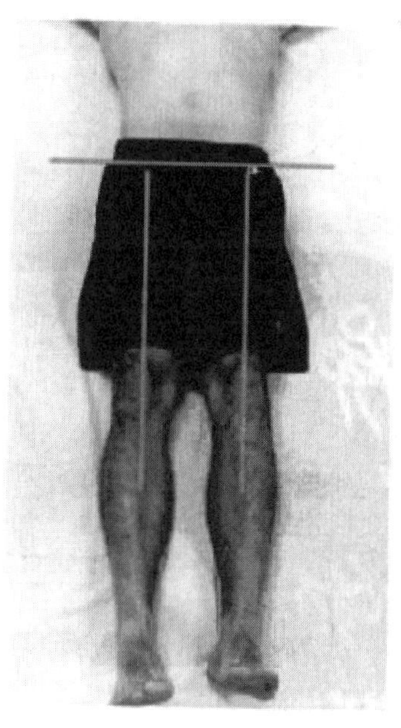

图 11－19　**内收肌长度测试**

(6) 梨状肌长度测试（图 11－20）：患者取健侧侧卧位，患侧下肢位于上方，同时屈髋 60°合并屈膝。治疗师上方手固定髋关节和骨盆，下方手置于患侧膝关节外侧往下方施加压力。如果梨状肌存在短缩，患者会告知疼痛。若梨状肌压迫坐骨神经，患者会出现臀部疼痛和坐骨神经痛。

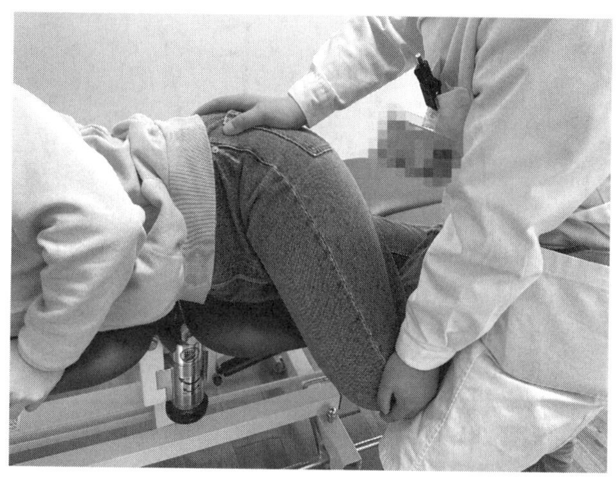

图 11－20　**梨状肌长度测试**（1）

另一测试方式（图 11－21）：患者取仰卧位，被测试髋关节屈膝 60°合并完全内收，之后治疗师被动内旋和外旋患侧髋关节。正常的活动范围均为 45°。如果梨状肌长度短缩，则活动度受限。内旋受限是由上方纤维短缩所致，下方纤维短缩会导致外旋活动受限。髋关节周围的臀大肌、臀中肌等更容易出现肌无力而少见肌肉紧张或短缩。

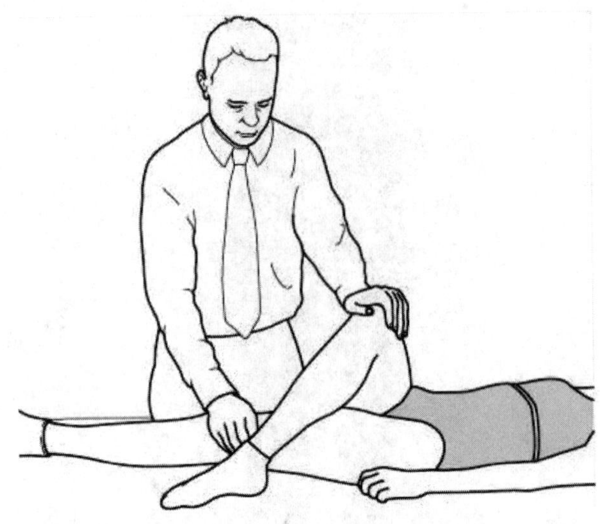

图 11－21 **梨状肌长度测试**（2）

7．神经功能评估。

（1）感觉评估：髋关节周围的轻触觉和针刺觉也应该纳入客观评估的范围。髋前外侧的皮区主要由 L_1 和 L_2 支配。髋关节周围神经的感觉支配区主要位于髋前和大腿前后区域。但由于个体差异以及解剖学定位，与患者的主观感受可能存在差异。髋关节周围神经根支配皮节图示见图 11－22。

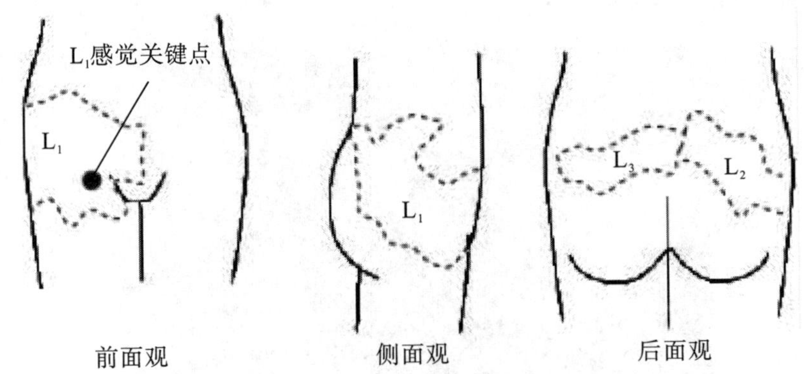

图 11－22 **髋关节周围神经根支配皮节图示**

（2）反射评估：髋关节检查中无可诱发的反射。

（3）肌力评估。

1）徒手肌力测试（manual muscle test，MMT）：髋关节有三个轴向的运动，包括矢状面的前屈后伸、冠状面的内收外展和水平面的内旋外旋，因此需要做三个轴向的肌力测试。临床常用的是徒手肌力测试。下面介绍髋关节周围肌群徒手肌力测试方法。

髋外展肌力测试（图 11－23）：患者取侧卧位，若上方腿可以上抬至全范围，则判断为可抗重力，可进行抗阻力测试。治疗师于患者后方站立，一只手固定上方骨盆，接近大转子近端处，另一只手置于膝关节上方，嘱下肢往上抬起时施加向下的阻力。

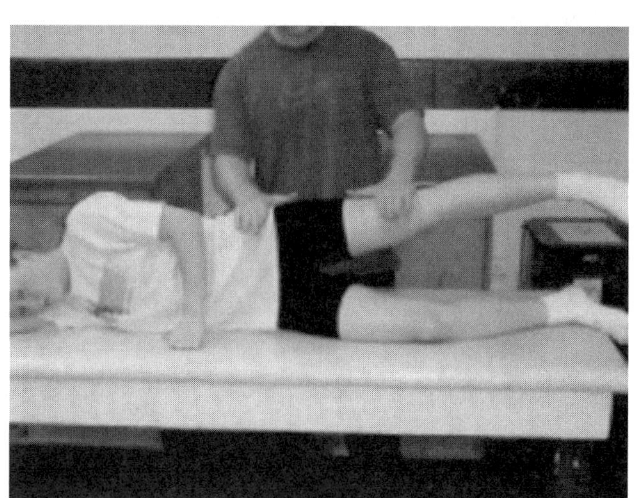

图 11－23　**髋外展肌力测试**

髋内收肌力测试（图 11－24）：患者取侧卧位，治疗师于患者后方站立，患者上方腿外展 25°并由治疗师协助固定。若患者可上抬下方腿并平行于上方腿，则判断为可抗重力，可进行抗阻力测试。测试时患者处于同一体位，治疗师一只手置于下方腿膝关节上方，嘱下方腿往上抬起时施加向下的阻力。

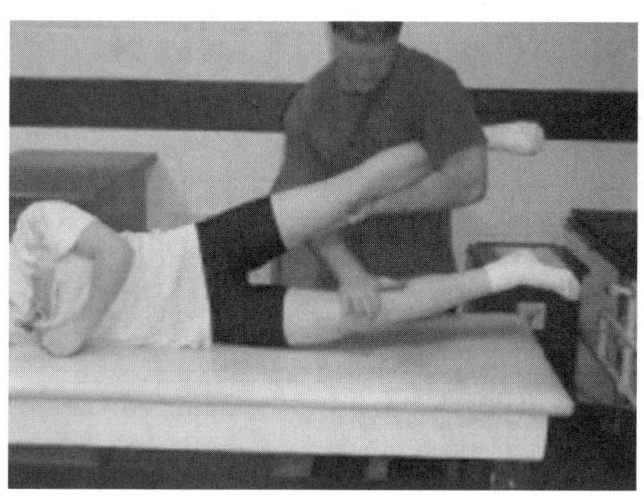

图 11－24　**髋内收肌力测试**

髋屈曲肌力测试（图 11－25）：患者取屈髋屈膝 90°坐位，可以手扶住床边沿或支撑于床面以防止移动。治疗师站于被测试下肢一侧，一只手置于被测试下肢的膝关节近端，嘱患者往上屈曲髋关节时施加向下的阻力。

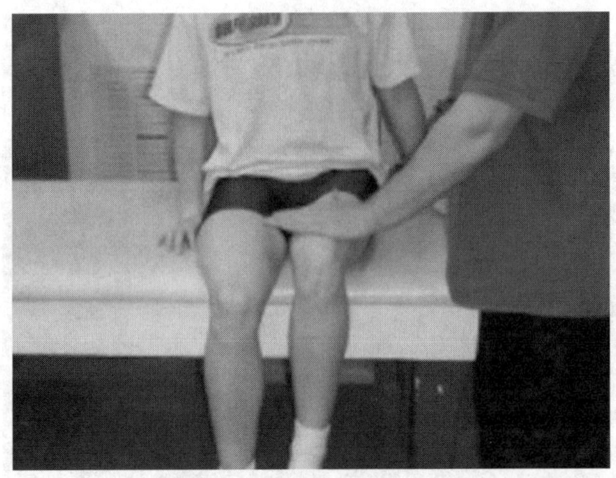

图 11－25　髋屈曲肌力测试

髋后伸肌力测试（图 11－26）：患者取俯卧位，被测试下肢屈膝，治疗师站在被测试下肢同侧。一只手固定于骨盆后侧，另一只手置于膝关节近端，嘱患者往上后伸髋关节时施加向下的压力。另一测试方式是被测试下肢伸膝，测试方法同上。伸膝测试时，腘绳肌处于未收缩状态，因此在髋关节后伸时成为协助后伸的肌群。而屈膝测试时腘绳肌已经收缩，在髋关节后伸时难以再次收缩协助后伸。

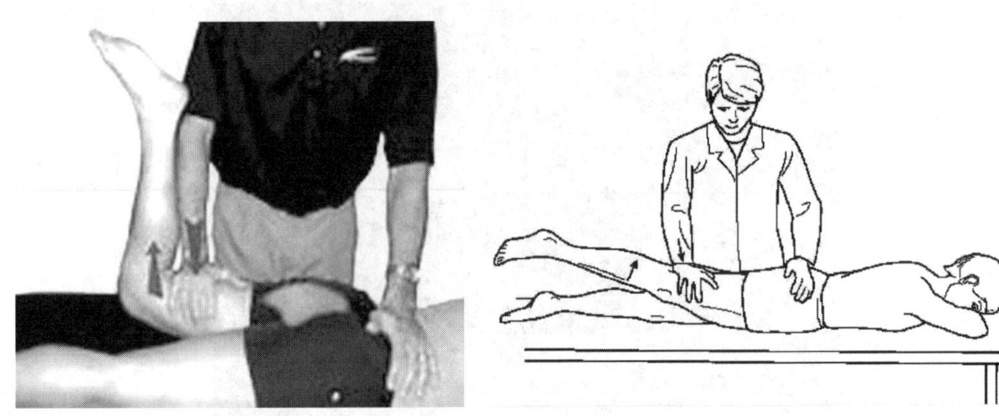

图 11－26　髋后伸肌力测试

髋内旋肌力测试（图 11－27）：患者取坐位，治疗师取坐位或蹲位，在被测试下肢的对侧。一只手置于大腿远端内侧，另一只手置于小腿远端外踝上方，嘱患者朝内旋转髋关节时施加相反的阻力。

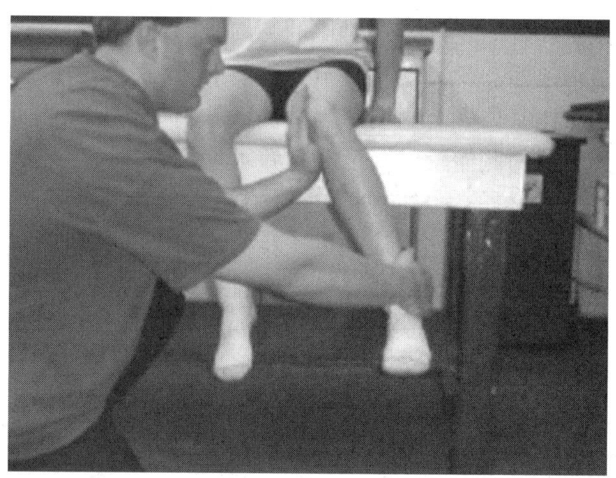

图 11－27 髋内旋肌力测试

髋外旋肌力测试（图 11－28）：患者取坐位，治疗师取坐位或蹲位，在被测试下肢的同侧。一只手置于患者大腿远端外侧，另一只手置于小腿远端内踝上方，嘱患者朝外旋转时施加相反的阻力。

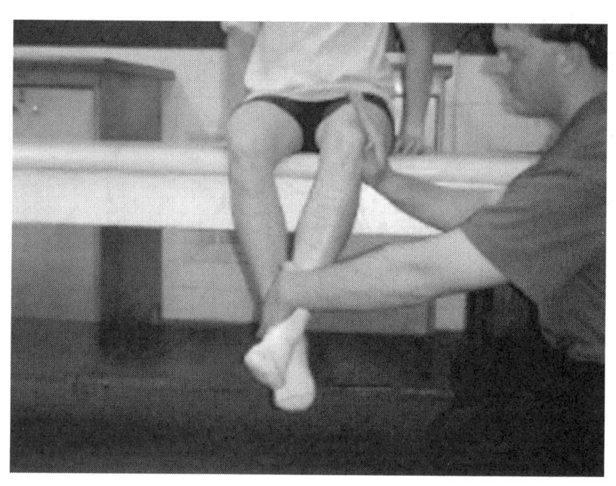

图 11－28 髋外旋肌力测试

2）等长抗阻肌力测试：若患者由于疾病或等张肌力测试为禁忌证，可采用等长抗阻肌力测试。嘱患者处于相应位置，并在可实现的安全的活动范围内做等长收缩。检查时将手放在相应抗阻力位置，并叮嘱患者“我将要朝某方向活动您的腿，请用力抵抗，不要让我移动”，以确保运动是等长的。

肌力测试时需要同时记录是哪一种运动导致疼痛或出现运动不能、减弱的情况，以协助确定患者的问题是不是肌源性问题及严重程度。

8. 触诊：为使髋关节处于较稳定的位置并方便触诊，通常让患者在放松的情况下采取仰卧位或俯卧位。触诊时力度不能过大，如果触诊加重了患者的疼痛，那么患者可能难以配合，或者疼痛进一步限制了活动。触诊时要同时注意观察局部是否有皮肤颜色改变、手术切口、渗出和骨骼轮廓，并对比两侧的肌肉维度和对称性等。

可触及的骨性结构包括髂棘、髂骨结节、髂前上棘、大转子、髂后上棘、坐骨结节等。触诊时注意两侧对比其位置与高度。当两侧下肢不等长、一侧骨盆倾斜或旋转、骶髂功能障碍时可能会出现两侧髂棘的高度和位置不一致。

9. 特殊检查：主诉所得的信息会使治疗师对患者的诊断或病理改变有一定的预测和预判。髋关节的特殊检查可协助治疗师进一步明确诊断髋关节的病理改变。特殊检查的敏感度较高，而特异度则相对较低。这就意味着特殊检查结果如果是阳性，则治疗师可以判断某病理改变是高度可能存在的。相反，如果是阴性结果，却不一定能够排除该问题，需要治疗师结合其他检查结果综合研判。

(1)“4”字试验（图 11−29）：患者取仰卧位，被测试下肢踝关节外侧置于对侧下肢的膝关节之上，使患侧下肢处于屈曲合并外旋位置。治疗师站于被测试下肢一侧，一只手置于对侧髂前上棘进行轻柔的固定，另一只手置于被测试下肢的膝关节缓慢往下方施加压力。阴性结果是被测试下肢的膝关节可以接触到检查床或与对侧下肢平行。如果未达到平行或未到达检查床面时患者已诉疼痛或不适，或抗拒被下压，则提示结果阳性。该测试对髋关节和骶髂关节施加了压力，因此阳性结果意味着同侧髋关节、骶髂关节和髂腰肌等可能存在病变。

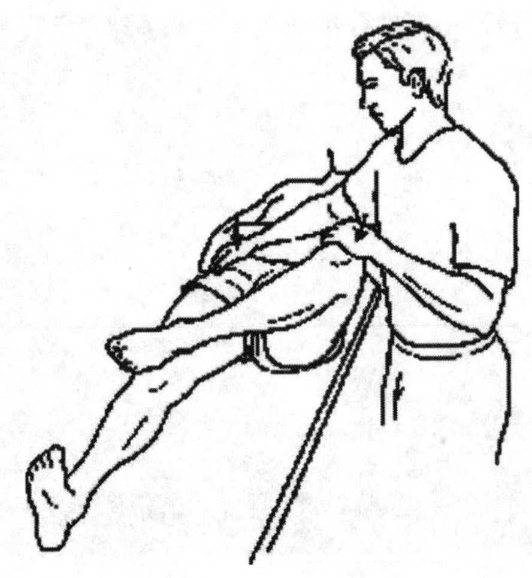

图 11−29　“4”字试验

(2) Trendelenburg 征（图 11−30）：该测试用于检查患侧髋关节的稳定性及外展肌群在稳定骨盆中的作用。嘱患侧单腿站立，对侧下肢抬离地面，治疗师在患者正面或背面观察单腿站立时两侧骨盆的对称性。正常情况下，对侧（非负重侧）骨盆应上抬，与患侧骨盆保持平行。如果对侧骨盆下降，低于患侧，提示患侧臀中肌力量不足、髋关节不稳定。

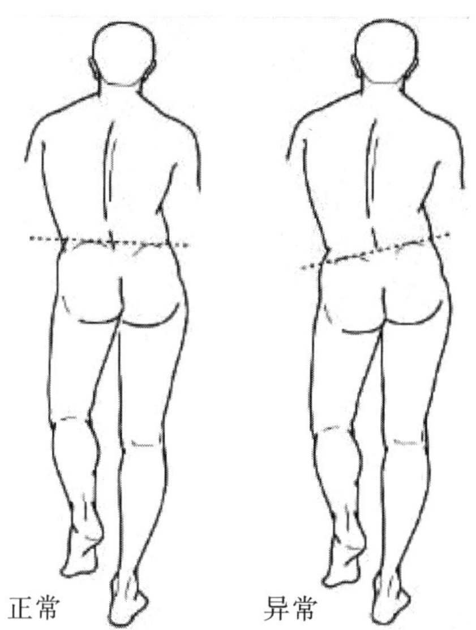

图 11－30 Trendelenburg 征

（3）Craig 试验（图 11－31）：又称为 Ryder 试验，用于测试股骨前倾和股骨前扭转的角度。股骨前倾角度是指股骨头颈连线与股骨干的冠状面所形成的夹角，该角度会随着年龄的增长而减小。前倾角度过大会导致患者出现髋内旋步态（toe－in），同时髋关节外旋活动受限。测试时患者取俯卧位，髋伸直位合并屈膝 90°。治疗师首先触诊患侧大转子处，然后内旋和外旋髋关节直到大转子与检查床平行，或大转子转到最外侧凸起的体位。之后测量垂直地面的垂线和小腿的长轴线之间的夹角以估计前倾角度的大小。更精确的测量则需要通过 X 线片完成。

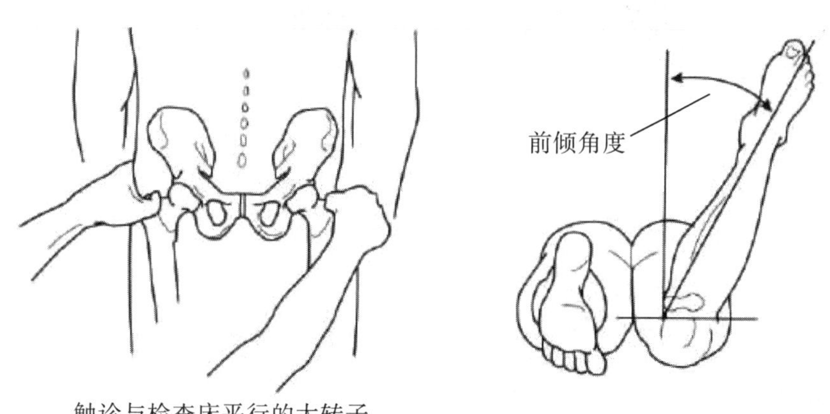

图 11－31 Craig 试验

（4）臀部体征测试（图 11－32）：协助明确病变是否发生在髋关节。患者取仰卧位，治疗师被动抬起患侧下肢进行直腿抬高试验。如果活动受限，则嘱患者屈曲膝关节后再进一步屈髋。如果此时仍不能进一步屈髋或维持原范围，则提示病变发生在髋关节，如坐骨滑囊炎、关节囊炎症等。

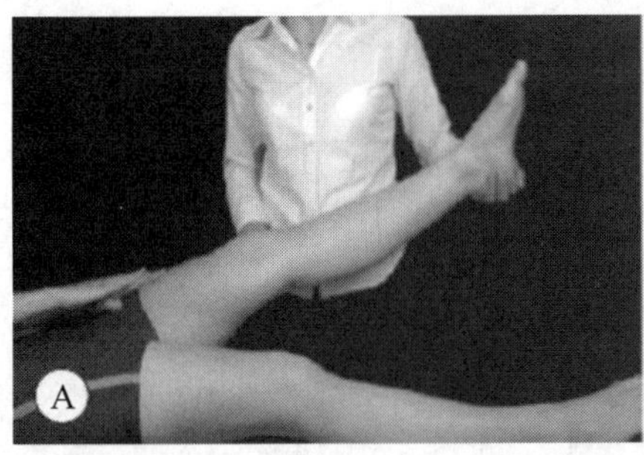

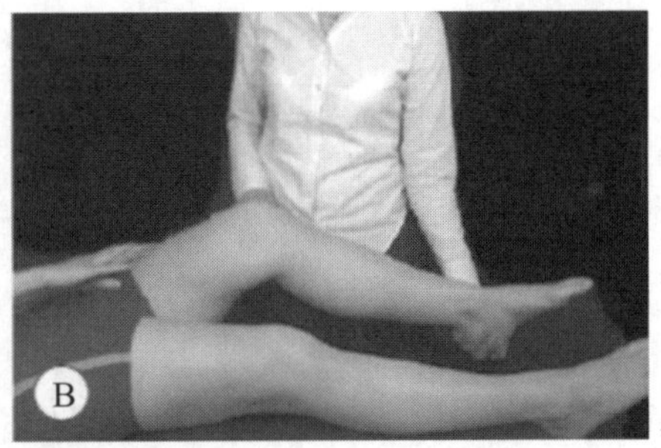

图 11－32　臀部体征测试

（5）FADIR 测试（图 11－33）：主要用于股骨髋臼撞击综合征的检查。患者取仰卧位，治疗师被动屈髋屈膝 90°后，内收内旋髋关节。如果患者在检查过程中产生疼痛，即为阳性结果。

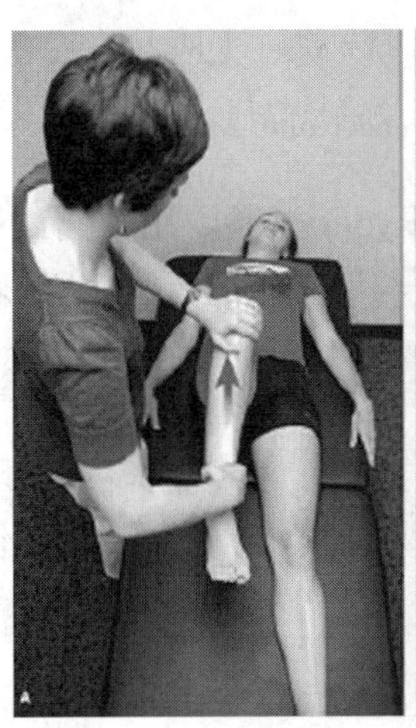

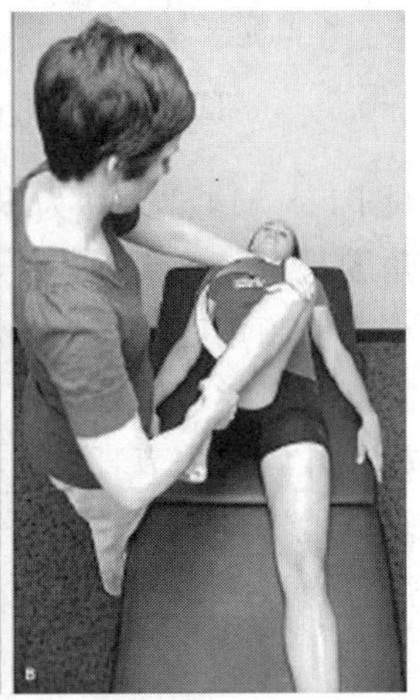

图 11－33　FADIR 测试

（6）关节盂唇前方撕裂试验（图 11－34）：患者取仰卧位，治疗师被动屈曲、外展和外旋患侧髋关节，再伸展、内收、内旋髋关节。检查过程中如果出现疼痛即为阳性结果。

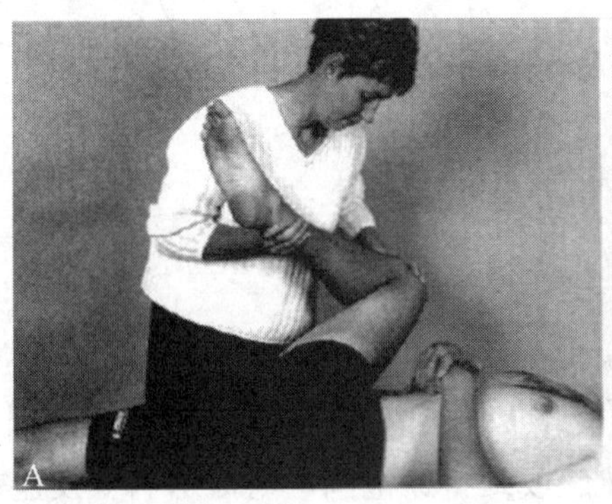

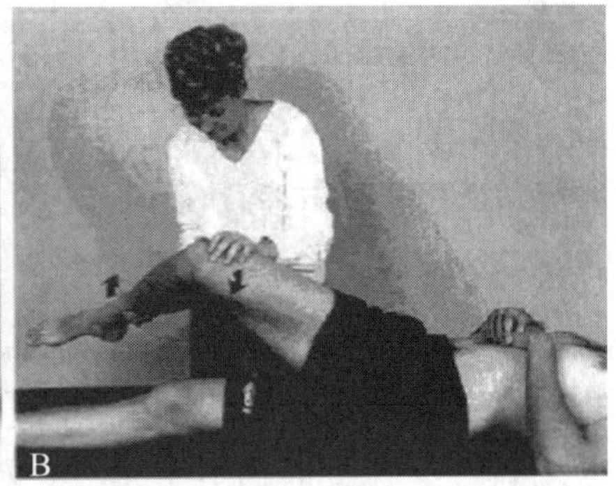

图 11－34　关节盂唇前方撕裂试验

（7）关节盂唇后方撕裂试验（图 11－35）：患者取仰卧位，治疗师屈曲、内旋和内收髋关节，再伸展、外旋和外展髋关节。检查过程中如果出现疼痛即为阳性结果。

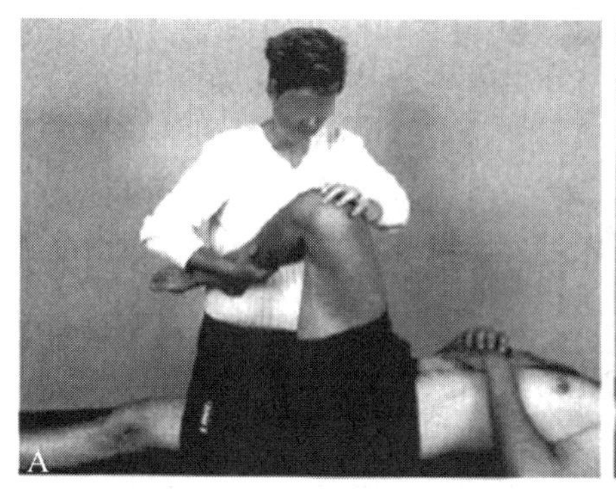
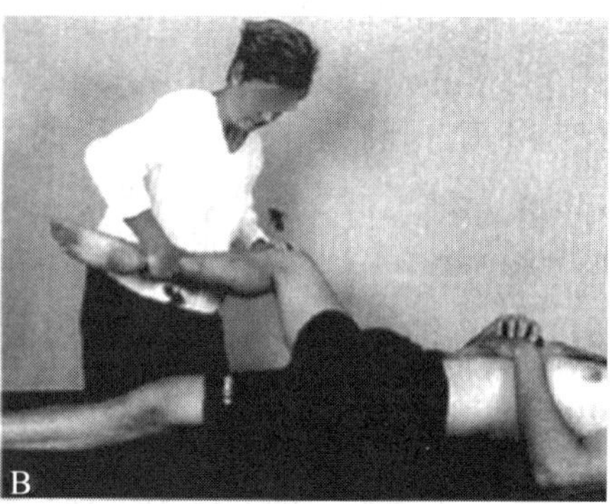

图 11－35　关节盂唇后方撕裂试验

10. 辅助检查：X 线检查、CT 检查、MRI 检查和超声检查。

第四节　案例分析

一、案例介绍

患者，男性，67 岁，骨科医生确诊为髋关节骨性关节炎。为进一步解决患者疼痛和活动受限问题转诊至康复科。

患者已退休，退休前工作为办公室职员。有两个成年子女，但均在外省工作，目前与 64 岁妻子共同居住，妻子诊断高血压，一直服药治疗。患者自诉退休后生活较规律，每天需要买菜做饭、到小区和公园游玩，站立和步行时间较多，但无剧烈的运动习惯。最近由于长时间站立或步行后产生疼痛，已经减少了外出活动，增加了在家坐着的时间。

二、评估过程

（一）主观评估

1. 了解患者的基本情况和主诉，包括以下内容：

（1）主要的症状和障碍有哪些？患者主诉为疼痛，尤其在站立 1～2 小时或步行 1 小时左右髋关节产生疼痛。目前生活基本能够自理，但是减少了站立和步行的活动，坐的时间增加。上下台阶也容易引起疼痛。活动中无弹响声。

（2）是否有明确的诊断？骨科医生已经给予“髋关节骨性关节炎”的诊断。

（3）患者的年龄、职业、运动习惯和生活环境等信息。患者生活在有电梯的小区内，家住 15 楼。小区内有上下台阶，但最长不超过 10 个。小区内道路比较平坦，无明显上下坡。

（4）患者的期望是什么？患者期望缓解疼痛，增加外出的时间。

2. 症状的部位以及表现：患者疼痛局限于髋前和外侧，没有放射痛，髋关节和下肢无针刺或麻木感，同时诊断明确，因此可以排除神经损伤问题。疼痛部位集中在髋前腹股沟处和外侧，延伸至后侧 1/3 处，偶尔在膝关节内侧也能感受到疼痛。位置较深，倾向于钝痛、胀痛，休息时 VAS 评分 2/10。步行时间过长后疼痛最高可达 4/10～5/10，休息后缓解。初次检查时患者从骨科平路步行至康复科门诊花费 15 分钟，诉轻度不适。

3. 病程发展：1 年前与朋友爬山后首次出现疼痛，但休息后缓解，因此并未就诊。之后没有改变日常锻炼和生活的习惯，但在步行 1～2 小时后出现疼痛，近半年发生疼痛的频率较高，通过休息能够缓解，但休息时间增加且缓解程度有所不足，因此就诊。

4. 患者基本物理信息以及医疗史：身高、体重、吸烟史、饮酒史、饮食习惯、既往史。患者 BMI 为 $25kg/m^2$，轻度肥胖。整体状况良好，患高血压 5 年，一直服用药物，控制良好。无髋关节外伤史，无其他药物史。

5. 患者主观感受：心理状况良好，对于目前的疼痛虽然能够忍受，但希望尽快消除疼痛，恢复之前的锻炼和日常活动。

（二）客观评估

1. 功能性活动和骨性关节炎严重程度指数：30 秒椅子站起测试结果是 12 次，Harris 髋关节评分得分为 72，TUG 结果是 10 秒。

2. 关节活动范围测量：主动/被动内旋和屈曲时出现疼痛，VAS 评分 3/10。主动髋关节内旋活动度为 10°，被动内旋至 15°时患者由于疼痛拒绝进一步被动活动。髋关节长轴牵引时患者诉感觉轻松，疼痛减轻。

3. 肌力测试：徒手肌力测试两侧对比显示，患侧髋关节外展肌群和伸膝肌群肌力为 4 级，弱于健侧。视诊未发现明显的肌肉萎缩。

4. 步态分析：患者无辅具下独立步行，轻度跛行步态，患侧支撑相缩短，两侧负重轻度不对称，重心偏向健侧。两侧步长不对称，健侧步长轻度减少。

三、物理治疗思路分析

1. 骨科医生对患者已有诊断，物理治疗中的主观评估和客观评估结果是否支持该诊断？是否能够根据主观评估和客观评估的结果判断其疾病严重程度和临床分期？

2. 引起患者髋关节骨性关节炎的风险因素包括哪些？如何在后续评估和治疗中进一步明确这些风险因素并进行适当的宣教？

3. 根据评估结果，你还想增加哪些检查？为什么？

4. 根据评估结果和疾病进程，你可以设计哪些治疗方案？患者的家庭和小区环境是否适合进行训练？通过哪些效果评价指标来衡量治疗效果？

（唐　欣）

主要参考文献

[1] Veronese N, Maggi S. Epidemiology and social costs of hip fracture [J]. Injury, 2018, 49 (8): 1458−1460.

[2] Kolasinski S L, Neogi T, Hochberg M C, et al. 2019 American college of rheumatology/arthritis foundation guideline for the management of osteoarthritis of the hand, hip, and knee [J]. Arthritis Care & Research (Hoboken), 2020, 72 (2): 149−162.

[3] Menge T J, Truex N W. Femoroacetabular impingement: a common cause of hip pain [J]. The Physician and Sportsmedicine, 2018, 46 (2): 139−144.

[4] Casartelli N C, Brunner R, Maffiuletti N A, et al. The FADIR test accuracy for screening cam and pincer morphology in youth ice hockey players [J]. Journal of Science and Medicine in Sport, 2018, 21 (2): 134−138.

[5] Swarup I, Penny C L, Dodwell E R. Developmental dysplasia of the hip: an update on diagnosis and management from birth to 6 months [J]. Current Opinion in Pediatrics, 2018, 30 (1): 84−92.

[6] Reiman M P, Mather R C, Cook C E. Physical examination tests for hip dysfunction and injury [J]. British Journal of Sports Medicine, 2015, 49 (6): 357−361.

第十二章　膝关节物理治疗评估

第一节　解剖基础

一、膝关节解剖

膝关节（图 12－1）由胫股关节和髌股关节组成。胫股关节由远端膨大的股骨髁和近似平面的胫骨近端关节面组成。膝关节半月板改善了关节面契合度不高的情况，但是其稳定性依然不足，需要依靠周围的软组织来维持。髌股关节由髌骨和股骨构成。髌骨是人体最大的籽骨，镶嵌在股四头肌肌腱内，因此活动性很大，容易造成异常活动和髌股关节半脱位。髌骨后表面中央有一垂直嵴，把后表面分为内关节小面和外关节小面，并与股骨髁间沟形成关节。当膝关节屈曲时，髌骨会往远端滑动；当膝关节伸直时，髌骨会向近端滑动（图 12－2）。

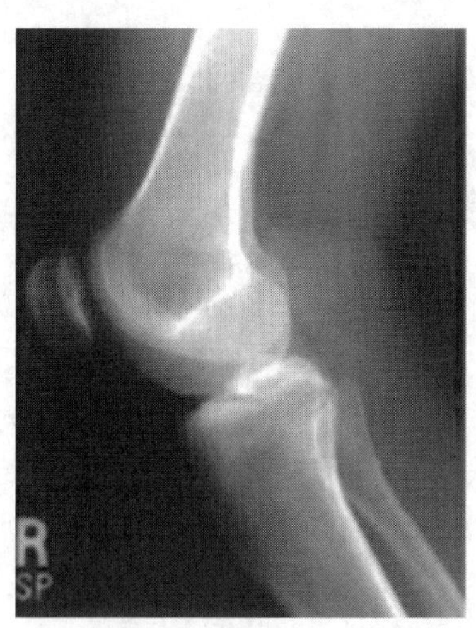

图 12－1　X 线片显示膝关节骨和关节构成

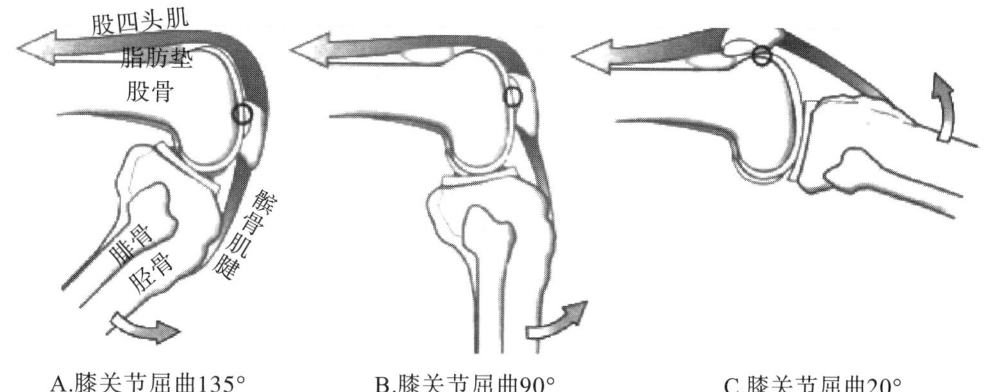

A.膝关节屈曲135°　　B.膝关节屈曲90°　　C.膝关节屈曲20°

图 12－2　伸膝时髌股关节运动学

股四头肌的收缩会将髌骨自然向外拉（图 12－3），股骨滑车的外侧嵴比内侧嵴突出，有效防止了髌骨向外侧脱位的可能。但如果外侧嵴发育不良，就可能导致髌骨向外侧脱位。

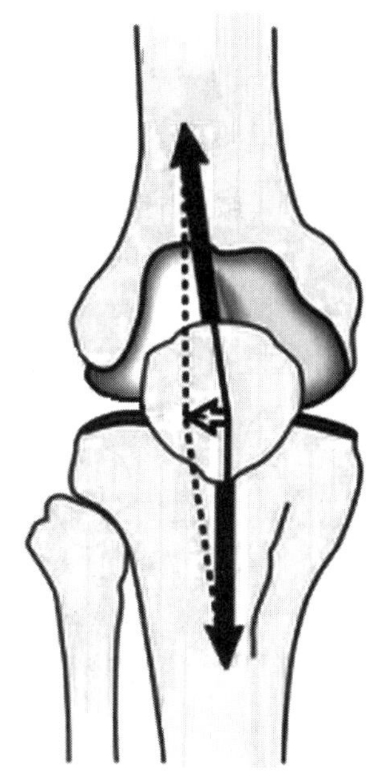

图 12－3　股四头肌作用在髌股上产生外向的力

由于股骨颈的倾斜角使股骨稍向内侧倾斜，膝关节在冠状面上存在生理性外翻（图 12－4）。骨盆越宽，股骨与胫骨形成的这个角度越大，因此女性的膝关节生理性外翻比男性更加明显（图 12－5）。若外翻角度小于 170°，则称作过度膝外翻或“X”形腿；若外翻角度大于 180°，则称作膝内翻或“O”形腿。过大或者过小的外翻角度会对膝关节内外侧腔室造成过大的压力，最终引起关节软骨的退化，造成膝关节骨性关节炎（图 12－6）。

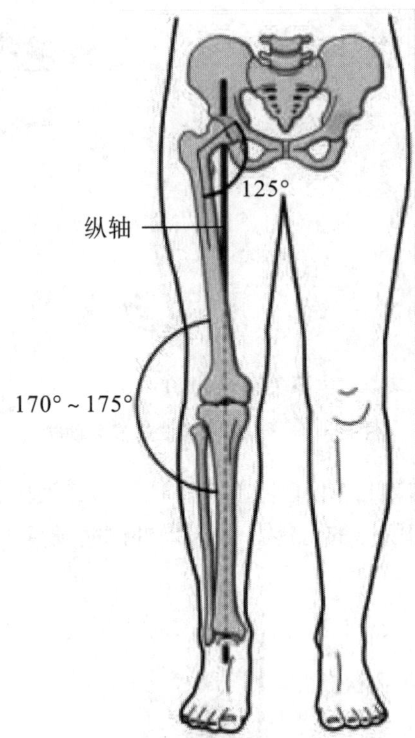

图 12-4 膝关节生理性外翻

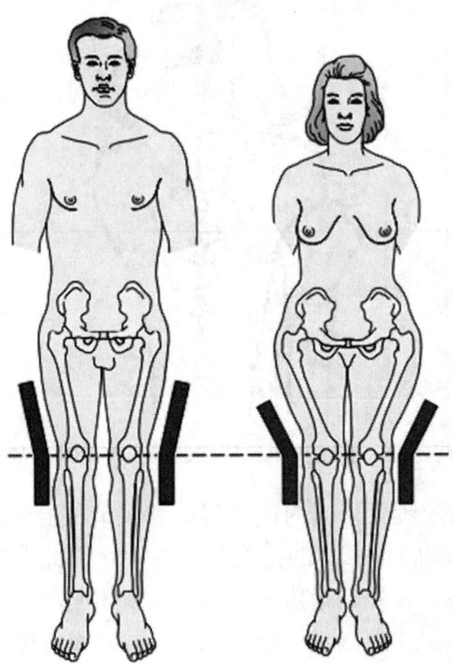

图 12-5 男、女性膝关节生理性外翻差异

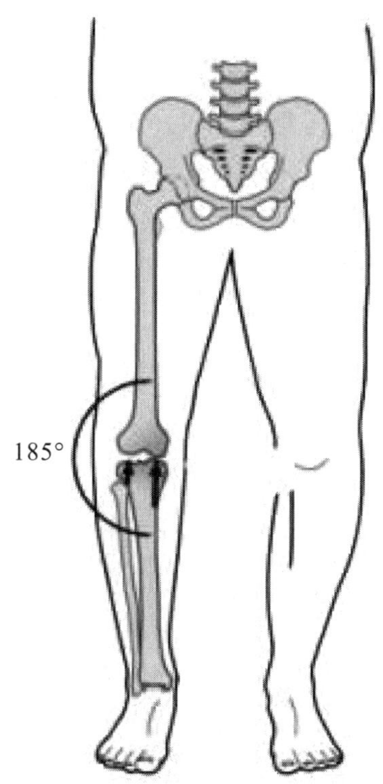

图 12－6 膝内翻引起的膝内侧骨性关节炎

二、膝关节功能表现

膝关节的动作主要在两个平面，矢状面上的屈曲、伸展和水平面上的轴向旋转。屈伸是膝关节的主要运动方式，其范围受髋关节的位置影响。髋关节在屈曲位置，膝关节主动屈曲范围可达 140°；但髋关节在伸展位置，膝关节主动屈曲范围则仅 120°。主动伸膝通常可达 0°，同时也允许 5°～10°的过伸。

膝关节屈伸运动遵从凹凸原则。在开链的屈伸膝运动中，凹面的胫骨髁绕股骨进行相同方向的滚动和滑动。在闭链的屈伸膝运动中，凸面的股骨髁在胫骨平台上滚动，与滑动方向相反。

膝关节的轴向旋转可分为主动旋转和自动旋转。当膝关节伸直时，胫骨、股骨基本不会发生旋转，主动的轴向旋转需膝关节处于屈曲状态才能进行。当膝关节屈曲 90°时，胫骨相对股骨可完成 30°～40°的外旋和 20°～30°的内旋。

自动旋转是膝关节运动的重要机制。胫股关节面的形状使膝关节在屈伸的同时伴有胫骨自动旋转。在膝关节伸直时，胫骨外旋 10°～15°，帮助膝关节完成锁定，股骨髁的形状和前十字韧带的张力都引导这个机制。当膝关节开始屈曲时，胫骨自动相对股骨做内旋活动，解开锁定。

在运动时，膝关节除了起到将足抬离地面的作用，还吸收了运动产生的冲击力，因此过度使用和剧烈的冲击力都易造成膝关节的损伤。膝关节在屈曲时是不稳定的，此时半月板和韧带易受损伤，但膝关节在伸展时由于存在交锁机制，此时更易造成骨折和韧带撕裂。

膝关节韧带、半月板、关节囊等组织为膝关节提供了静态稳定性。前、后十字韧带又称为交叉韧带，在关节的矢状面上提供稳定性，抵抗关节前后的剪切力。前十字韧带（anterior cruciate ligament，ACL）不仅能限制胫骨前移，还能在伸膝时引导胫骨外旋。膝关节屈曲时，胫骨相对股骨内旋，前十字韧带和后十字韧带（posterior cruciate ligament，PCL）会交叉，帮助增强膝关节稳定性。膝关节周围韧带见图 12-7。

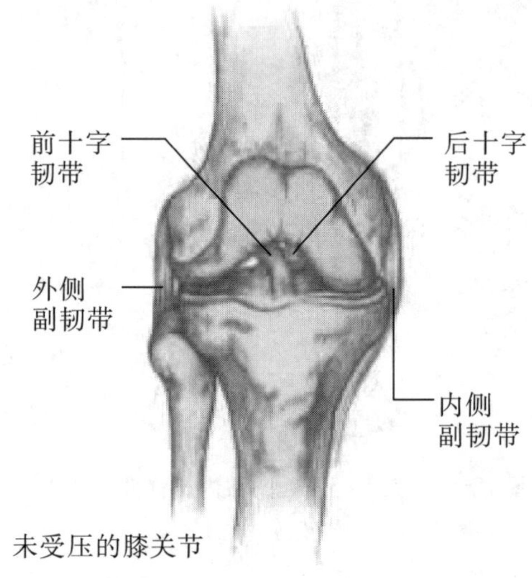

图 12-7　膝关节周围韧带

内、外侧副韧带为膝关节提供了冠状面上的稳定性，限制膝关节内外翻。内侧副韧带（medial collateral ligament，MCL）主要抵抗膝外翻力量，由于内侧副韧带部分纤维附着在内侧半月板上，因此内侧副韧带损伤时常伴有内侧半月板损伤。外侧副韧带（lateral collateral ligament，LCL）主要抵抗膝内翻力量。内、外侧副韧带在膝关节伸直时紧绷，限制膝关节在冠状面上的活动，若此时膝关节仍有内外翻活动，则提示内外侧副韧带的损伤。

半月板（图 12-8）是位于胫骨内外髁上的半月形纤维软骨盘，能吸收和分散负重。内侧半月板呈“C”形，外侧半月板呈“O”形，其中间薄边缘厚的形状增加了关节的胫股关节契合度，增加了稳定性。

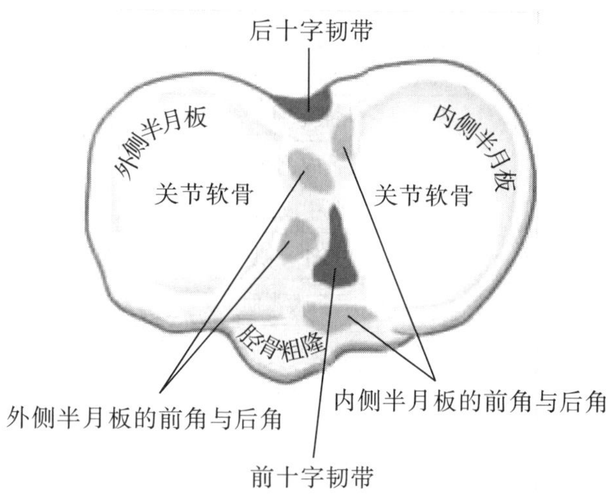

图 12-8 内侧和外侧半月板形状（胫骨上面观）

三、膝关节的神经支配

（一）膝关节的运动神经支配

膝关节的肌肉由三条神经支配：股神经、坐骨神经、闭孔神经。表 12-1 列出了膝关节所有肌肉的动作和神经支配。股神经支配股四头肌和缝匠肌。坐骨神经分为两大分支：腓总神经和胫神经。腓总神经支配股二头肌短头，胫神经支配半腱肌、半膜肌、股二头肌长头、腘肌和腓肠肌。闭孔神经则支配股薄肌。

表 12-1 膝关节的动作和神经支配

动作	肌肉名称	神经支配
屈曲	股二头肌	腓总神经、胫神经
	半腱肌	胫神经
	半膜肌	胫神经
	股薄肌	闭孔神经
	缝匠肌	股神经
	腘肌	胫神经
	腓肠肌	胫神经
	阔筋膜张肌	臀上神经
	跖肌	胫神经

续表12－1

动作	肌肉名称	神经支配
伸直	股直肌	股神经
	股内侧肌	股神经
	股中间肌	股神经
	股外侧肌	股神经
	阔筋膜张肌	臀上神经
内旋（开链）	腘肌	胫神经
	半腱肌	胫神经
	半膜肌	胫神经
	缝匠肌	股神经
	股薄肌	闭孔神经
外旋（开链）	股二头肌	腓总神经、胫神经

（二）膝关节的感觉神经支配

膝关节疼痛可能因腰骶部神经根受刺激产生，因此需掌握膝关节周围皮节分布（图12－9），帮助定位疼痛来源。

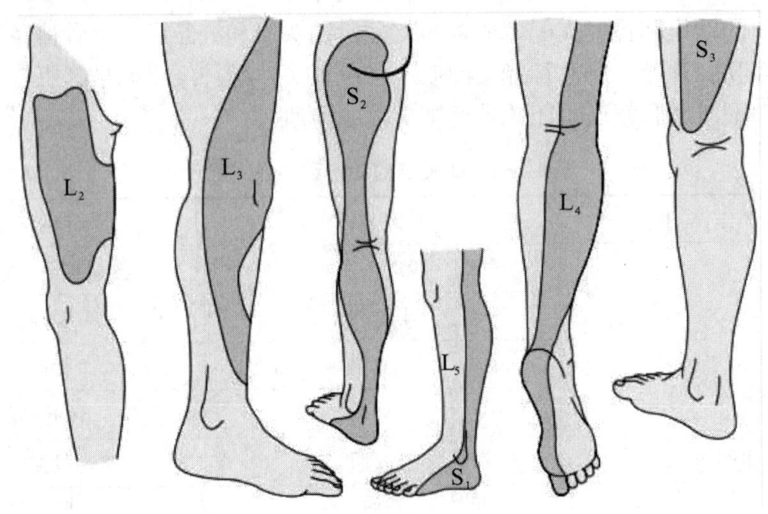

图12－9　**膝关节周围皮节分布**

L_2 神经根支配膝关节内上方的皮肤感觉区域，L_3 神经根支配膝关节内侧皮肤感觉区域，L_5 和 S_1 分别支配膝关节外侧前方和后方皮肤感觉区域，S_2 支配膝关节后方内侧皮肤感觉区域。需要注意的是，由于不同神经根支配的皮肤区域存在重叠，不同个体之间存在神经根解剖上的变异，不能仅从皮节区来诊断受累的神经根，还需结合其他症状和检查来明确受累部位。

第二节　膝关节常见疾病简介

一、膝骨关节炎

骨关节炎（osteoarthritis，OA）是 65 岁以上人群最常见的关节疾病。我国膝关节骨关节炎（knee osteoarthritis，KOA）的患病率为 8.1%，女性高于男性。其病理特点为关节软骨进行性破坏、关节边缘骨增生、软骨下骨结构改变、关节囊挛缩、韧带松弛或挛缩、肌肉萎缩无力等。通常临床表现为关节疼痛、关节活动受限、关节畸形、骨擦音和肌肉萎缩。

诊断要点：根据患者病史、症状、体征、影像学检查可做出诊断。

膝关节骨关节炎诊断标准：①近 1 个月内反复膝关节疼痛；②年龄大于或等于 50 岁；③晨僵时间小于或等于 30 分钟；④活动时有骨擦音（感）；⑤X 线片（站立位或负重位）示关节间隙变窄、软骨下骨硬化和（或）囊性变、关节缘骨赘形成；⑥MRI 检查示软骨损伤、骨赘形成、软骨下骨肿胀和（或）囊性变、半月板退行性撕裂、软骨部分或全程缺失。

满足诊断标准①+②+③+④或①+⑤或①+⑥，可诊断膝关节骨关节炎。

二、膝关节前十字韧带损伤

前十字韧带又称前交叉韧带。在体育运动中，前十字韧带是最容易损伤的韧带。非接触性损伤最常见，损伤机制包括突然减速、转向动作、膝关节过伸。接触性损伤通常累及其他结构。50%以上的前十字韧带撕裂伴有半月板撕裂。前十字韧带、内侧半月板和内侧副韧带损伤被称为恐怖三联征（O'Donoghue 三联征）。

诊断要点：前十字韧带损伤常伴有外伤史，可引起关节疼痛、肿胀、失稳。前抽屉试验阳性可提示前十字韧带损伤。MRI 检查和关节镜检查可明确诊断。

三、半月板损伤

负重状态下，膝关节屈曲并伴有胫骨旋转，容易造成膝关节半月板损伤。急性半月板损伤通常与特定的引发事件有关，常伴有撕裂声。退行性变的半月板撕裂常见于老年人。临床症状可表现为膝关节肿胀，运动时疼痛、卡压和交锁。

诊断要点：McMurray 试验和 Apley 试验阳性。MRI 检查是诊断半月板撕裂的“金标准”。

四、内侧副韧带损伤

内侧副韧带损伤常发生在膝关节易受到外翻应力的活动中，如足球、橄榄球、滑雪等。患者膝关节受到打击后，出现膝内侧疼痛、肿胀和活动受限。

诊断要点：屈膝 30°时，外翻应力试验阳性。MRI 检查是诊断的“金标准”。

五、复发性髌骨半脱位

股骨外侧髁发育不全，股骨滑车的外侧嵴变平或内侧较外侧突出，则会在伸膝时发生髌骨向外侧脱位。同时膝外翻、股内侧肌无力，也会使髌骨向外侧位移。髌骨半脱位后膝关节有屈曲倾向，髌骨周围区域疼痛或压痛，可存在关节积液。

诊断要点：Fairbank 恐惧试验阳性。X 线前后位片显示髌骨在滑车沟的位置，髌骨水平面可显示髌骨位移和内外侧股骨髁的发育情况。

六、髌腱炎

反复过度的跑跳活动会导致髌腱炎的发生，与伸膝装置的过度使用引起的髌腱微撕裂有关，髌骨的上、下极和髌韧带在胫骨的止点都会受累。表现为在伸膝抗阻时，运动过后出现膝前痛。触诊相应组织也会出现压痛。

诊断要点：伸膝抗阻时髌腱，髌骨上、下极或髌韧带止点出现疼痛，以及相应部位压痛。超声检查和 MRI 检查可看到髌腱的病理改变。

第三节　膝关节功能障碍评估

一、膝关节物理治疗评估的目的

膝关节物理治疗评估是以功能为导向的评估。一方面需要明确疾病为患者带来的功能障碍，另一方面要明确哪些功能障碍影响患者的健康及疾病变化，进而为改善患者功能提供思路。

二、主观评估

首先了解患者的主诉症状和功能障碍，对患者生活、工作和休闲活动方面的影响，患者寻求治疗的目的。为制订个体化的治疗方案，还需了解患者的日常生活、职业、爱好和生活环境等。了解患者的病史，膝关节以往是否受过外伤或进行过手术等，考量症状的发展及变化，有无治疗史，何种治疗以及治疗效果。特别注意是否安装心脏起搏器，体内是否有内固定。

三、客观评估

客观评估是建立在主观评估基础上的评估环节。基于主观评估，治疗师要建立有利于获取功能障碍诊断的客观评估方案，对检查中的风险进行识别，对患者潜在的功能问题进行进一步确认或排除，最后获取功能诊断，为构建合理有效的治疗目标及物理治疗方案提供依据。

1. 视诊：应该将膝关节的视诊融入整体的观察中，具有从整体上进行评估的理念。观察静态和动态时膝关节的姿势、步行时膝关节的运动。观察时患者需脱去适当衣物以便评估。

正面观察膝关节（图 12－10）需注意胫骨和股骨在冠状面上的对线，有无膝内翻和膝外翻，髌骨位置是否异常，膝关节周围有无肿胀，有无明显的肌肉萎缩。下蹲时有无膝过度外翻。

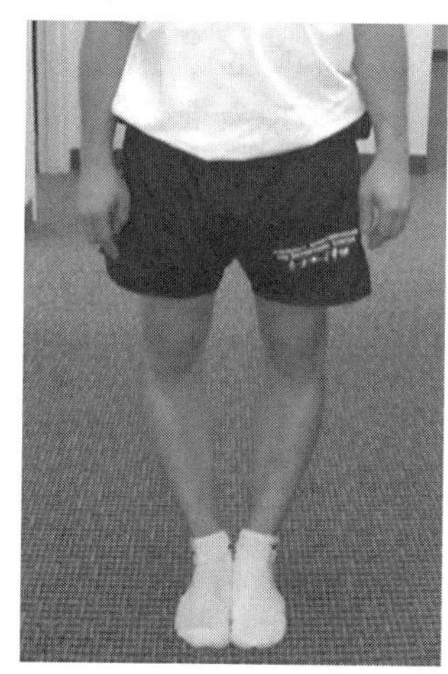

A. 双侧膝内翻

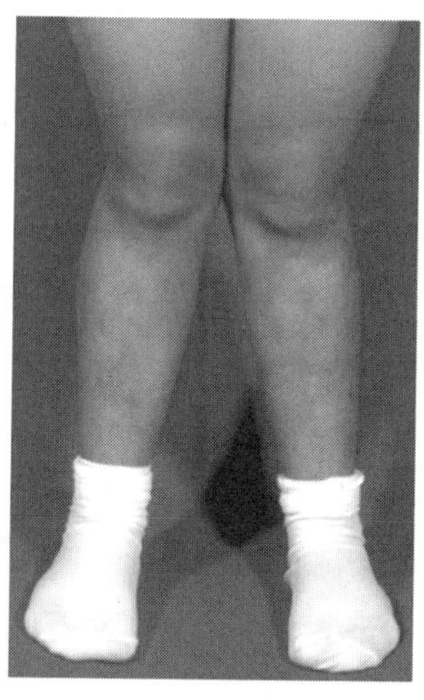

B. 双侧膝外翻

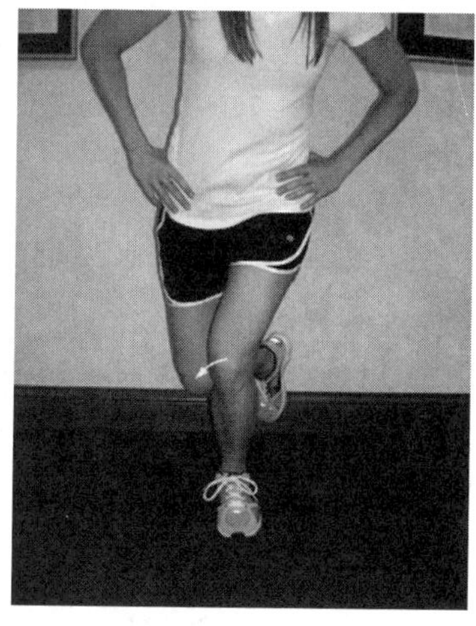

C. 动态时膝关节内收与外翻

图 12－10　正面观察膝关节

侧面观察膝关节（图 12－11）需注意有无膝关节过伸或伸直不足，两侧髌骨高度是否一致。

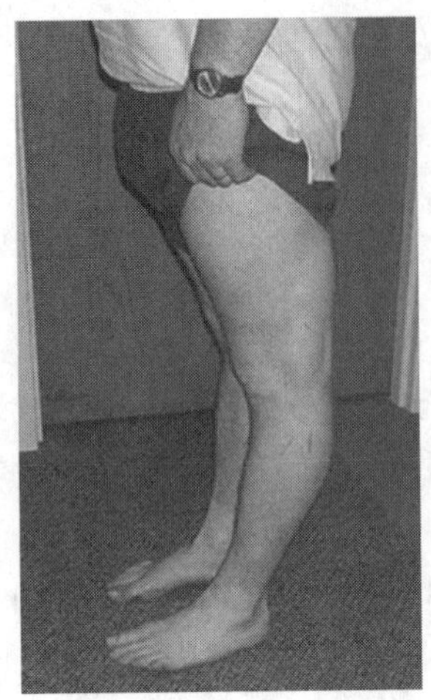

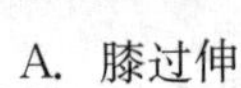

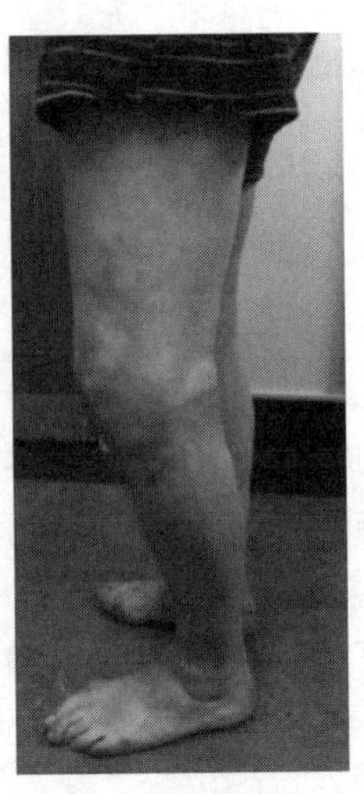

A. 膝过伸　　　　B. 膝关节屈曲畸形

图 12－11　侧面观察膝关节

后侧观察膝关节需注意腘窝有无肿胀。

对患者步态的观察需注意患者的重心是否偏向一侧，两侧下肢的支撑相时间是否相等。如存在膝关节疼痛，患侧下肢的支撑相时间会缩短，身体重心会向健侧偏移。膝关节不稳的患者，会采取膝关节周围肌肉共同收缩的策略进行代偿，表现为步行时膝关节活动度降低。

当局部视诊发现膝关节存在异常时，应该进一步评估对其他节段的影响或与其他节段的关系。例如，当发现一侧膝关节存在"X"形腿时，要注意判断其与足踝、髋关节甚至骨盆和脊柱的关系。

2. 触诊。

（1）皮温：通常治疗师可以用手背初步评估，比较两侧膝关节的皮温是否一致。治疗师可以选择体温测量仪进一步对皮温进行测量。若温度增高，代表局部可能有炎症反应。膝关节皮温检查见图 12－12。

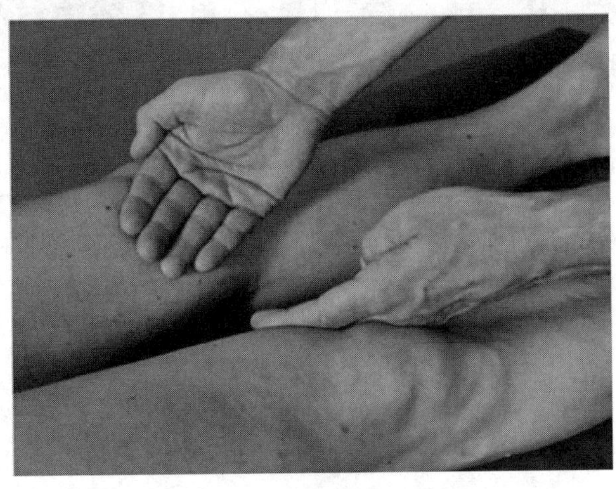

图 12－12　膝关节皮温检查

（2）肿胀：明显的肿胀通过两侧对比可以判断。若目测不明显，对大量积液的评估可用浮髌试验（图 12－13）。双手将关节积液挤压至髌骨下方，然后用一根手指按压髌骨，感受髌骨的漂浮感。

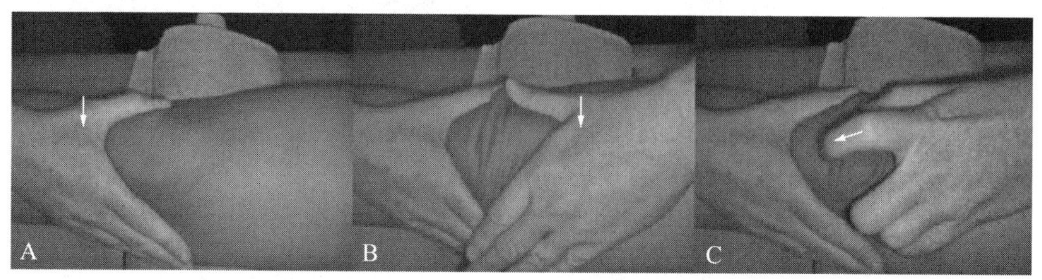

图 12－13　**浮髌试验**

对少量积液评估可用摩擦试验（图 12－14）。首先治疗师将膝关节内侧积液向上方推挤 2～3 次，然后从外侧将积液推挤至膝关节内侧，然后观察膝关节内侧出现的凸起。

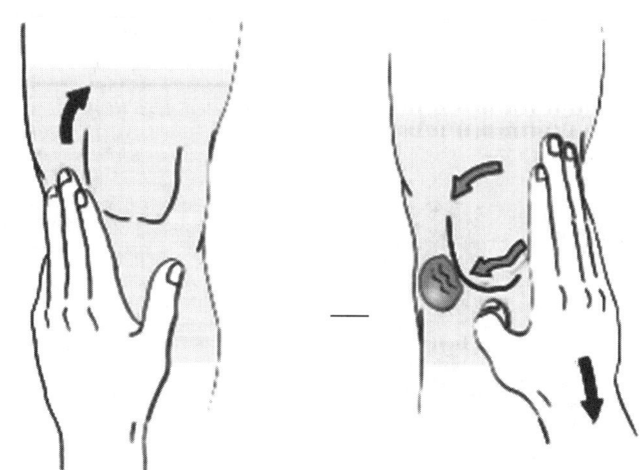

A. 将内侧积液向上方推挤　　B. 从外侧将积液推挤至膝关节内侧，并观察膝关节内侧出现 的凸起

图 12－14　**摩擦试验**

（3）结构触诊。

1）髌韧带触诊（图 12－15）：髌韧带从髌尖下方稍外侧延伸至胫骨粗隆，可触诊其内外侧缘及纤维走向。反复的抗阻伸膝可导致髌韧带产生疼痛。

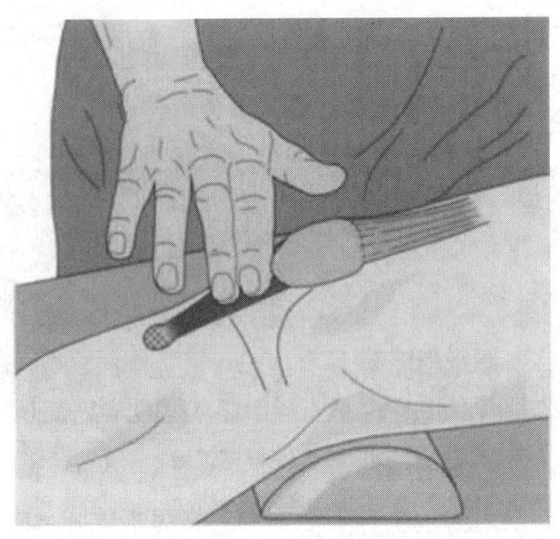

图 12－15　髌韧带触诊

2）髌下脂肪垫触诊（图 12－16）：膝关节屈伸时，在髌腱两侧的凹陷处可触诊脂肪垫。膝关节伸展时，脂肪垫被关节挤压向前，在髌腱两侧会分别出现一个凸起。触诊时比较两侧脂肪垫突出的程度，长期重复性压力会导致脂肪垫增生，提示膝关节力学因素异常。脂肪垫内有丰富的神经，是膝痛的原因之一。

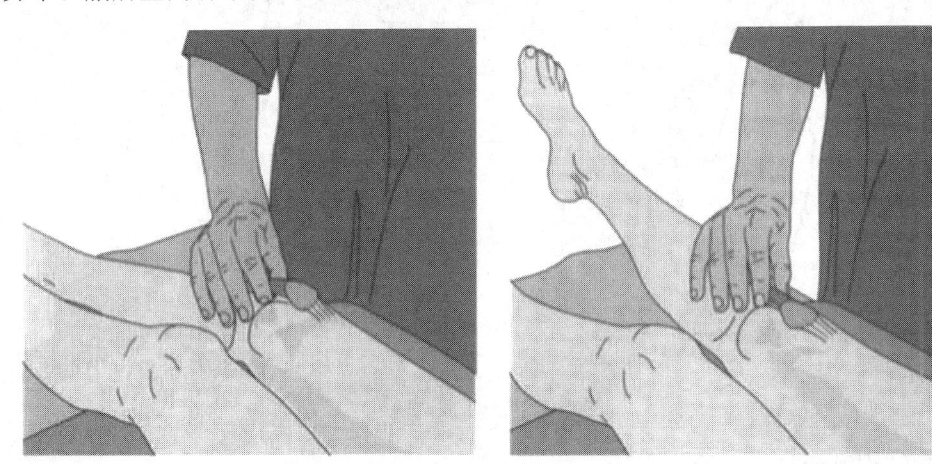

图 12－16　髌下脂肪垫触诊

3）髌上囊触诊（图 12－17）：从髌底上方开始至隆起的股直肌肌腹之间，可触及髌上囊。外伤或反复的压力会导致髌上囊产生炎症，膝关节出现疼痛和屈曲活动受限。

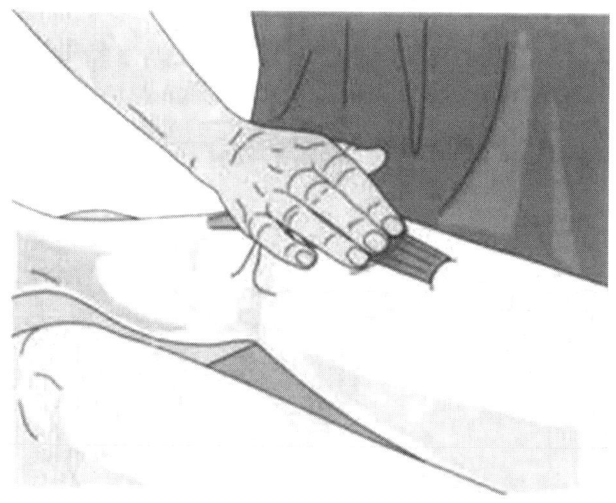

图 12－17　髌上囊触诊

4）股内侧肌触诊（图 12－18）：股内侧肌位于股骨远端内侧，在主动伸膝至完全伸展时，可触诊明显隆起。股内侧肌在膝关节疾病或术后萎缩非常快，其萎缩会导致膝关节运动力学发生改变，评估和治疗时都应重点关注。

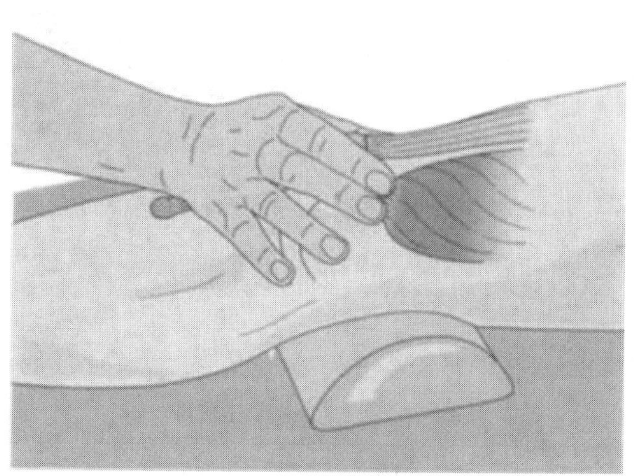

图 12－18　股内侧肌触诊

5）内侧副韧带触诊（图 12－19）：从髌韧带内侧可触及膝关节间隙，顺着关节间隙前后触诊可感觉到一个突出的隆起，即内侧副韧带，膝关节屈曲时更容易识别。

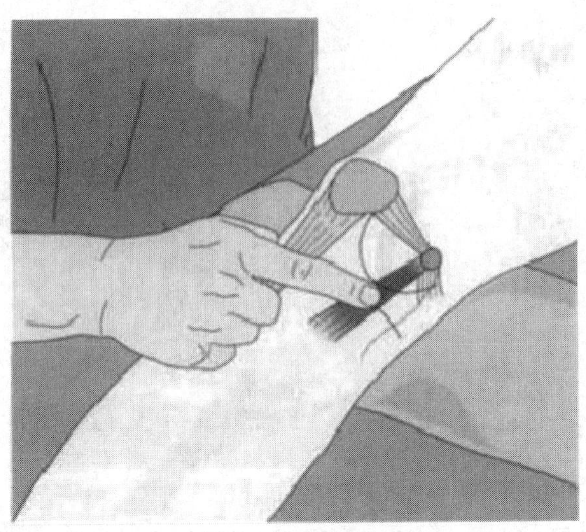

图 12－19　内侧副韧带触诊

6）外侧副韧带触诊（图 12－20）：在行“4”字试验时容易触诊，膝关节外侧可触诊短而圆的外侧副韧带。

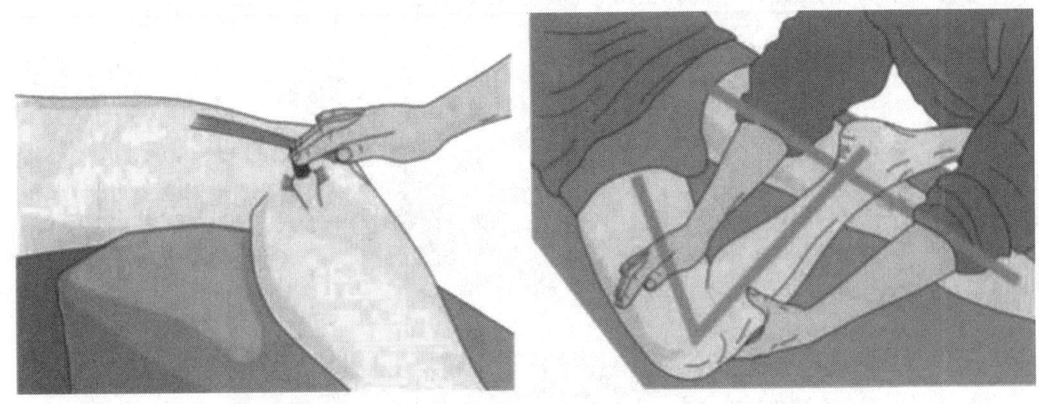

图 12－20　外侧副韧带触诊

（4）症状重现或减轻的运动：若膝关节在静止和休息时疼痛，代表此时炎症处于急性期，此阶段的物理治疗需以消炎、休息为主。若膝关节在活动时疼痛，重现膝关节疼痛时的动作就十分重要，为找到疼痛原因和制订物理治疗方案提供方向。

可根据患者描述找到相应动作。若患者描述不清，则可让膝关节做闭链和开链的屈伸动作进行筛查。评估时治疗师需用手感受胫股关节和髌股关节的运动质量（图 12－21），如髌骨活动是否流畅，髌骨活动是否受限，胫骨和股骨相对的旋转是否充分，是否有膝关节过度内外翻，活动时关节是否稳定。如果膝关节疼痛与关节运动相关，治疗师施加正常关节运动的补偿后，疼痛可能减轻或消失。例如，在膝关节伸直时，补偿胫骨相对股骨外旋动作；负重屈膝时，补偿膝关节过度外翻和膝关节相对股骨内旋不足。若补偿动作减轻了疼痛，则物理治疗方案可围绕此方向开展。

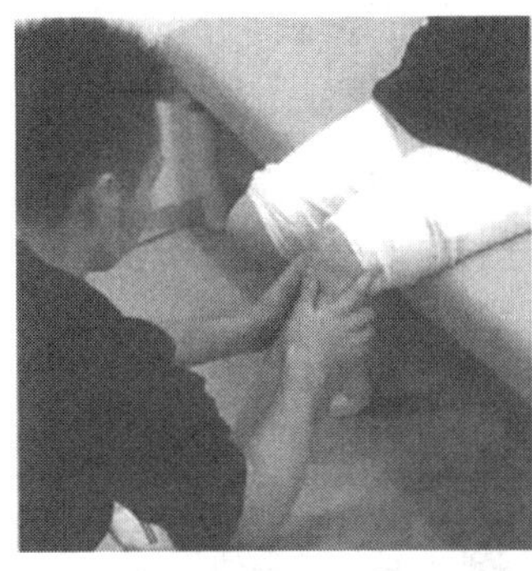
A. 膝关节开链运动时，胫骨和股骨动作分析

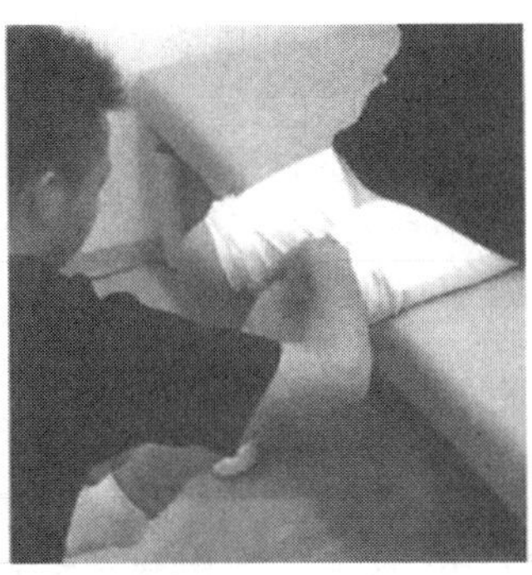
B. 膝关节开链运动时髌骨动作分析

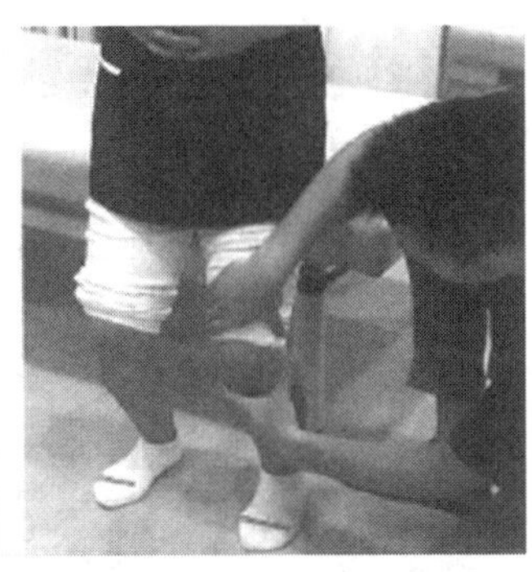
C. 膝关节闭链运动时，胫骨和股骨动作分析

图 12－21　膝关节运动质量分析

3. 关节活动度评估。

（1）膝关节主动活动评估（图 12－22）：患者取仰卧位，主动完成膝关节屈曲和伸展活动。除了观察患者屈伸的活动范围，也要注意观察动作是否连续、髌骨的活动是否平滑。正常膝关节屈曲主动活动度为 0°～140°，正常膝关节主动伸展活动度为 0°，个别个体可有 5°～10°的轻微过伸。膝关节在屈曲 90°时可主动外旋 30°～40°，主动内旋 20°～30°。

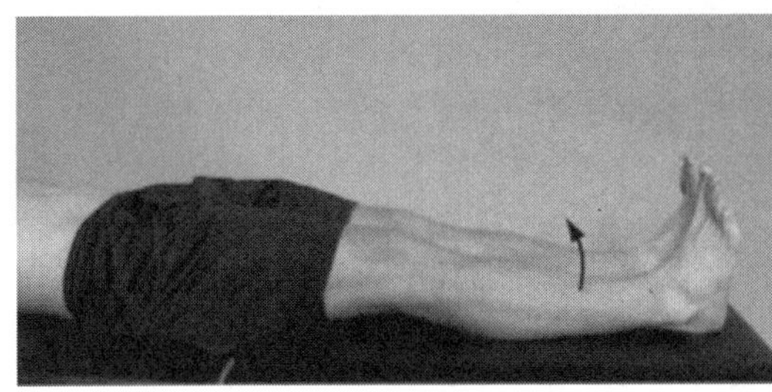
A. 伸膝

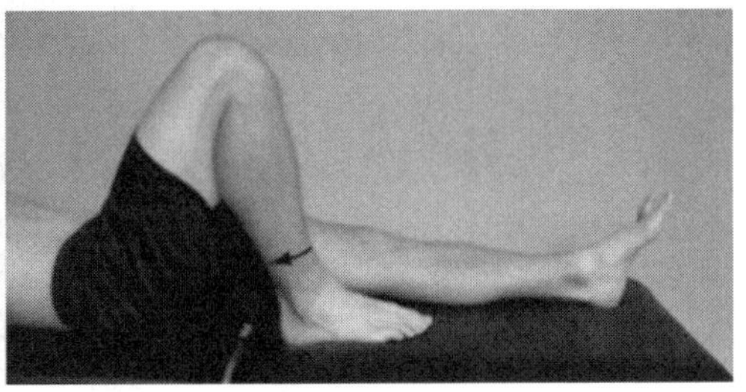
B. 屈膝

图 12－22　膝关节主动活动评估

（2）膝关节被动活动评估（图 12－23）：患者取仰卧位，治疗师近端手固定股骨远端，远端手控制胫骨远端，进行屈伸活动。膝关节的被动屈曲活动度可达 160°，脚跟可触及坐骨结节。膝关节被动伸展活动度可达 10°～15°。除了评估膝关节的屈伸被动活动度，还需进行髌骨被动活动评估（图 12－24）。治疗师双手拇指和示指控制患者的髌骨进行上、下、内、外四个方向的被动活动，评估时要注意进行两侧对比，判断髌骨活动是否受限。

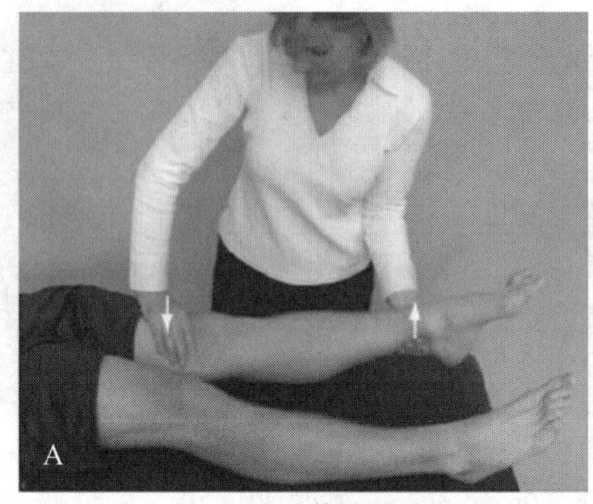

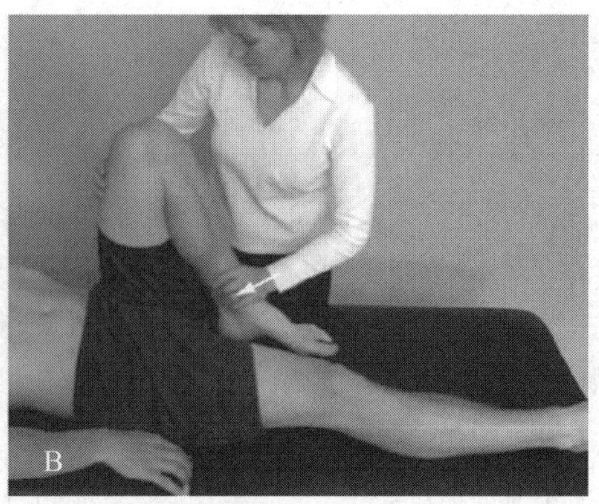

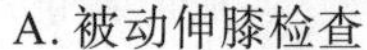

A. 被动伸膝检查　　B. 被动屈膝检查

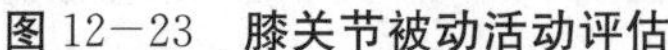

图 12－23　膝关节被动活动评估

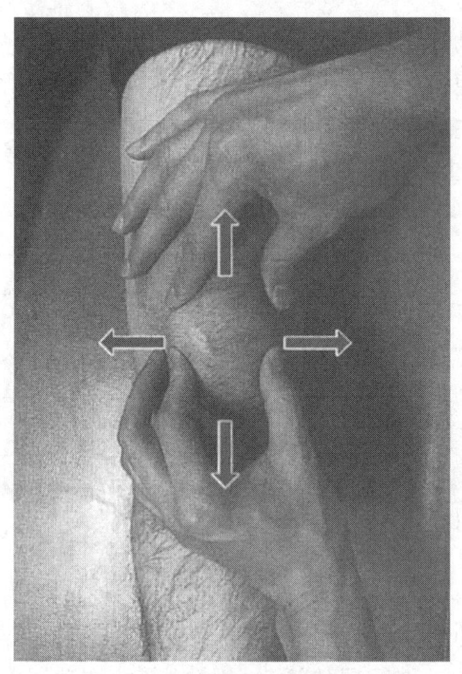

图 12－24　髌骨被动活动评估

（3）运动终末感评估：在进行被动活动评估时，需判断膝关节的运动终末感是否正常。异常的终末感提示关节内的病变。

被动运动膝关节时正常运动终末感主要来源于：①屈曲，软组织挤压感；②伸展，软组织牵拉感；③胫骨内外旋，软组织牵拉感；④髌骨各方向移动，软组织牵拉感。

（4）关节活动受限的原因分析：疼痛、皮肤粘连及伸展性降低、关节囊粘连及挛缩、肌肉肌腱挛缩、肌肉痉挛、关节内嵌顿、肿胀、骨性限制。

（5）日常生活所需膝关节活动度：膝关节活动度对于日常生活活动影响较大，特别是屈曲活动度。步行需要屈曲活动度达 65°，上楼梯需要屈曲活动度达 65°，下楼梯需要屈曲活动度达 90°～100°，在标准椅子上站起和坐下需要屈曲活动度达 95°～100°，骑自行车需要屈曲活动度达 105°，下蹲需要屈曲活动度达 130°。

4. 关节稳定性评估：膝关节稳定性主要由关节周围软组织提供。膝关节韧带不仅提供静态稳定性，也引导股骨和胫骨的运动。膝关节前十字韧带限制胫骨前移，在膝关节屈伸活动时控制膝关节运动。膝关节屈曲时，前十字韧带和后十字韧带会交叉，为膝关节提供稳定性。膝关节半月板提高了股骨和胫骨的契合度，增加了胫腓关节的稳定性。

(1) Lachman 试验（图 12－25）：患者取仰卧位，膝关节稍屈曲。治疗师外侧手固定住患者的股骨，内侧手握住胫骨近端并向前抽拉，异常的胫骨前移或正常的终末感消失为阳性。

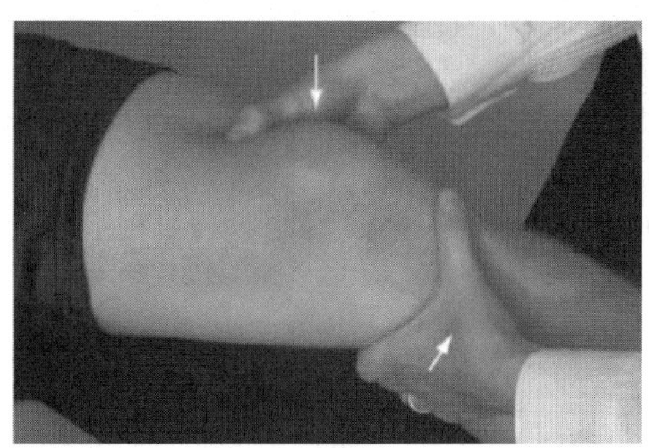

图 12－25 Lachman 试验

(2) 前抽屉试验（图 12－26）：患者取仰卧位，屈髋 45°，屈膝 90°。治疗师坐在患者前足帮助稳定下肢，双手握住小腿近端部位向前抽拉，胫骨前移超过 6mm 为阳性，提示前十字韧带、后外侧关节囊、内侧副韧带、髂胫束、后斜韧带、弓状复合体可能损伤。

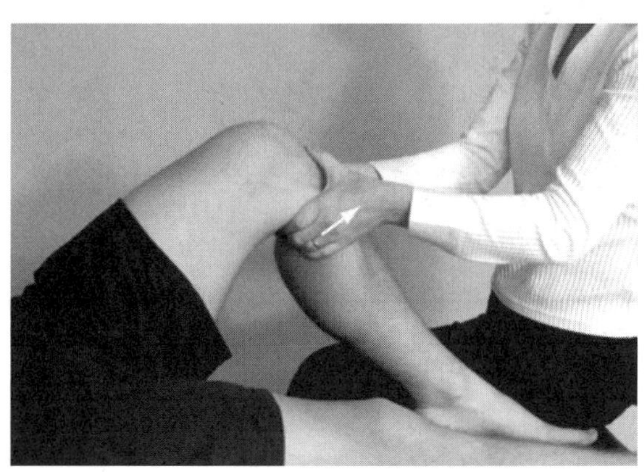

图 12－26 前抽屉试验

(3) 后抽屉试验：体位同前抽屉试验。患者取仰卧位，屈髋 45°，屈膝 90°。治疗师坐在患者前足帮助稳定下肢，双手握住小腿近端部位向后抽拉，出现异常终末感或胫骨移动范围较健侧大为阳性。

(4) 重力抽屉试验：患者取仰卧位，屈髋 45°，屈膝 90°，与健侧比较，胫骨粗隆向后方下沉为阳性。提示后十字韧带、弓状复合体、后斜韧带、前十字韧带可能损伤。

(5) 外翻应力试验（图 12－27）：患者取仰卧位，下肢伸展。治疗师内侧手握住脚踝，外侧手对膝关节施加外翻应力，出现疼痛或活动范围比健侧大为阳性。若膝关节轻度屈曲时进行试验，阳性提示内侧副韧带单独损伤；若膝关节完全伸展时进行试验，阳性则提示内侧结构合并损伤。

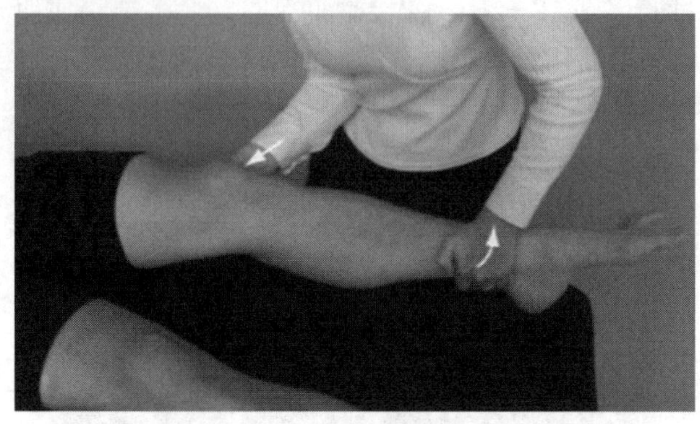

图 12－27　**外翻应力试验**

(6) 内翻应力试验（图 12－28）：患者取仰卧位，下肢伸展。治疗师外侧手握住脚踝，内侧手对膝关节施加内翻应力，出现疼痛或活动范围比健侧大为阳性。若膝关节轻度屈曲时进行试验，阳性提示外侧副韧带单独损伤；若膝关节完全伸展时进行试验，阳性则提示外侧结构合并损伤。

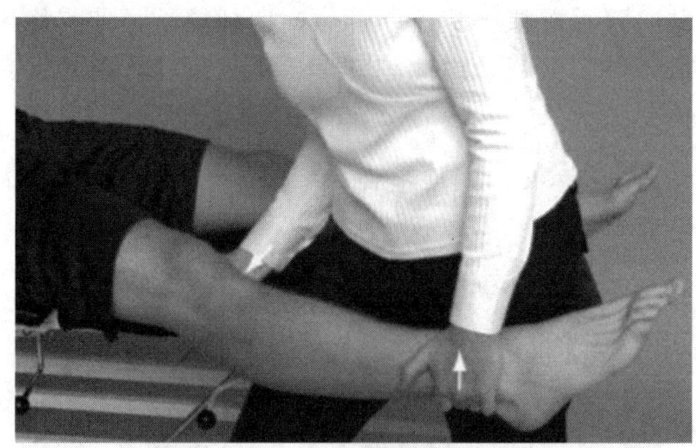

图 12－28　**内翻应力试验**

(7) Slocum 试验（图 12－29）：患者取仰卧位，屈髋 45°，屈膝 90°。患者足部外旋 15°。治疗师坐在患者前足以固定足部，然后向前拉胫骨。膝前内侧位移大于健侧为阳性，提示内侧副韧带（浅纤维和深纤维）、后斜韧带、后内侧关节囊、前十字韧带可能损伤。若足内旋 30°，则测试的是膝前外侧稳定性。

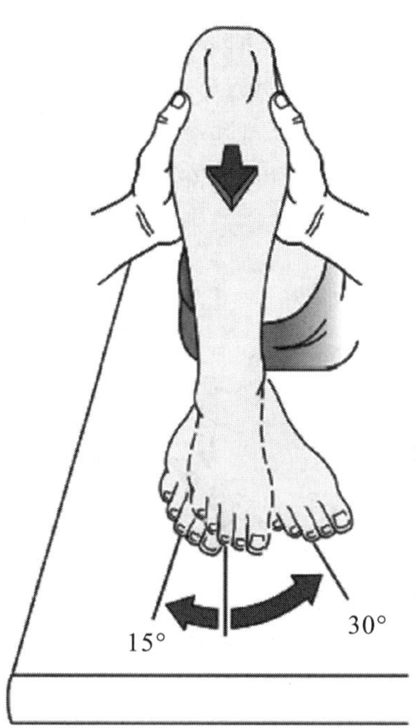

图 12－29　Slocum 试验

（8）外侧轴移试验（图 12－30）：患者取仰卧位，屈髋 30°，同时轻微内旋放松。治疗师一只手控制患者足部，另一只手放在膝关节上让腿部处于轻微内旋状态。屈曲膝关节，在 20°～30°时出现胫骨向前半脱位，则为阳性。继续屈曲膝关节，髂胫束会拉动胫骨复位。阳性提示前十字韧带、后外侧关节囊、弓状复合体、外侧副韧带、髂胫束可能损伤。

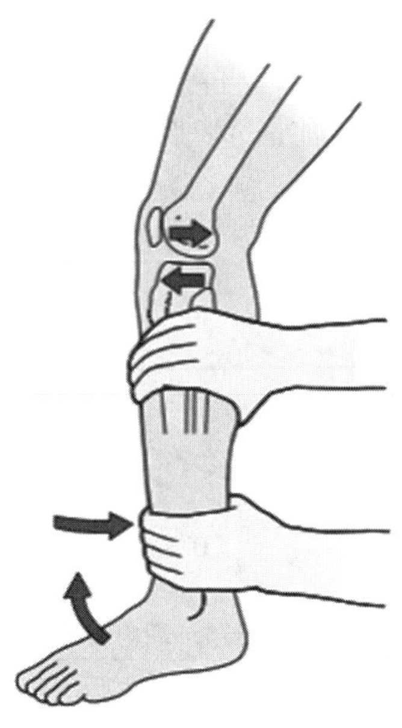

图 12－30　外侧轴移试验

(9) Losee 试验（图 12－31）：患者取仰卧位。治疗师一只手控制足部，让腿部外旋。然后膝关节屈曲至 45°，保证腘绳肌放松。另一只手控制患者膝关节，同时让大拇指由外向内推腓骨头，施加外翻压力。向远端拉足部，保持外翻力并用拇指向腓骨头施加向前的压力，让膝关节缓慢伸直，同时允许胫骨内旋。如果胫骨向前半脱位，患者表示经历过不稳定感，则为阳性，提示同外侧轴移试验阳性。

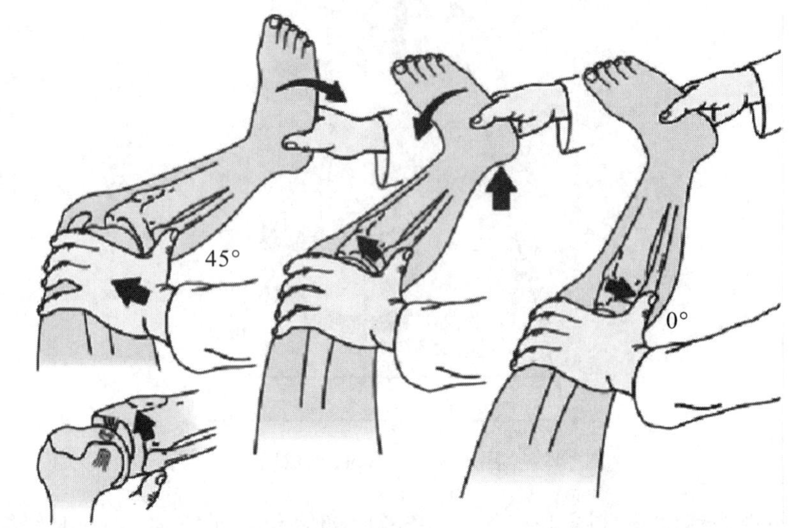

A. 试验开始时膝关节屈曲，胫骨外旋并施加外翻应力　B. 随着膝关节伸直，胫骨内旋，复位的胫骨开始出现半脱位　C. 若前十字韧带损伤，可感受到“沉闷的”声音

图 12－31　Losee 试验

(10) Hughston 后内侧抽屉试验（图 12－32）：患者取坐位，膝关节自然屈曲放在检查床边沿。治疗师向后推胫骨并控制胫骨内旋，若胫骨内侧相较健侧出现过度后移或内侧过度后旋，则试验阳性。阳性提示后十字韧带、后斜韧带、内侧副韧带（浅纤维和深纤维）、半膜肌、后内侧关节囊、前十字韧带可能损伤。

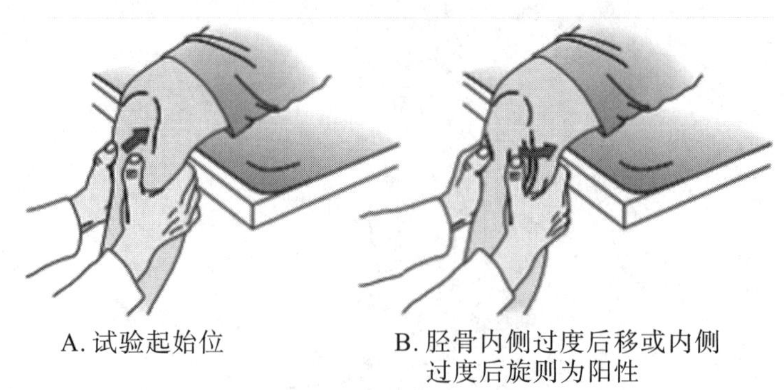

A. 试验起始位　B. 胫骨内侧过度后移或内侧过度后旋则为阳性

图 12－32　Hughston 后内侧抽屉试验

(11) 外旋过伸试验（图 12－33）：患者取仰卧位，双下肢放松。治疗师双手握住双脚大脚趾，将患者双脚被动向上抬起，同时观察胫骨结节。若患侧的膝关节外侧较健

侧出现过伸现象，则试验阳性，提示后十字韧带、腘弓状韧带、外侧副韧带、股二头肌肌腱、后外侧关节囊、前十字韧带可能损伤。

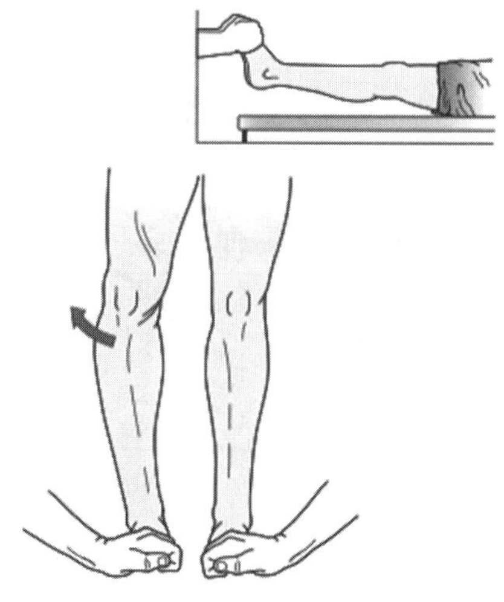

图 12－33 外旋过伸试验

（12）Hughston 后外侧抽屉试验：体位同 Hughston 后内侧抽屉试验。治疗师将足轻度外旋，再将胫骨向后推，若胫骨外侧相对健侧发生了过度后旋，则试验阳性，提示同 Hughston 后内侧抽屉试验。后十字韧带和外侧副韧带可能损伤。

5．半月板损伤评估。

（1）McMurray 试验（图 12－34）：患者取仰卧位，治疗师将膝关节最大限度屈曲，一只手握住脚跟，另一只手稳住膝关节，控制脚跟让膝关节内旋或外旋并伸展。若出现疼痛或疼痛伴有响声，则试验阳性。膝关节外旋时阳性提示内侧半月板损伤，膝关节内旋时阳性提示外侧半月板损伤。

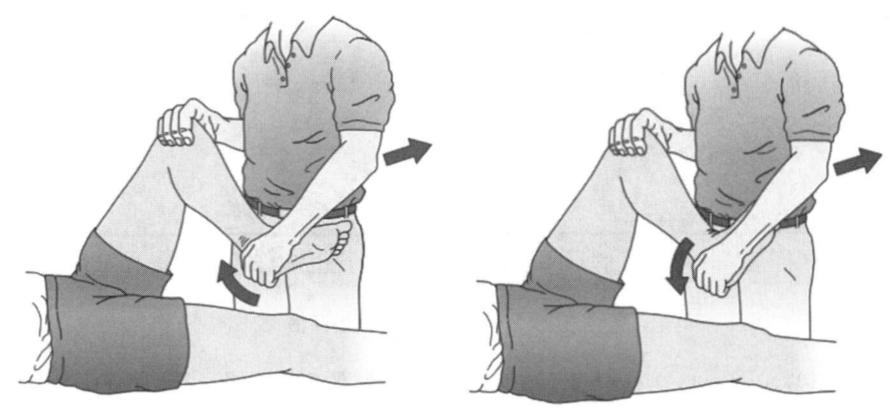

A. 检查内侧半月板　　B. 检查外侧半月板

图 12－34 McMurray 试验

（2）Apley 试验（图 12－35）：患者取俯卧位，屈膝 90°。治疗师用膝盖固定患者大腿。双手控制使小腿轴向牵引或轴向挤压，同时内外旋胫骨。若牵引时出现疼痛提示十字韧带损伤，若挤压时出现疼痛提示半月板损伤。

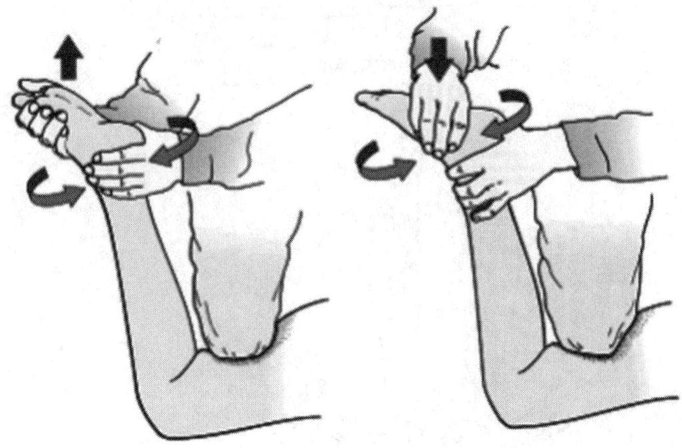

A. 施加牵引力，检查膝关节十字韧带　B. 施加纵向压力，检查膝关节半月板

图 12－35　Apley **试验**

6. 肌肉力量评估。

（1）膝关节伸展力量评估（图 12－36）：患者端坐于床边，大腿远端下垫一毛巾卷保持大腿处于水平，伸展膝关节。治疗师一只手在小腿远端向膝关节屈曲方向施加阻力，同时另一只手触诊股四头肌每块肌肉。

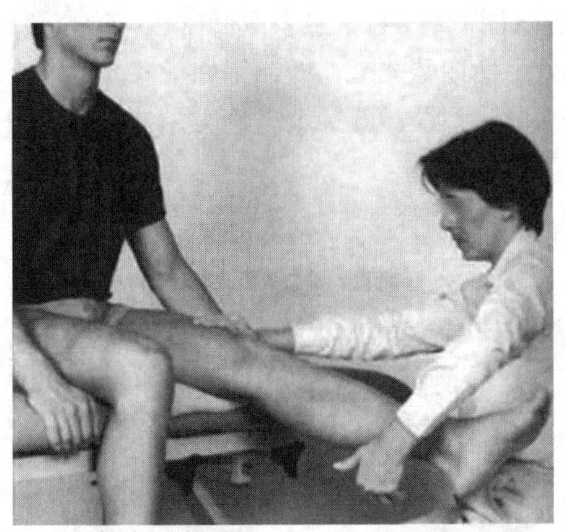

图 12－36　**膝关节伸展力量评估**

（2）膝关节屈曲力量评估（图 12－37）：患者取俯卧位，做屈膝动作。治疗师一只手固定股骨远端，另一只手在小腿远端施加往伸膝方向的阻力。若胫骨处于中立位屈曲，则测试的是腘绳肌总体的力量；若胫骨处于内旋位屈曲，则测试的是半腱肌和半膜肌的力量；若胫骨处于外旋位屈曲，则测试的是股二头肌的力量。

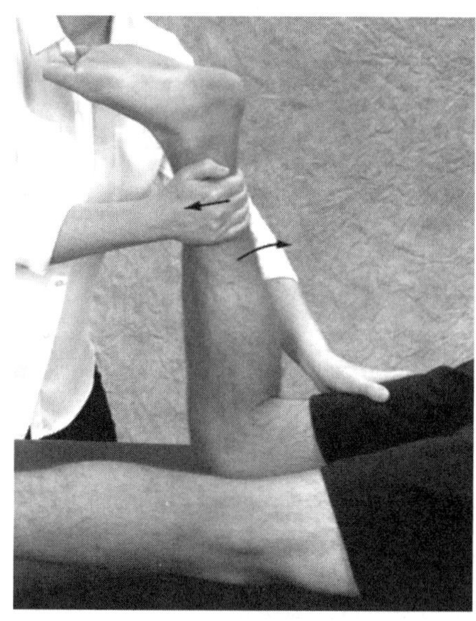

图 12－37　**膝关节屈曲力量评估**

(3) 等长肌力评估（图 12－38）：等长肌力评估通常在仰卧位进行，可选择让膝关节在不同的屈曲角度下进行评估。治疗师一只手稳定患者下肢，让患者维持当前位置；另一只手在小腿远端施加阻力以评估肌力。

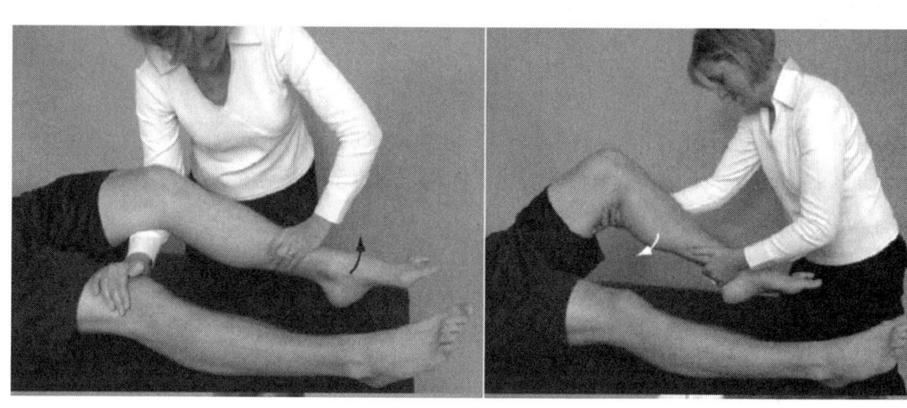

A. 伸膝　　B. 屈膝

图 12－38　**等长肌力评估**

7. 评估后的分析及诊断：治疗师在完成主观评估和客观评估后，结合 X 线检查等辅助检查，对患者的健康问题进行进一步的分析，并获取功能障碍诊断。

第四节　案例分析

一、案例介绍

患者，男性，65 岁。1 周前在骨科行左膝全膝关节置换术后出院。为寻求康复治疗入康复科。

二、诊疗过程

临床诊断：左膝全膝关节置换术后 7 天。

既往史：3 年前被诊断双膝骨性关节炎。

主诉：步行受限 7 天。术前若无上肢支撑，无法站立超过 30 分钟，步行非常缓慢，当重心放至左下肢时，左膝有尖锐疼痛。长距离步行时需要他人辅助。患者术前负责烹饪及协助家务，需在厨房站立 30～40 分钟。近两个月因左膝疼痛加剧无法在小区散步。患者与家属住在一起，家住 7 楼，有电梯，室内无台阶。小区进入电梯间有 5 阶台阶。家里厕所是马桶。

（一）功能评估

1. 疼痛：术后疼痛逐渐减轻；自诉左膝平卧休息时 VAS 评分 3/10 分（胀痛），独自站立负重时偶尔有 VAS 评分 6/10 分（锐痛），关节活动度终末端有 VAS 评分 8/10 分。右膝有 VAS 评分 2/10 分的持续钝痛。

2. 观察：患者左膝肿胀明显，膝正中见手术缝合伤口，未拆线。

（二）关节活动度

关节活动度见表 12－2。

表 12－2　关节活动度

AROM	左	右
伸膝	－18°（VAS 评分 3/10 分）	－10°（VAS 评分 3/10 分）
屈膝	18°～68°（VAS 评分 7/10 分）	10°～100°（VAS 评分 7/10 分）

左膝伸膝时股内侧肌无激活，髌骨向近端和远端滑动均受限。

（三）肌力评定

肌力评定见表 12－3。

表 12－3　肌力评定

MMT	左	右
伸膝	3＋/5	4/5
屈膝	3＋/5	4/5

（四）肢体周径

髌骨中点左侧比右侧大 3.5cm，踝中点左侧比右侧大 2cm。

（五）活动测试和评估

1. 标准化测试：下肢功能量表（lower extremity functional scale，LEFS）评分 28/80 分，提示 65％功能障碍。

2. 步行功能评估：可借助助行器在监护下于室内步行；60 秒步行 15m 后因膝痛需坐下休息。步行时发现左下肢支撑相时间缩短，疼痛步态。没有尝试过户外行走。

3. 自我护理：穿左边袜子和鞋子时需少量辅助，洗澡时需握扶手，清洗左下肢时需家属少量辅助。

4. 站立：当使用一侧上肢支撑橱柜台面时可站立 10 分钟，后因疼痛（VAS 评分 6/10 分）限制继续站立。一侧上肢支撑台面可使用另一侧上肢拿上方物品，但无法拿到高度在膝以下的物品。

（六）评估分析及功能诊断

患者膝关节置换术后 7 天，治疗师在评估过程中应该进一步明确术后患者是否进行康复干预及干预反应，明确患者目前是功能恢复持续降低（缺乏必要的运动治疗）、功能保持，还是功能改善。

髌股关节僵硬，功能下降，运动功能限制应为轻度限制，治疗师还需要进一步判断髌骨运动受限是结构功能障碍（如筋膜粘连、短缩等）还是神经肌肉功能限制（如肌肉紧张）。膝关节运动范围减小，功能受限为轻度限制，治疗师应该进一步明确受限来源于肌筋膜短缩与运动受限，还是关节囊限制，或神经肌肉张力增高。目前患者完全负重时会有较为明显的疼痛，提示组织损伤和抗负荷能力降低，也可能是神经激惹性增高带来的非组织损伤性疼痛。对此，治疗师也需要进一步判断。此外，由于患者既往运动功能降低，不仅使得膝关节周围肌肉无力，也使髋关节、踝关节的肌肉以及整体的身体功能处于降低状态，并影响关节置换术后的整体功能恢复。因此治疗师需要对整体的功能进行评估诊断，拟定相关的物理治疗方案。

（七）短期目标

1. 保持并改善膝关节的运动范围，伸膝范围在 2 周后恢复到 0°，屈膝范围在 2 周后恢复到 90°，且无疼痛。

2. 1 周内能完成独立穿脱鞋袜。

3. 2周内完成使用手杖在室内步行150m。

（八）出院目标

1. 3周内无上肢支撑能站立30分钟，VAS评分小于2/10分，以便能进行烹饪。
2. 3周内使用手杖能在不同路面和环境下行走。
3. 3周内使用手杖能上下5阶台阶（小区至电梯之间）。
4. 3周内所有日常生活活动独立，包括洗澡和协助家务。

（九）治疗计划

1. 关节松动治疗（Ⅱ级促进关节运动，Ⅳ级改善运动范围）。
2. 无痛范围的运动范围训练。
3. 无痛范围的肌力训练、运动控制训练。
4. 关节局部超声治疗、经皮神经电刺激治疗，改善局部代谢及缓解疼痛。
5. 整体体适能训练。
6. 指导患者对疼痛及肿胀的管理，抬高下肢，安全进行适当的转移训练、日常生活活动能力训练等。

三、物理治疗思路分析

1. 首先在问诊过程中了解患者因严重骨性关节炎进行了左膝全膝关节置换术。目前术后7天，因左膝关节疼痛，导致站立及行走困难，无法完成部分自我护理，进一步的家务和休闲活动都受到了影响。由此了解到疼痛是影响患者功能障碍的原因之一，需要对此进行干预。询问患者生活方式和生活环境。康复目标：出院后患者能独立自我护理，能协助部分家务，如烹饪，能够在小区散步。患者住电梯房，因此不需要上下多层楼梯，但出入小区时有5层阶梯，因此能让患者独立完成上下5层阶梯也是出院时的目标之一。患者家中使用马桶，需要帮助患者恢复膝关节屈曲90°以上。

2. 客观评估发现患者左下肢肿胀明显，左膝关节静息时也有疼痛，判断患者还处于术后炎症急性期，因此对患者进行了疼痛和肿胀管理的指导。鼓励并指导患者进行无痛范围的膝关节主动及被动活动训练，预防术后粘连形成。

3. 患者左膝关节活动受限，除了术后肿胀，保护性肌肉抑制、长期骨性关节炎造成的肌肉短缩、关节囊挛缩也是影响因素。所以除了消肿（冰敷、抬高下肢），还要针对肌肉和关节囊进行手法治疗（肌肉能量技术和软组织松动术），帮助改善膝关节活动度。

4. 在患者左侧主动伸膝时，发现股内侧肌的激活不足，以及髌骨的活动性降低，需要干预。但需注意避免影响手术伤口的愈合，因此制定股内侧肌的等长收缩训练以及向远端的髌腱牵伸训练。待伤口愈合拆线后，可进行瘢痕周围的软组织松动，避免皮肤和筋膜形成粘连。

5. 在肿胀及疼痛减轻后，需进行功能性训练，帮助患者回归家庭。随着膝关节活动度及下肢站立时间增加，可进行站立位的日常生活活动能力训练。为满足患者小区散步的需求，上下楼梯以及过渡到使用手杖步行要纳入训练。待患者下肢肌肉力量提升并能对称迈步后，可过渡到使用手杖步行。

6. 患者除了膝关节及下肢的功能受限，整体功能也会降低。因此需关注并完善整体功能的评估，制订相应的物理治疗计划。

7. 待患者达成所有的功能性目标后，即可出院。

（田新原）

主要参考文献

［1］Donald A. Neumann kinesiology of the musculoskeletal system［M］. 3rd ed. St Louis：Mosby，2016.

［2］Hochschild J. Functional anatomy for physical therapists［M］. Stuttgart：Thieme，2016.

［3］Mansfield P J，Donald A. Neumann. Essentials of kinesiology for the physical therapist assistant［M］. St Louis：Mosby，2018.

第十三章　足踝物理治疗评估

第一节　解剖基础

一、足踝的关节结构及运动

足踝是人体运动和承重的最主要部分。足部有 28 块骨，构成 30 多个关节，踝关节主要包括胫骨、腓骨及足部的距骨。足踝部有超过 100 条肌肉和韧带，具有丰富多样的功能。

足踝关节活动维度包括跖屈、背伸、外翻、内翻、旋前、旋后。这些运动由踝关节（距上关节）、距跟关节（距下关节）、跗跖关节、跗横关节等完成。

踝关节：距骨、小腿的胫骨和腓骨构成的关节，踝关节可做跖屈、背伸动作及小范围的距骨内外翻、内外旋运动。

跗骨间关节：由距跟关节、距跟舟关节、跟骰关节、跗横关节、楔舟关节组成。距跟关节和距跟舟关节联合运动，可使足做内外翻运动。足内外翻常与踝关节的跖屈、背屈协同，内翻常伴跖屈，外翻常伴背屈。

跗跖关节：又称为 Lisfranc 关节，由 3 块楔骨和骰骨与 5 个跖骨连接而成，属平面关节，活动甚微。

跖骨间关节：跖骨底相对面之间构成的关节，连接紧密，活动极微。

跖趾关节：由跖骨小头与趾骨底构成，共有 5 个，属椭圆关节，可做轻微的屈、伸、收、展活动。

趾骨间关节：各趾骨之间的关节，属滑车关节，仅可做屈伸运动，共有 9 个。

二、足踝区域的神经支配

胫神经：为坐骨神经干的延续，最后在屈肌支持带深面的踝管内分为足底内侧神经和足底外侧神经，两终支进入足底。足底内侧神经分支分布于足底内侧肌群、足底内侧皮肤及内侧三个半足趾跖面皮肤。足底外侧神经分支分布于足底中间群肌和外侧群肌，以及足底外侧皮肤和外侧一个半趾跖面皮肤。

胫神经在腘窝和小腿后区发出许多分支，其中皮支主要为腓肠内侧皮神经，并在小腿下部与来自腓总神经的腓肠外侧皮神经吻合为腓肠神经。腓肠神经经外踝后方至足的外侧缘前行，分布于足背及小趾外侧缘皮肤。

腓总神经在腘窝上角由坐骨神经发出后，沿股二头肌肌腱内侧向外下走行，至小腿上段外侧绕腓骨颈向前穿腓骨长肌后，分为腓浅神经和腓深神经。

腓浅神经分支支配腓骨长肌和腓骨短肌。终末支在小腿中、下 1/3 交界处浅出为皮支，分布于小腿外侧、足背和第 2～5 趾背的皮肤。腓深神经分支分布于小腿前群肌、足背肌及第 1、2 趾相对缘的皮肤。

第二节　足踝常见疾病简介

一、跟腱炎

跟腱炎一般指跟腱急性或慢性劳损后形成的无菌性炎症，产生局部疼痛、肿胀等。

诊断要点如下。①病史：患者存在跟腱损伤或劳损的潜在原因。疼痛位于脚跟跟腱区域，局部受力后可加重。部分患者在晨起时明显，适当运动可缓解。②体格检查：跟腱局部可有肿胀、皮温增高。跟腱区域有压痛，踝背屈运动范围可减小，跖屈抗阻时，可产生跟腱区域疼痛。③辅助检查：局部超声检查、MRI 检查可辅助诊断和鉴别诊断。

二、踝关节外侧副韧带断裂

外伤等可导致踝关节外侧副韧带连续性中断。踝关节外侧副韧带有 3 条，其中距腓前韧带最易受伤。当外力较大时，跟腓韧带与距腓后韧带也可损伤。

诊断要点如下。①病史：患者多有足踝扭伤等损伤史，出现局部疼痛、肿胀，步行困难等症状。慢性期患者可出现关节不稳、运动疼痛、容易崴脚等。②体格检查：足踝局部肿胀，局部皮温可增高，发红。损伤后可出现足踝区域淤青等。踝关节前抽屉试验阳性。③辅助检查：通常需要 X 线片排查是否存在局部骨折，必要时进行 CT 检查。韧带损伤及程度可通过局部超声检查、MRI 检查来明确。

三、痛风

痛风与嘌呤代谢紊乱和（或）尿酸排泄减少所致的高尿酸血症直接相关，属代谢性风湿病范畴。部分痛风患者表现为足踝区域疼痛、肿胀及运动受限。

诊断要点如下。①病史：患者可无明显的运动损伤史，但可能进食富含嘌呤的食物，如豆类、啤酒、海鲜等。②体格检查：局部可见足踝区域关节红肿，多为外踝及足背区域。踝关节运动范围受限。局部有压痛。③辅助检查：血液检查显示尿酸增加，局部可结合超声检查、MRI 检查。

第三节　足踝功能障碍评估

一、足踝物理治疗评估的目的

足踝物理治疗评估的目的：①了解患者当前症状的具体表现，寻找症状产生的原因，尤其是原因性功能障碍的评估，获取功能障碍诊断；②根据患者的功能障碍诊断、患者期望及个体情况，制订目标及治疗方案；③进行预后判断，并评价治疗效果，适当修改治疗方案。

二、主观评估

在评估足踝运动相关障碍时，要考虑症状的多种来源、各类诱发因素，以及多个方面的特点。临床工作者通过主观评估构建临床推理的基础。因此，全面的主观评估是多维度的。

通过足踝的主观评估应了解症状的部位、性质、激惹性、加重/缓解因素，症状首次产生的诱因，症状的发展与变化，治疗经历以及效果，其他病史，个人史，特殊因素等。

足踝症状可能源于前足、中足以及后足，也可能来源于腰椎、骶髂、髋关节、胫股关节以及近端胫腓关节等，神经动力学结构问题也可能导致足踝症状，肌肉、肌腱、腱鞘也可能是症状的来源，一些疾病也可能引起足踝症状。因此，对这些部位或者可能发生的病变都应进行相应的问诊排查。

问诊时，还应该了解患者功能受损的情况及其对患者生活、工作的影响。了解患者的需求及治疗预期。需要了解患者的社会史，包括职业、兴趣、收入等。

另外，在评估过程中，治疗师要逐渐推进，并构建合理的诊断假设，进一步评估潜在的风险因素，以便有效规划客观评估。

三、客观评估

完成主观评估后，治疗师已经形成了初步的假设和判断，对于下一步需要做的体格检查应该有对应的计划和侧重点。

1．视诊：应在站位、坐位以及平卧位对患者的足踝进行观察。应注意患者是否存在足趾畸形，观察患者皮肤状态（是否干燥、出汗、肿胀、渗出，伤口以及瘢痕情况），是否存在肌肉萎缩和肥大。注意患者整体姿势，如出现懒人姿势，可能导致重力主要集中在前足。而且应了解正常足的体位：①跟骨与地面垂直；②距跟关节在中立位；③5个跖骨头与地面接触，有轻微的横向足弓；④存在内侧和外侧纵弓；⑤足趾在中立位放松时，注意观察是否有畸形（如锤状趾、踇外翻）。

另外，应观察足底的硬结，以帮助判断足在负重时的负荷分布。鞋底磨损的模式也可能提示患者足部负重及活动的情况。在整体层面，应同时观察膝关节、髋关节、骨盆和脊柱的形态。

2. 足踝功能筛查：在主动运动检查中需记录和分析运动的意愿和能力、运动的范围、运动的质量（包括肌肉募集模式及整体运动模式）。

（1）步态：在分析与足踝相关的步态时，应注意以下几个方面：①向前走，向后走，侧向走；②纠正运动模式的异常以判断该异常是否为疼痛引发的保护性运动模式；③踮脚尖步行是否引发症状？尤其注意运动时脚跟是否内翻，且身体的负重是否偏向于足的外侧缘；④以足的内侧或外侧负重步行（模仿步行于不平整的路面）。

（2）下蹲：观察无意识发生的运动，蹲向脚尖，并给予指示来蹲向脚后跟。如果没有症状引出，治疗师可能需要将患者的双膝移向前，以增加踝背伸和外翻。

（3）单腿平衡以及球上站立平衡：对于创伤后的患者和年老的患者，观察该运动是非常有必要的。年龄增长或者创伤可使本体感觉下降。

（4）脚尖离地或脚跟离地蹦跳和跳跃运动：如果患者的症状似乎总是发生于此类活动，该项检查可能是必要的。如果脚尖离地蹦跳引发更多的症状，怀疑存在后足关节内的运动障碍。脚跟离地蹦跳更频繁地引发症状，则提示中足和后足中间运动范围和终末端运动范围的障碍。

（5）功能性测试补充：一些在负重位的主动运动检查视主观评估获得的信息来进行，如坐向脚后跟、扭转和旋转运动（打网球）、上下台阶等。

3. 足踝主动运动检查（图 13-1）：分别对足背伸、跖屈、旋前、旋后以及足趾伸展、屈曲、外展、内收进行主动运动检查，可在终末端加压，注意观察运动的质量和活动范围，监测症状是否发生变化。

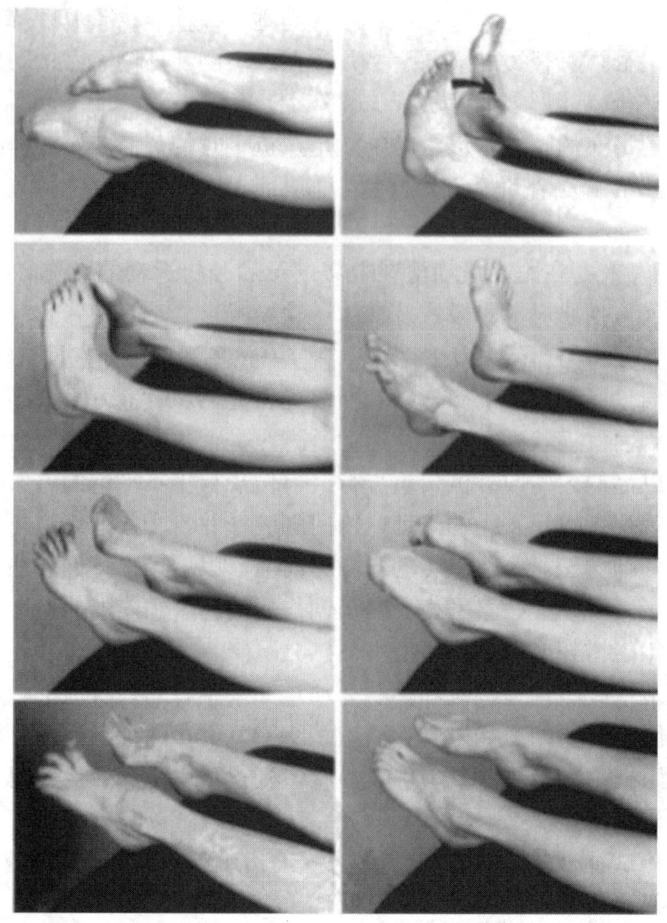

图 13－1　足踝主动运动检查

4. 神经肌肉检查。

（1）感觉评估：对足踝分别进行轻触觉、针刺觉、温度觉测试，并在人体图上标记描述。

（2）支配肌肉测试：测试足踝各个方向运动的肌肉收缩力量，并记录和分析。

（3）反射：跟腱反射、胫后反射、Babinski 征、Chaddock 征、Oppenheim 征、Gordon 征等。

5. 关节被动运动检查：足踝的被动运动涉及的运动轴是多维的，这些运动可以通过运动平面来描述。通过被动运动，测试关节的活动范围以及症状的表现方式，且可通过固定不同的成分对症状的来源进行鉴别。

（1）跖屈：可选择俯卧位查体，患者膝关节屈曲，评估此时静息状态的疼痛。治疗师将一只手放在后侧脚跟处，另一只手放在足背，将足和踝被动跖屈到第一个痛点（如有疼痛）。重复该运动或者在此体位下持续一段时间，注意症状是否发生变化。将足踝被动运动至终末端，重复该运动或者持续该体位测试。通过手放的位置来鉴别全足和后足问题。治疗师固定后足，并对中足施加被动跖屈的力，此时再次评估疼痛和活动范围。之后通过固定中足，对前足施加跖屈的力，可以将前足区分开，此时重新评估疼痛和活动范围。在不同姿势和活动范围，对比患者不同的疼痛反应，判断可能的疼痛来源的解剖区域。跖屈查体操作见图 13－2。

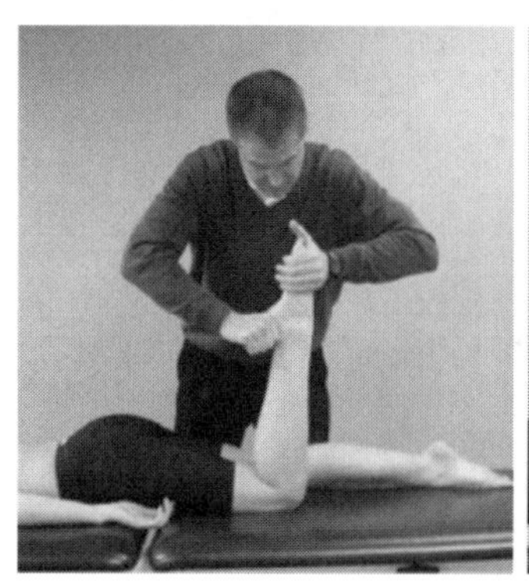
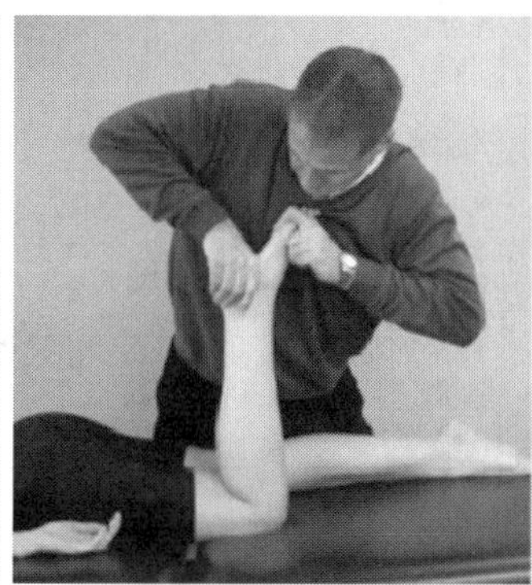
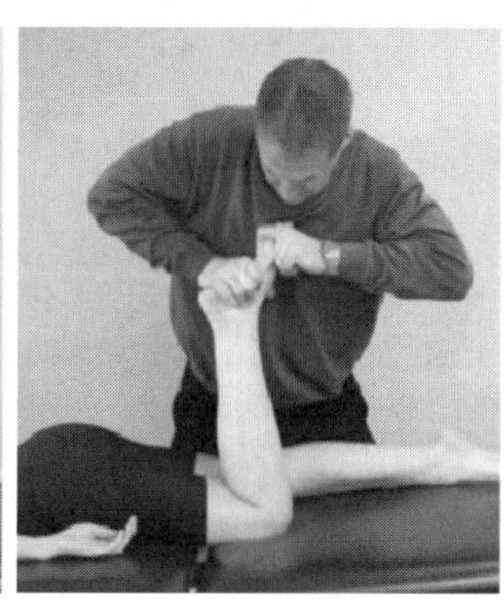

图 13－2　跖屈查体操作

（2）背伸：可选择俯卧位查体，患者膝关节屈曲，评估此时静息状态的疼痛。治疗师一只手放在跟骨后侧和背侧，另一只手放在足的掌侧。将足踝被动背伸至第一个痛点（如有疼痛）。重复该运动或者持续该体位，注意症状是否发生变化。将足踝被动运动至终末端，重复该运动或者持续该体位测试。通过固定后足，增加中足的背伸，将后足与中足相鉴别，此时再次评估疼痛和活动范围。固定中足，并向前足施加背伸的力来将前足和中足相鉴别，此时重新评估疼痛和活动范围。背伸查体操作见图 13－3。

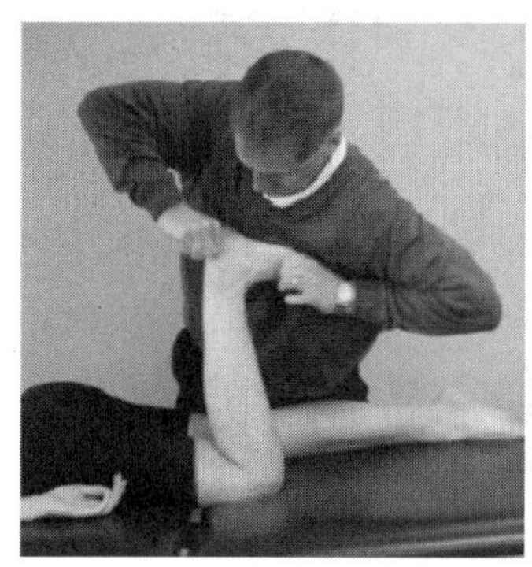
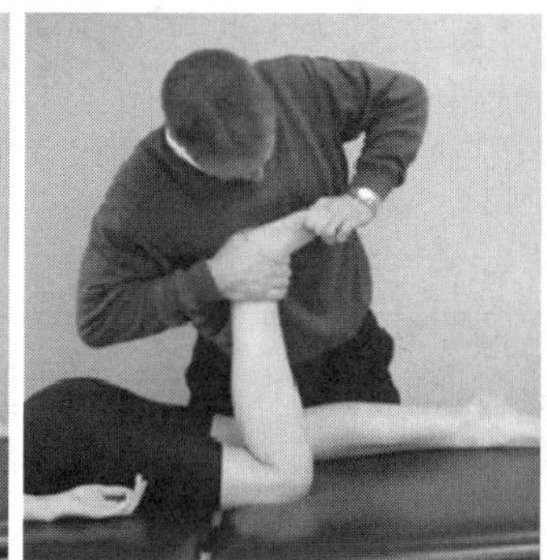
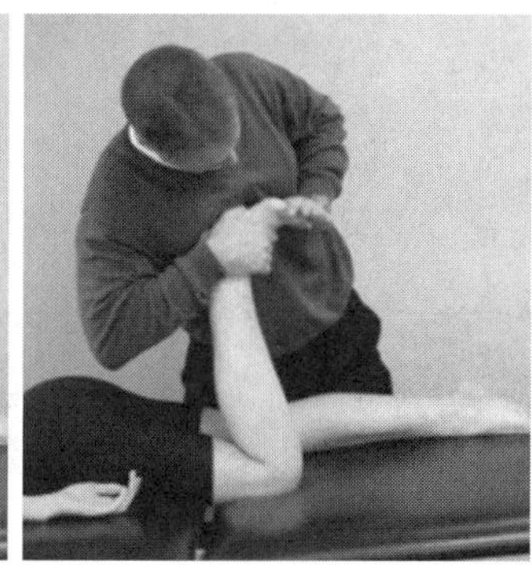

图 13－3　背伸查体操作

（3）外展：可选择俯卧位查体，患者膝关节屈曲，评估此时静息状态的疼痛。治疗师一只手放在跟骨后外侧，另一只手放在前足内侧。将足踝被动外展到第一个痛点（如有疼痛）。重复该运动或者持续该体位，注意症状是否发生变化。将足踝被动运动至终末端，重复该运动或者持续该体位测试。可通过固定后足，增加横向跗骨关节的外展来区分后足与中足，评估此时疼痛和活动范围。固定中足，外展前足来进行前足和中足的鉴别，此时重新评估疼痛和活动范围。外展查体操作见图 13－4。

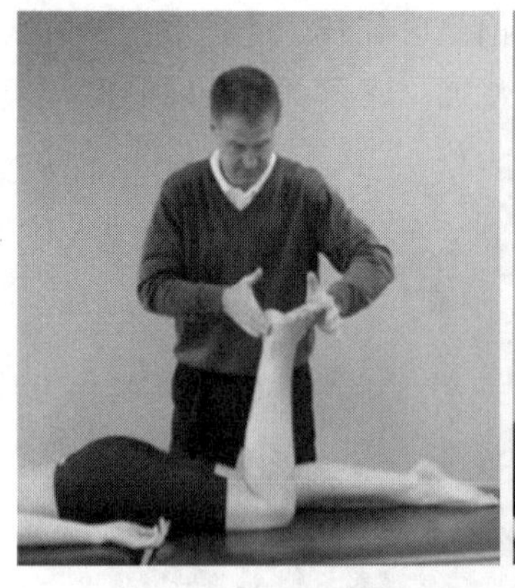
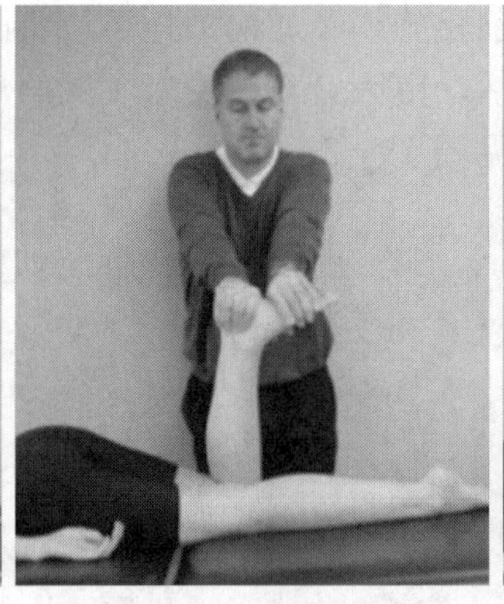
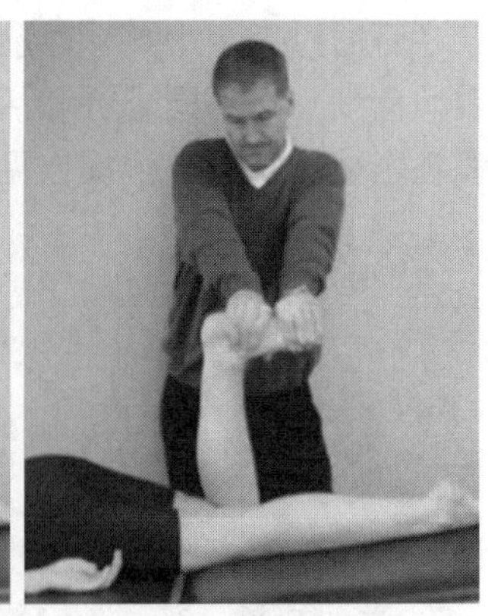

图 13－4 外展查体操作

（4）内收：可选择俯卧位查体，患者膝关节屈曲，评估此时静息状态的疼痛。治疗师一只手放在跟骨后内侧，另一只手放在前足外侧。将足踝被动内收，到达第一个痛点（如有疼痛）。重复该运动或者持续该体位，注意症状是否发生变化。将足踝被动活动到终末端角度，重复该运动或者持续该体位测试。通过固定后足，增加横向跗骨关节的内收来区分后足与中足，此时再次评估疼痛和活动范围。固定中足，促进跗跖关节的内收来区分中足与前足，此时重新评估疼痛和活动范围。内收查体操作见图 13－5。

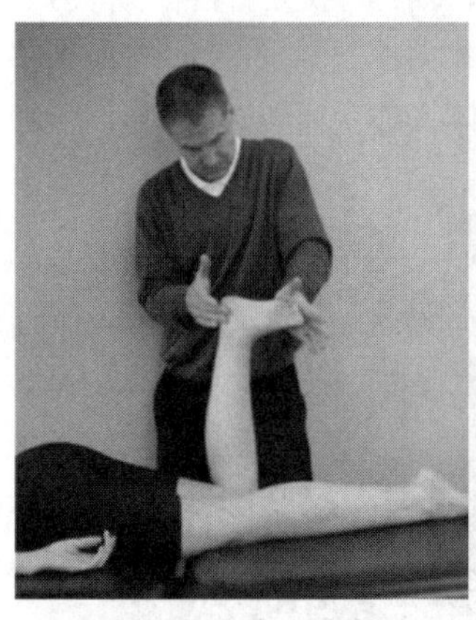
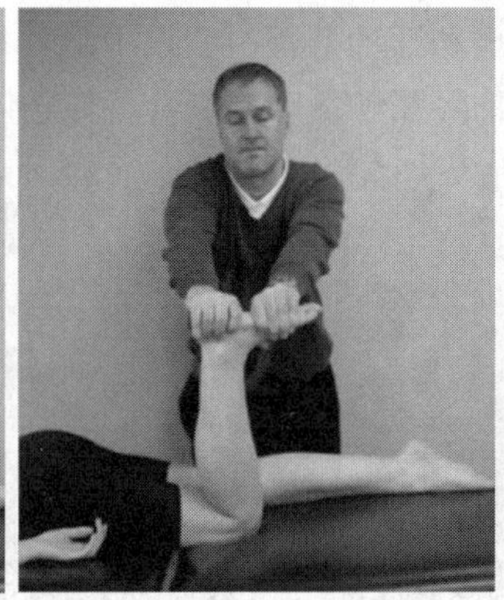
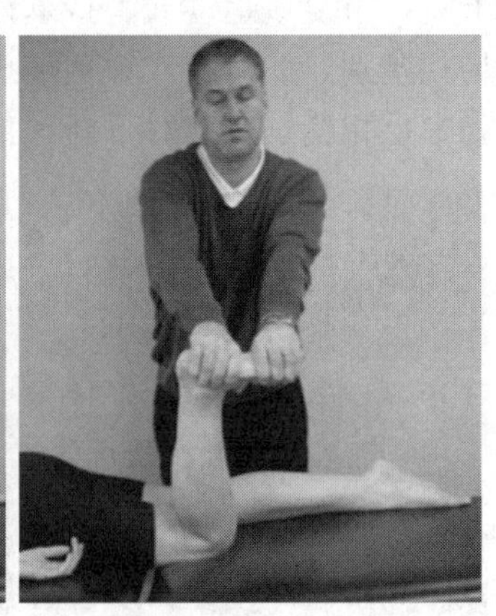

图 13－5 内收查体操作

（5）内翻：可选择俯卧位查体，患者膝关节屈曲，评估此时静息状态的疼痛。治疗师一只手握住跟骨，另一只手握住前足。被动内翻足踝，到达第一个痛点（如有疼痛）。重复该运动或者持续该体位，注意症状是否发生变化。将足踝被动活动到终末端角度，重复该运动或者持续该体位测试。固定后足，促进中足的内翻来鉴别后足和中足，此时再次评估疼痛和活动范围。固定中足，促进前足的内翻来鉴别中足和前足，此时重新评估疼痛和活动范围。内翻查体操作见图 13－6。

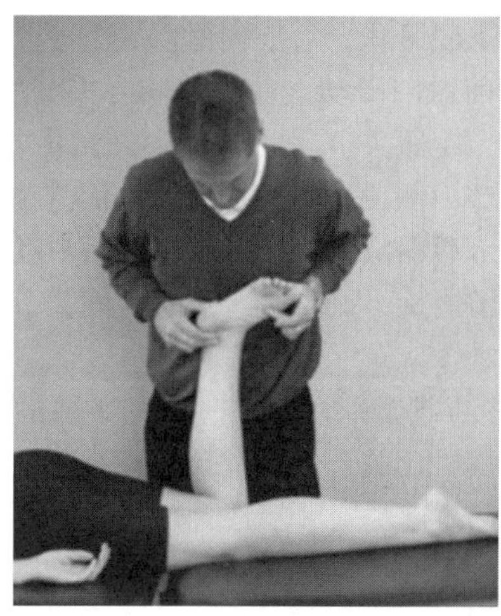
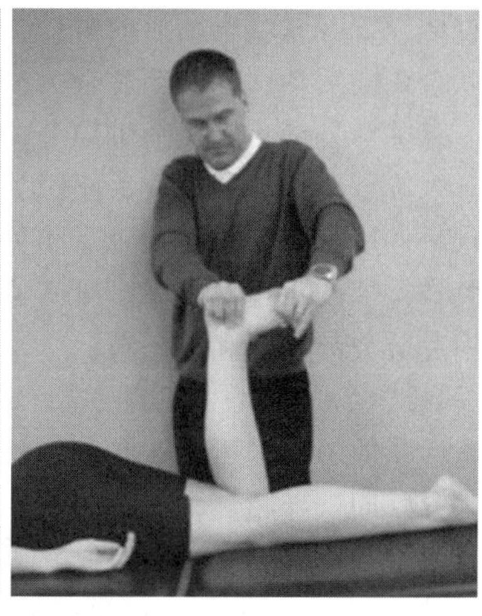

图 13－6 内翻查体操作

（6）外翻：可选择俯卧位查体，患者膝关节屈曲，评估此时静息状态的疼痛。治疗师一只手握住跟骨，另一只手握住前足，到达第一个痛点（如有疼痛）。重复该运动或者持续该体位，注意症状是否发生变化。将足踝被动活动到终末端角度，重复该运动或者持续该体位测试。固定后足，促进中足的外翻来鉴别后足和中足，此时再次评估疼痛和活动范围。固定中足，促进前足的外翻来鉴别中足和前足，此时重新评估疼痛和活动范围。外翻查体操作见图 13－7。

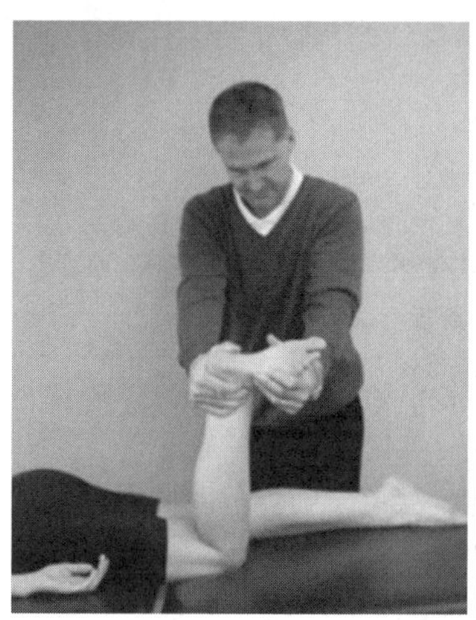
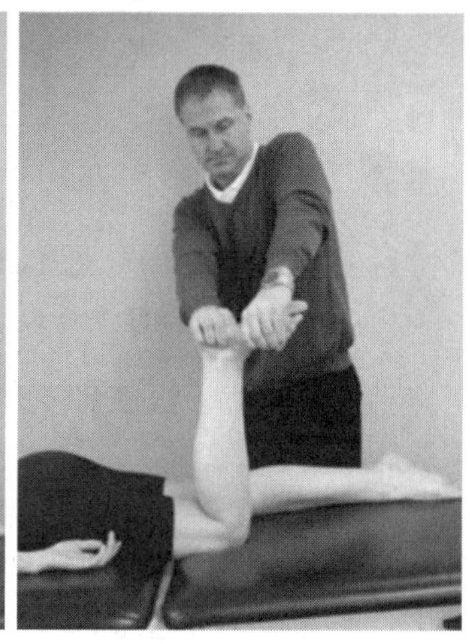

图 13－7 外翻查体操作

6. 触诊与附属运动检查。

（1）触诊：两侧下肢进行对比。骨性触诊包括足内外侧、后足、脚跟、足底筋膜及跖骨头、足背。韧带是否有压痛，如踝内侧的三角韧带是否有压痛。足踝其他相关关节周围软组织是否有压痛，如肌腱、肌肉、附着点、腱鞘是否有压痛。另外，对足踝附近的神经和血管也应了解相关走行，并触诊。

（2）附属运动检查：足踝部位涉及关节较多，可根据前面评估的发现，对以下内容进行选择性查体：下胫腓联合前后向滑动、下胫腓联合后前向滑动、下胫腓联合尾向滑动、下胫腓联合头向滑动、踝关节联合关节前后向滑动、踝关节联合关节后前向滑动、踝关节内旋、踝关节外旋、踝关节轴向分离、距跟关节后前向运动、距跟关节前后向运动、距跟关节内旋、距跟关节外旋、距跟关节内侧滑动、距跟关节外侧滑动、前足水平屈曲、前足水平伸展、跖趾关节和趾骨间关节后前滑动、跖趾关节前后滑动、跖趾关节内收、跖趾关节外展、跖趾关节和趾骨间关节内旋、跖趾关节和趾骨间关节外旋、跖趾关节和趾骨间关节分离牵引和加压等。

7. 特殊检查：为了进一步明确患者的诊断或鉴别诊断而进行的必要的检查。如考虑其他节段源性功能障碍，可以对腰椎、骶髂、髋关节、膝关节进行相关功能检查，对某些韧带损伤存疑而选择超声检查等。

（1）针对跟腱皮下撕裂。

汤普森试验（Thompson test）（图 13−8）：患者取俯卧位，治疗师轻柔挤压患者的腓肠肌，如果跟腱是完整的，则会发生踝关节跖屈。如果跟腱是撕裂的，踝关节则保持不动或者有很少的跖屈出现。

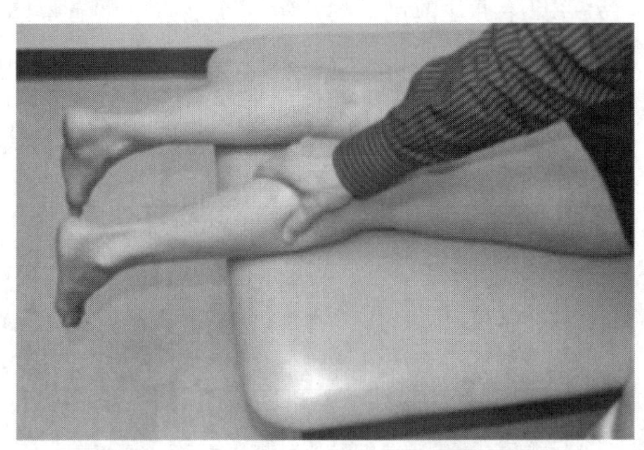

图 13−8　**汤普森试验**

跟腱触诊：患者取俯卧位，治疗师轻柔地沿着跟腱走行触诊，确认是否存在间隙。

（2）针对下胫腓联合损伤。

外旋测试：治疗师在保证患者小腿固定、踝关节中立位的同时，做足的外旋，如果引出踝关节前外侧的疼痛，则该测试为阳性。

背屈外旋测试：患者膝关节屈曲 90°，小腿固定，踝关节最大限度背伸，外旋的应力施加于患侧足踝，重现下胫腓联合区域前外侧疼痛，则该测试为阳性。

背伸弓步压缩试验（图 13−9）：患者下肢最大限度向前，重复这个动作。治疗师在患者下胫腓联合区域环绕加压，在加压时如果踝关节活动范围增加或疼痛减轻，则该试验为阳性。

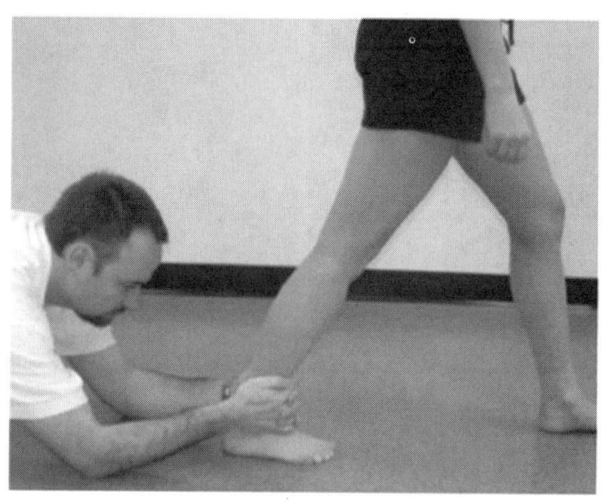

图 13－9　背伸弓步压缩试验

联合韧带挤压测试（图 13－10）：患者坐在床边，在小腿中段将腓骨压向胫骨，重现下胫腓合区域疼痛，则该测试为阳性。

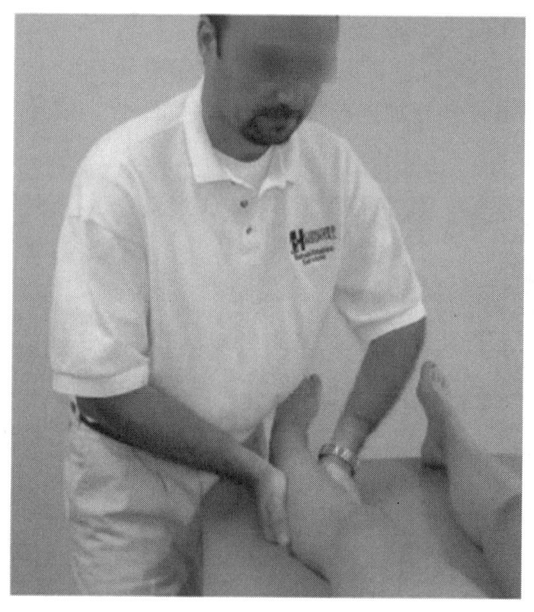

图 13－10　联合韧带挤压测试

联合韧带触诊：触诊下胫腓前、后韧带，在胫骨和腓骨之前触诊，在按压韧带或者膜后出现疼痛则为阳性。

（3）针对前外侧踝撞击。

撞击征（图 13－11）：患者取坐位。治疗师一只手紧握跟骨，另一只手握住前足，并将足跖屈。治疗师用拇指在踝关节前外侧施加压力。然后将足背伸，同时保持拇指的压力。如果在背伸时拇指加压产生的疼痛重于跖屈时的疼痛，则为阳性。

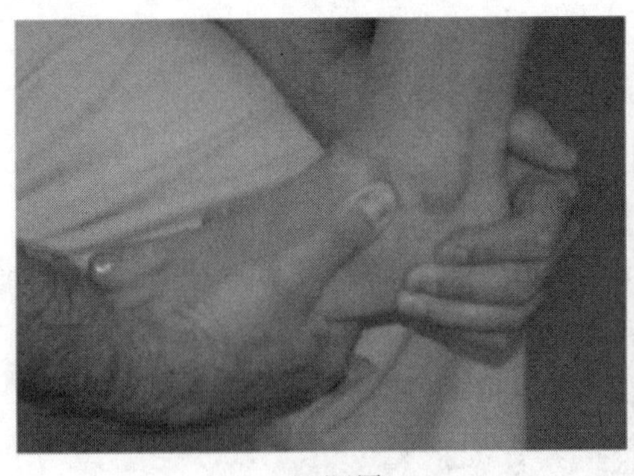

A. 跖屈

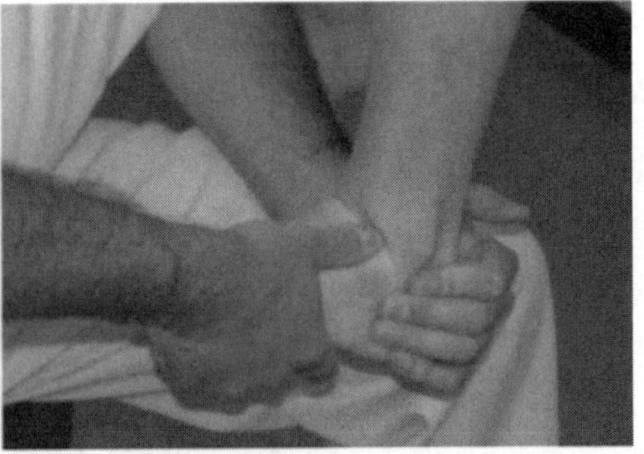

B. 背伸

图 13－11 撞击征

病史和临床检查：治疗师记录加重因素，发现活动减少。检查包括观察是否有肿胀，踝关节被动背伸和外翻，主动活动范围和双腿以及单腿下蹲。如果存在以下 5 个或 5 个以上的情况则为阳性：①踝关节前外侧压痛；②踝关节前外侧肿胀；③被动背伸和外翻出现疼痛；④单腿下蹲出现疼痛；⑤活动时疼痛；⑥踝关节不稳。

（4）针对外侧踝扭伤后关节不稳。

前抽屉试验（图 13－12）：患者取坐位，踝关节处于 10°～20°的跖屈位。治疗师固定患者下肢远端，握住跟骨并施加向前的力尝试带动距骨。使用 4 级评级，如果等级为 3 级及以上则为阳性。

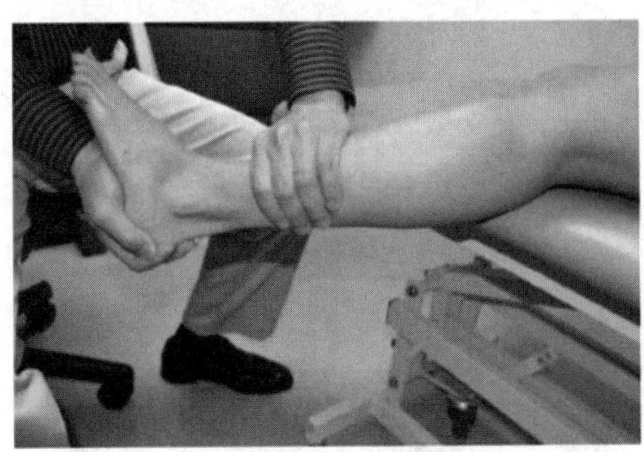

图 13－12 前抽屉试验

距骨内侧倾斜测试（图 13－13）：测试距骨过度内翻，使用 4 级评级来评定。

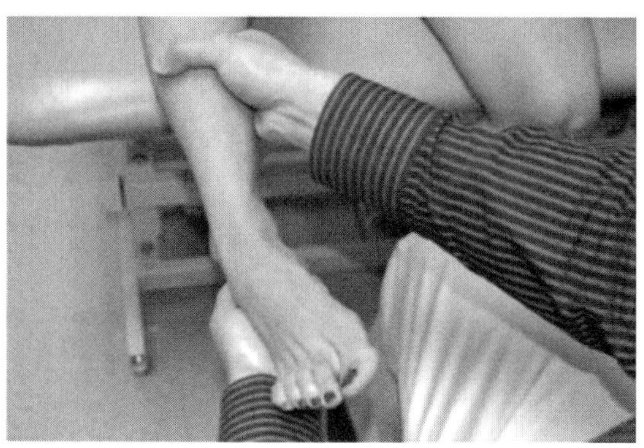

图 13－13　**距骨内侧倾斜测试**

距跟内侧滑动测试（图 13－14）：治疗师一只手固定距骨，保持距骨在距跟关节中立位，然后用另一只手向内侧滑动跟骨。治疗师使用 4 级评级来评估终末端感觉。

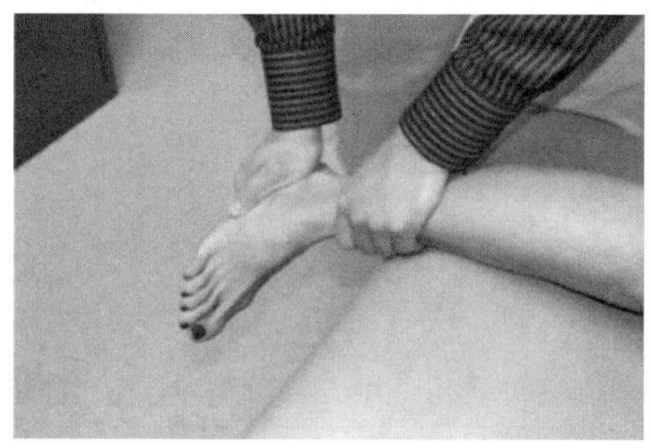

图 13－14　**距跟内侧滑动测试**

（5）针对跗管综合征。

三重压力试验（图 13－15）：治疗师将患者的踝关节摆在跖屈全范围位并内翻，同时用手指在内踝后侧的胫后神经处施加压力 30 秒，如果重现或者加重了跗管综合征的症状与体征，则为阳性。

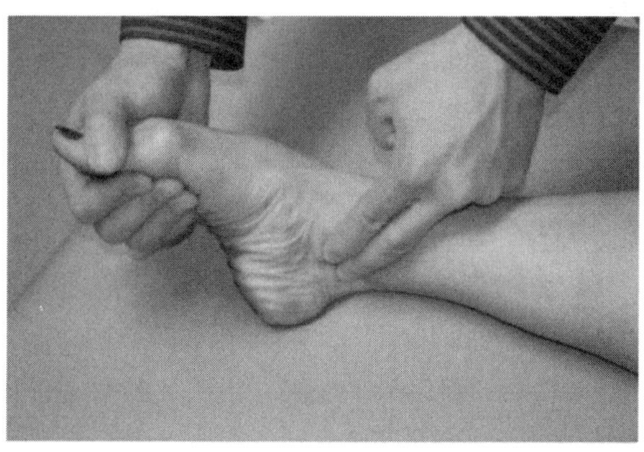

图 13－15　**三重压力试验**

8. 鞋子的评估：治疗师还需要对患者的鞋子进行评估，包括鞋子的磨损特点、鞋子的支撑特点等，并将这些信息与患者可能的功能障碍诊断进行综合分析，一方面判断患者足踝损伤的原因，另一方面分析鞋子对患者足踝功能的影响。

第四节　案例分析

一、案例介绍

患者，男性，27 岁，因右侧踝痛，被骨科医生转介到康复科寻求物理治疗。患者因存在距骨软骨缺损，1 年前做了微骨折修复术。

该患者在举重下蹲时，踝关节 VAS 评分 5/10 分。他不得不停止下蹲活动。因为踝关节疼痛，他也不能完成跆拳道的踢腿动作和姿势。疼痛分布在踝关节前侧，主要在外侧。步行时没有疼痛。跑步时有少量疼痛，VAS 评分 3/10 分。

二、评估过程

（一）对位对线分析

站立位时，跟骨与地面是垂直的，内侧纵弓的高度正常。俯卧位时，距跟关节中立位，后足和前足对位对线在中立位。

（二）功能性评估

1. 站立/行走/跑步：在步行和跑步过程中，跟骨落地时内翻并在站立中期运动至外翻位。跟骨在足离开地面时内翻。同样的运动模式出现在跑步中。踝关节前方疼痛在支撑后期重现。在支撑期给指令早一些提后足，能够使踝关节前方疼痛减缓。在步态分析过程中没有发现背伸活动范围的差异。

2. 单腿跳：没有症状重现，没有发现运动障碍。

3. 屈膝：少量屈膝没有引出症状，没有发现运动障碍。因为患者的功能诉求，患者做了全蹲测试。右侧脚跟比左侧离开地面更早。在活动范围终末端重现了症状（挤压痛）。在全蹲过程中做距骨后向的滑动可以减轻症状。

（三）关节活动度评估

膝关节伸直，踝关节背伸右侧为 0°，左侧为 10°。膝关节屈曲，踝关节背伸右侧为 0°，左侧为 15°。右侧距骨前后向附属运动受限。距跟关节活动未见受限，外翻为 10°，内翻为 20°。两侧跖趾关节活动范围正常。

（四）肌肉力量评估

右侧踝关节背伸、跖屈、内翻、外翻皆为5级左右，相邻关节及左侧下肢肌力5级左右。

三、物理治疗思路分析

1. 基于以上症状和病史介绍，你对这个患者的症状来源有何假想?

2. 后面的检查发现是否验证或者推翻了你的假想?

3. 基于以上信息，你还会考虑补充做哪些问诊和检查?

4. 如果以上检查或者补充信息能够支持你的假想，你会有哪些治疗计划? 请列举出来，并阐明其合理性。

（孟　伟　戚世宗）

主要参考文献

Neumann D A，et al. Kinesiology of the Musculoskeletal System：foundations for rehabilitation [M]. 3rd ed. St Louis：Elsevier，2017.

第十四章　平衡功能物理治疗评估

第一节　概述

平衡是指在不同的环境和情况下维持身体姿势稳定的能力。平衡是人体保持体位、完成各项日常生活活动（尤其是步行）的基本保证。当各种因素导致维持稳定的感觉、神经系统及运动器官受到损伤时，就出现平衡功能障碍。

人在活动中需要始终保持人体姿态的稳定性。人体姿态的稳定性是人体平衡状态的保持，实质上是对姿态的控制。姿态控制是一项非常复杂的神经－肌肉活动，由中枢神经系统对来自本体觉、前庭觉、视觉等感觉系统的信息的整合，并对效应器官（如肌肉等）进行精确控制才能实现。单纯只靠来自一种感觉系统的信息或者某些肌肉不能调整姿态和保持姿态平衡。

一、定义

平衡是指身体重心（center of gravity，COG）偏离稳定位置时，机体通过自发的、无意识的或反射性的活动来恢复重心稳定的能力。

质心（center of mass，COM）是质量中心的简称，从物理学意义上讲，是指物质系统质量集中的一个假象点；从人体生物动力学讲，是整个身体的质量在三维坐标系中的等价点。人体任何一部分，无论是大还是小，都有质心。

重心：从物理学意义上讲，一个物体各部分受到的重力作用集中的一点，为该物体的重心；从人体姿态上讲，是人体质心在地面上的垂直投射，或者说，重心是各种力和力矩之和为零处的一个虚构点。

重心与质心有着密切的关系。重心是重力的作用点，质心是物体（或由多个物体组成的系统）质量分布的中心。两者在质量均衡的条件下可以等同，几乎在同一个位置上。所以，经常把重心和质心两个词互用。人体在静态时，质心和重心的位置基本一样，但当人体活动时两者的位置并不相同。

人体在不同姿态下其质心或说重心位置不同，所以要保持不同的姿态稳定，就要使重心位置处于该姿态下要求的位置上，这是控制身体平衡的要点，即随着姿态的变化要控制重心的变化。

支撑面（base of support）是指人体在各种体位（卧、坐、站立、行走）所依靠的接触面。人体站立时的支撑面为双脚及双脚之间的面积。当身体的质心或重心落在支撑面内时，人体就保持平衡；当质心或重心落在支撑面以外时，人体就失去平衡。支撑面的大小与人体平衡的维持能力密切相关。支撑面大，体位稳定性好，较易维持平衡；支撑面小，身体质心提高，就需较强的平衡能力来维持体位的稳定。为保持双脚站立稳定，人体重心必须垂直于支撑面，为此既要对抗重力造成的不稳定影响，又要主动移动人体重心。

身体能主动向各方向倾斜达到的范围称为稳定限度（limits of stability，LOS），是人体重心在二维平面上从中心位向各方向摆动的最大角度值。人体重心在支撑面上的高度和双脚的大小影响稳定限度。

二、平衡分类及其维持机制

（一）平衡分类

人体平衡可以分为静态平衡和动态平衡两大类，其中动态平衡又分为自动态平衡和他动态平衡。

1. 静态平衡：又称一级平衡，指人体在卧、坐、站立位，不受任何外力作用和自身躯体与头不动，而人体重心处于平衡的状态，如坐位及站立位睁眼和闭眼平衡。

2. 自动态平衡：又称二级平衡，指人体在无外力作用下从一种姿势调整到另外一种姿势的过程，在整个过程中保持重心处于平衡状态，如行走过程的平衡。

3. 他动态平衡：又称三级平衡，指人体受外力作用，或自身躯体或头在做不同空间轴向的活动，迅速调整重心和姿势，使人体重心不断处于相对平衡的状态，如在行驶的公共汽车中行走。

（二）平衡的维持机制

1. 感觉统合：由视觉、本体觉和前庭觉三类感觉系统接收和输入有关空间感觉信息，各级中枢依据各感觉系统的生理特性、内在空间姿态表象和适应外界环境任务的需要进行选择、比较和感觉权重，综合形成体位和体态的空间知觉，即中枢神经系统对空间感觉输入的整合。

（1）视觉：接收外界光照和自身运动或环境运动的视觉空间信息，反映相对于周围环境的头位置和运动，提供垂直线方向、慢速运动和相对于视觉环境的头静态倾斜信息。视觉环境稳定，而支撑面不坚实、不平整和不稳定时，视觉信息对姿态控制和平衡稳定性贡献最佳。如果去除或阻断视觉输入，如闭眼或戴眼罩，姿态控制能力较睁眼时显著下降。视觉障碍者或者老年人平衡功能下降。

（2）本体觉：接受身体，尤其是双脚与接触的地面反作用力的信息，以及肢体和身体各部位之间位置关系的信息。当姿态稳定和平衡受干扰时，本体觉反应最快、最敏感，当支撑面坚实、平整、稳定时对姿态平衡的贡献最佳。而当足底皮肤和下肢本体觉输入受限或消失时，人体失去感受支撑面情况的能力，平衡功能立刻受到影响，闭目站立时出现倾斜、摇晃甚至摔倒。

（3）前庭觉：接受角加速度、线加速度惯性力和重力的作用，输入头和眼受这些力作用或自身绕垂直、横向、纵向三轴运动产生的空间信息，提供重力方向和绕三个轴的旋转、翻转和滚动信息。在能获得本体觉和视觉输入的信息时，前庭觉对保持重心位置的作用很小。但当获取的本体觉和视觉信息错误或被阻断时，前庭觉在保持平衡上起关键作用。

2. 运动协调或控制：姿态控制的前提是感觉控制，即感觉统合，之后进行运动控制。运动控制的核心是根据感觉统合形成协调的自身运动，使重心调整到原来的范围或建立新的平衡。当平衡发生变化时，机体通过三种基本运动策略来应变：踝关节策略、髋关节策略和跨步策略。

（1）踝关节策略：在支撑面坚实和身体重心在稳定限度范围内时，踝关节策略最有效。为保持双脚稳定在原位，身体重心绕踝关节做前后摆动。

（2）髋关节策略：当身体重心处于稳定限度范围边界，或支撑面狭窄或不稳定时，髋关节策略最为有效。身体绕髋关节前后摆动，同时踝关节向反方向调节运动。

（3）跨步策略：当外界干扰使身体重心超过稳定限度时采用这种策略防止摔倒，向前跨步、向后倒退、侧向移步等。

3. 中枢适应：姿势控制中的感觉统合通过选择、比较、综合来自三类感觉系统的信息，整合成体位和体态的空间感知觉，并成为运动控制的信息源；而运动控制依据感觉统合，通过对肌肉活动形式和运动策略等的选择形成身体运动，需要通过身体的平衡控制中枢来实施。多级平衡控制中枢将三种感觉信息统合，迅速判断人体重心的准确位置和支撑面情况，并形成运动方案，使人体保持平衡。

三、平衡功能障碍物理治疗评估的目的与适应证

（一）评估目的

1. 明确有无平衡功能障碍。
2. 了解平衡功能障碍的类型和程度。
3. 协助了解引起平衡功能障碍的原因。
4. 协助康复计划的制订、实施和治疗效果的评估。
5. 研制平衡功能障碍评估与训练的新量表、新方法和新设备。

（二）适应证

任何引起平衡功能障碍的疾病都应进行平衡功能评估。

1. 骨关节疾病与损伤：骨折及骨关节病，关节置换术，截肢，影响姿势与控制的颈、肩、腰、背部损伤，各种运动损伤，肌肉疾病及周围神经损伤等。

2. 中枢神经系统疾病与损伤：脑外伤、脑卒中、脊髓损伤、多发性硬化、小脑疾

病、帕金森病、脑瘫、脑肿瘤等。

3. 耳鼻喉科疾病：各种眩晕症等。

4. 其他：老年人跌倒风险的预防，运动员、飞行员及宇航员的平衡功能检测。

第二节　评估方法

姿势控制和平衡功能评估包括主观评估和客观评估两个方面。主观评估以观察法和量表为主，客观评估则需要借助设备（如平衡测试仪）。

一、观察法

观察坐、站和行走等活动中的姿势控制能力和平衡状态。该方法简便，可以对具有平衡功能障碍的患者进行粗略筛选，具有一定的灵敏度和判断价值。常用方法如下。

1. Romberg 试验：该试验是最经典的姿势控制感觉试验。在测试中要求患者双脚并拢，保持睁眼站立 30 秒，若睁眼时患者没有出现明显摇晃或不稳，继续测试，反之则结束测试。此后要求患者双脚并拢，保持闭眼站立 30 秒，若此时患者表现同前或仅有轻微变化，则试验结果为阴性。若闭眼后出现大幅度摇晃和（或）不稳，则试验结果为阳性。Romberg 试验阳性提示患者本体觉缺失，如感觉性共济失调。若睁眼时就出现不稳，则提示患者可能存在其他中枢神经系统功能失调，如小脑共济失调或前庭功能失调等。

2. 在运动状态下测试患者能否保持平衡：如福田精踏步试验，在不同条件下行走（包括脚跟着地走、脚尖着地走、直线走、走标记物等）；交替抬腿测试（坐位、站位）；前倾够物测试（functional reach）和多方向够物测试（multi－directional reach）；四方格走步测试（four square step test）等。

二、临床常用平衡量表

（一）Berg 平衡量表

Berg 平衡量表（Berg balance scale，BBS）由 Katherine Berg 于 1989 年首先报道，包括由坐到站、独立站立、床－椅转移、站立位从地上拾物、转身向后看、单足站立等 14 个测试项目，测试一般可在 20 分钟内完成。

1. 评估指导：测评者按照以下说明示范每个项目和（或）给予受试者指导。如果某个项目测试双侧或测试 1 次不成功需要再次测试，则计分时记录此项目的最低得分。

在大多数项目中，受试者在要求的位置上需保持一定时间。如果不能达到所要求的时间或距离，或受试者的活动需要监护，或受试者需要外界支持或测评者的帮助，则按照评估标准给予相应分数。受试者要意识到完成每项任务时必须保持平衡，至于用哪条腿站立或前伸多远则取决于受试者。如果测评者对评估标准不明确，则影响评估结果。

2. 测评工具：秒表或带有秒针的手表一块，直尺或带有 5cm、12cm、25cm 刻度的测量尺一把。测试所需的凳子要高度适中。在进行第（12）项任务时要用到一个台阶或一个高度与台阶相当的小凳子。

3. 评分标准：

（1）由坐到站。

1）受试者体位：坐在治疗床上。

2）测试命令：请站起来，尽量不要用手帮助。

4 分：不用手帮助即能够站起来且能够保持稳定。

3 分：用手帮助能够站起来。

2 分：用手帮助经过几次努力后能够站起来或保持稳定。

1 分：需要较小的帮助能够站起来或保持稳定。

0 分：需要中度或较大的帮助才能够站起来。

（2）独立站立。

1）受试者体位：站立位。

2）测试命令：请尽量站稳。

4 分：能够安全站立 2 分钟。

3 分：能够在监护下安全站立 2 分钟。

2 分：能够独立站立 30 秒。

1 分：经过几次努力能够独立站立 30 秒。

0 分：没有帮助不能站立 30 秒。

如果受试者能够安全站立 2 分钟，则第（3）项独立坐得满分，继续进行第（4）项评定。

（3）独立坐。

1）受试者体位：坐在椅子上，双脚平放在地上、背部要离开椅背。

2）测试命令：请将上肢交叉抱在胸前并尽量坐稳。

4 分：能够安全坐 2 分钟。

3 分：能够在监护下坐 2 分钟。

2 分：能够坐 30 秒。

1 分：能够坐 10 秒。

0 分：没有支撑则不能坐 10 秒。

（4）由站到坐。

1）受试者体位：站立位。

2）测试命令：请坐下，尽量不要用手帮助。

4 分：用手稍微帮助即能够安全坐下。

3 分：需要用手帮助来控制身体重心下移。

2 分：需要用双腿后侧抵住椅子来控制身体重心下移。

1 分：能够独立坐在椅子上但不能控制身体重心下移。

0 分：需要帮助才能坐下。

（5）床—椅转移：先在治疗床旁边准备一把有扶手的椅子和一把无扶手的椅子。

1）受试者体位：坐在治疗床上，双脚平放于地面。

2）测试命令：请坐到有扶手的椅子上，再坐回床上；再坐到无扶手的椅子上，再坐回床上。

4 分：用手稍微帮助即能够安全转移。

3 分：必须用手帮助才能够安全转移。

2 分：需要监护或语言提示才能完成转移。

1 分：需要一个人帮助才能完成转移。

0 分：需要两个人帮助或监护才能完成转移。

（6）闭眼站立。

1）受试者体位：站立位。

2）测试命令：请闭上眼睛，尽量站稳。

4 分：能够安全站立 10 秒。

3 分：能够在监护下站立 10 秒。

2 分：能够站立 3 秒。

1 分：闭眼时不能站立，但睁眼站立时能够保持稳定。

0 分：需要帮助以避免摔倒。

（7）双脚并拢站立。

1）受试者体位：站立位。

2）测试命令：请将双脚并拢并且尽量站稳。

4 分：能够独立将双脚并拢并独立站立 1 分钟。

3 分：能够独立将双脚并拢并在监护下站立 1 分钟。

2 分：能够独立将双脚并拢但不能站立 30 秒。

1 分：需要帮助才能将双脚并拢且双脚并拢后能够站立 15 秒。

0 分：需要帮助才能将双脚并拢且双脚并拢后不能站立 15 秒。

（8）站立位上肢前伸：进行此项测试时，要先将一个皮尺横向固定在墙壁上，受试者上肢前伸时，测量手指起始位和终末位对应于皮尺上的刻度，两者之差为患者上肢前伸的距离。如果可能的话，为避免躯干旋转，受试者要两臂同时前伸。

1）受试者体位：站立位。

2）测试命令：将手臂抬高 90°，伸直手指并尽量向前伸，请注意双脚不要移动。

4 分：能够前伸大于 25cm 的距离。

3 分：能够前伸大于 12cm 的距离。

2 分：能够前伸大于 5cm 的距离。

1 分：能够前伸但需要监护。

0 分：当试图前伸时失去平衡或需要外界支撑。

（9）站立位从地上拾物。

1）受试者体位：站立位。

2）测试命令：请把你双脚前面的拖鞋捡起来。

4分：能够安全而轻易地捡起拖鞋。

3分：能够在监护下捡起拖鞋。

2分：不能捡起，但能够到达距离拖鞋2～5cm的位置且独立保持平衡。

1分：不能捡起且当试图努力时需要监护。

0分：不能尝试此项活动或需要帮助以避免失去平衡或跌倒。

（10）转身向后看：测评者可以站在受试者身后，手拿一个受试者可以看到的物体以鼓励其更好地转身。

1）受试者体位：站立位。

2）测试命令：双脚不要动，先向左侧转身向后看，再向右侧转身向后看。

4分：能够从两侧向后看且重心转移良好。

3分：只能从一侧向后看，另一侧重心转移较差。

2分：只能向侧方转身但能够保持平衡。

1分：当转身时需要监护。

0分：需要帮助以避免失去平衡或跌倒。

（11）转身一周。

1）受试者体位：站立位。

2）测试命令：请转一圈，暂停，然后往另一个方向转一圈。

4分：能往两个方向只用4秒或更短的时间安全地转一圈。

3分：只能往一个方向用4秒或更短的时间安全地转一圈。

2分：能够安全地转一圈，但用时超过4秒。

1分：转身时需要密切监护或语言提示。

0分：转身时需要帮助。

（12）双脚交替踏台阶：先在受试者前面放一个台阶或一个高度与台阶相当的小凳子。

1）受试者体位：站立位。

2）测试命令：请将左、右脚交替放到台阶/凳子上，直到每只脚都踏过4次台阶/凳子。

4分：能够独立而安全地站立且在20秒内完成8个动作。

3分：能够独立站立，但完成8个动作的时间超过20秒。

2分：在监护下不需要帮助能够完成4个动作。

1分：需要较小帮助能够完成2个或2个以上的动作。

0分：需要帮助以避免跌倒或不能尝试此项活动。

（13）双脚前后站立：要得到3分，则步长要超过另一个脚的长度且双脚支撑的宽度应接近受试者正常的宽度。

1）受试者体位：站立位。

2）测试命令：（示范给受试者）将一只脚放在另一只脚的正前方并尽量站稳。如果不行，就将一只脚放在另一只脚前面尽量远的地方，这样前脚后跟就在后脚足趾之前。

4 分：能够独立将一只脚放在另一只脚的正前方且保持 30 秒。

3 分：能够独立将一只脚放在另一只脚的前方且保持 30 秒。

2 分：能够独立将一只脚向前迈一小步且能够保持 30 秒。

1 分：需要帮助才能向前迈步，但能保持 15 秒。

0 分：当迈步或站立时失去平衡。

（14）单腿站立。

1）受试者体位：站立位。

2）测试命令：请单腿站立尽可能长的时间。

4 分：能够独立抬起一条腿且保持 10 秒以上。

3 分：能够独立抬起一条腿且保持 5～10 秒。

2 分：能够独立抬起一条腿且保持 3～5 秒。

1 分：经过努力能够抬起一条腿，保持时间不足 3 秒，但能够保持站立平衡。

0 分：不能够尝试此项活动或需要帮助以避免跌倒。

4. 评分结果：共 14 个项目，每个项目最低分为 0 分，最高分为 4 分，总分 56 分。评分结果如下。

0～20 分：平衡能力差，只能坐轮椅。

21～40 分：平衡能力可，能辅助步行。

41～56 分：平衡能力好，能独立行走。

<40 分：预示有跌倒的危险。

（二）站起—走计时测试

站起—走计时测试（timed up and go test，TUG）（图 14－1）由 Podsiadlo D 和 Richardson S 于 1991 年首先报道，测试内容包括起立坐下及行走，不仅可以观察受试者的平衡功能，也可以观察步态、活动能力，因此，可作为一种简便的方法用于老年人群基本活动能力的测试。

1. 测试方法：受试者坐在一把带扶手的座椅上（椅子高 46cm，扶手高 56cm），起立，行走 3m，转身，回到座椅旁，坐下。治疗师记录下整个过程的时间，用秒表来计时。受试者可以使用自己常用的助行器（无，拐杖，助步车），不能借助外力。开始时，受试者背靠座椅，手放在扶手上，手里拿着助行器。当听到“走”的口令后，受试者站起，用正常的速度走 3m 的直线，然后转身，走回到椅子旁，坐下。受试者可以在正式测试前练习一次。治疗师需要用秒表或带有秒针的手表来计时。

2. 测试口令：当治疗师说“走”时，需要受试者起立，走在指定线条上，然后返回，坐回到椅子上。用受试者自己舒服的速度走完全程，不限制测试时间。如果需要，受试者可以停下来休息，但不能坐下。

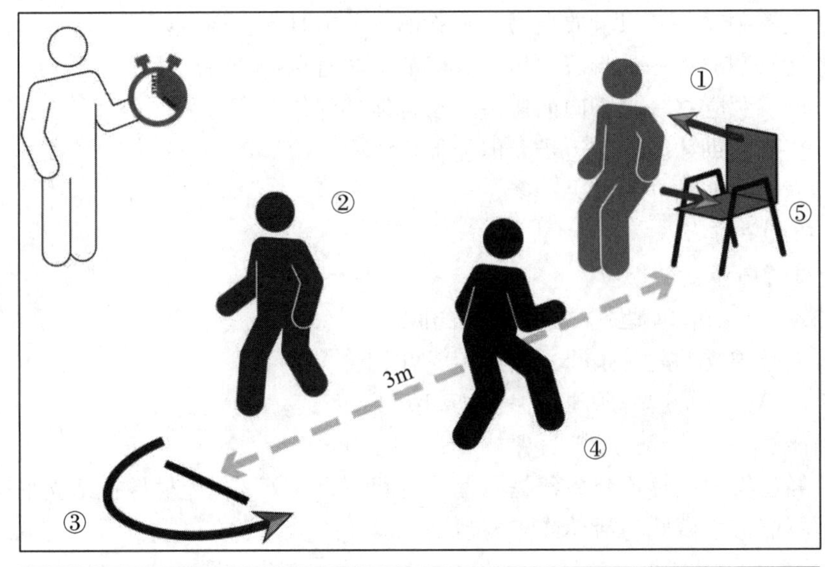

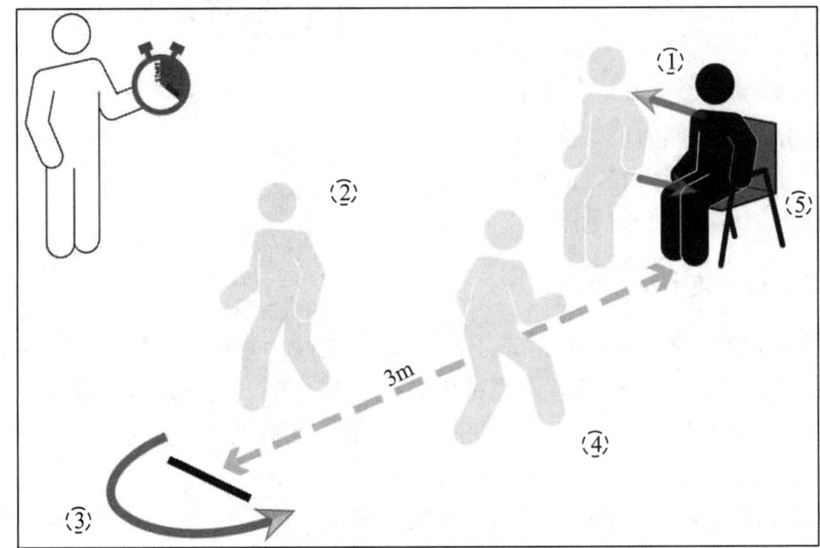

图 14－1 站起－走计时测试

3. 其他方式：可以让受试者用最快的速度走完全程来测试他能走多快，也可以让他左转或者右转来测试不同的结果。

4. 测评工具：秒表或带有秒针的手表一块，带扶手的座椅（椅子高 46cm，扶手高 56cm）一把。测试所需的道路（3m）要平坦，长度和宽度要适中。

5. 评估标准：①小于 10 秒，正常；②10～30 秒，良好，能独立走，行动不需拐杖；③大于 30 秒，有跌倒风险，不能独立走，需要拐杖。

需要的时间等于或大于 30 秒，提示发生摔倒的危险可能性高。非常虚弱、行走不便的老年人可能需要 2 分钟以上的时间。

（三）Tinetti 平衡与步态量表

Tinetti 平衡与步态量表由学者 Tinetti M E 于 1986 年首次报道，物理治疗师 Bulletin 于 1993 年对评分细则进行描述。Tinetti 平衡与步态量表是一组以任务为导向的测验，用以测试老年人的行动能力以及平衡能力，分为平衡和行走两部分，共 16 个项目，总分值 28 分。测试一般可在 20 分钟内完成。

（四）Brunel 平衡量表

Brunel 平衡量表（Brunel balance assessment，BBA）作为专门评估脑卒中患者平衡功能的量表被国内引进并翻译，能够客观准确地评估患者的平衡功能，具有良好的测量者间信度、重测信度和同质性信度。其针对性高，可行性强，可用于中国人群和中文语境中脑卒中患者平衡功能评估和进一步的科学研究。

评估指标：Brunel 平衡量表共三大领域，包括 12 个条目。三大领域由易到难分别为坐位平衡、站位平衡、行走功能，各有 3、3、6 个条目，如坐位平衡这一领域包括坐位计时、独坐举臂、独坐取物 3 个条目。每个条目给予 3 次通过机会。根据受试者的完成情况记分，每通过 1 个条目计 1 分，不通过计 0 分，满分 12 分（表 14－1）。

表 14－1　Brunel 平衡量表

序号	条目	动作要领	评估标准	分数
1	坐位计时	坐位，无他人帮助，无后背支持，上肢可扶支撑台	维持平衡时间≥30 秒	
2	独坐举臂	坐位，无他人帮助，无后背支持，健侧手臂全范围上举、放下	15 秒内完成次数≥3 次	
3	独坐取物	坐位，无后背支持，平举健侧手臂，伸手向前取物	取物距离≥7cm	
4	站立计时	站立位，无他人帮助，上肢可扶支撑台	维持平衡时间≥30 秒	
5	站立举臂	站立位，无他人帮助，无后背支持，健侧手臂全范围上举、放下	15 秒内完成次数≥3 次	
6	站立取物	站立位，无上肢或他人帮助，平举健侧手臂，伸手向前取物	取物距离≥5cm	
7	跨步站立	站立位，无上肢或他人帮助，健足前跨，使健足的脚跟超过患足的足尖水平	维持平衡时间≥30 秒	
8	辅助步行	无他人帮助，仅在助行器辅助下步行 5m	完成时间≤1 分钟	
9	跨步重心转移	站立位，无上肢或他人帮助，患足前跨，使其脚跟位于健足足尖前，重心在患腿和健腿之间充分转移	15 秒内完成次数≥3 次	
10	无辅助步行	无助行器或他人辅助，独立步行 5m	完成时间≤1 分钟	

续表14-1

序号	条目	动作要领	评估标准	分数
11	轻踏台阶	站立位，无上肢或他人帮助，患腿负重，健足踏上、踏下10cm台阶	15秒内完成次数≥2次	
12	上下台阶	站立位，无上肢或他人帮助，健足踏上10cm台阶，患侧脚跟上，然后健足踏下台阶，患足收回	15秒内完成次数≥1次	

注：1. 条目由易到难递进，从患者能力可达到的某条目开始评估，当其不能通过某条目时，评估结束。

2. 每条目有3次通过机会，每一条目通过得1分，不通过得0分，总分12分。

（五）特异性活动平衡信心量表

特异性活动平衡信心量表（activities-specific balance confidence scale，ABC）（表14-2）由Powell制定，应用于活动功能较高的老年人平衡信心的评估。其要求受试者用目测类比评分，给自己进行基本日常活动时的平衡信心打分，共包括16个条目，每个条目评分为0分（完全没有信心）至100分（信心十足）。与平衡功效量表（BES）比较，ABC测试更大范围的活动，可配合使用平衡量表来评估受试者活动能力。

表14-2　特异性活动平衡信心量表

<table>
<tr><td colspan="6">完全没有信心</td><td colspan="5" align="right">信心十足</td></tr>
<tr><td>0</td><td>10</td><td>20</td><td>30</td><td>40</td><td>50</td><td>60</td><td>70</td><td>80</td><td>90</td><td>100</td></tr>
<tr><td colspan="11">当您从事　　　时，您能够保证不会失去平衡或变得不稳定的自信程度是多少？</td></tr>
<tr><td>1</td><td colspan="9">绕着住宅走</td><td></td></tr>
<tr><td>2</td><td colspan="9">上、下楼梯</td><td></td></tr>
<tr><td>3</td><td colspan="9">弯腰从鞋柜前拾起拖鞋</td><td></td></tr>
<tr><td>4</td><td colspan="9">从与眼同高的架子上取一瓶小罐头</td><td></td></tr>
<tr><td>5</td><td colspan="9">踮脚尖够取位于头上方的物品</td><td></td></tr>
<tr><td>6</td><td colspan="9">站在椅子上够取位于上方的物品</td><td></td></tr>
<tr><td>7</td><td colspan="9">扫地</td><td></td></tr>
<tr><td>8</td><td colspan="9">走出住宅到停车位上的轿车前</td><td></td></tr>
<tr><td>9</td><td colspan="9">上、下轿车</td><td></td></tr>
<tr><td>10</td><td colspan="9">步行穿过停车场去购物中心</td><td></td></tr>
<tr><td>11</td><td colspan="9">上、下坡道</td><td></td></tr>
<tr><td>12</td><td colspan="9">走进拥挤且行人快速穿梭的购物中心</td><td></td></tr>
<tr><td>13</td><td colspan="9">在购物中心内行走时被他人无意碰撞</td><td></td></tr>
<tr><td>14</td><td colspan="9">抓住扶手上、下自动扶梯</td><td></td></tr>
</table>

续表14－2

15	手提包裹无法抓住扶手时上、下自动扶梯	
16	在室外结冰的人行道路上行走	

注：如果受试者目前尚不能完成问题里的活动，请受试者体会和想象当他（她）必须去做（该项活动）时不会失去平衡或变得不稳定的自信程度。

三、平衡测试仪评估

（一）静态平衡仪测试

采用高精度的压力传感器，将人体重心前后和左右晃动的移动距离、变化速率、变化节律和变化方向实时记录并以数据输出，并经专用程序计算为重心参数，给出受试者平衡能力的评价。下面以美国NeuroCom公司生产的长条形静态平台（balance master system）为例介绍静态平衡仪测试方法。

1. 平衡感觉相互作用的临床改良测试（modified clinical test of sensory interaction on balance，mCTSIB）：检测内容包括坚实地面睁眼站立、坚实地面闭眼站立、不稳地面（泡沫垫）睁眼站立和不稳地面（泡沫垫）闭眼站立四种。这实质上是Romberg试验，采用重心变化指标和应用静态平衡仪实施。检测在“消除”视觉或减弱本体觉作用时的重心稳定性。

2. 稳定限度（limits of stability，LOS）测试：量化人尽力移动其重心距离的能力，即可以使其身体向一定方向倾斜而不失去平衡、不跨步和不用任何扶持的能力，测试人体各方向移动重心的限度。这是人体姿态平衡检测和老年人跌倒预测的关键方法。

3. 其他测试：重心移动节律控制测试、由坐站起、单腿站立、徒步走、脚尖对脚跟走等测试。

（二）动态平衡仪测试

人体不仅要在静态的本体觉和视觉环境中保持和控制平衡，而且要在日常生活和职业活动中动态变化的本体觉和视觉环境中保持姿态的稳定。通过不断改变本体觉和视觉环境的动态平衡仪能够准确地观察人体动态姿态平衡的特征和变化。下面以美国NeuroCom公司生产的Smart Equi Test动态平衡仪为例介绍动态平衡仪测试方法。

1. 感觉统合试验（sensory organization test，SOT）：检测受检者有效利用本体觉、视觉和前庭觉输入信息进行姿态控制以保持姿态稳定的能力和识别姿态不稳或障碍由哪一种感觉系统所致。试验设置六种三类感觉相互作用测试。六种状态分别为：①状态1，动态平衡仪和视频不动，睁眼站立；②状态2，动态平衡仪和视频不动，闭眼站立；③状态3，动态平衡仪不动而视频随重心变化而动，睁眼站立；④状态4，动态平衡仪随重心变化而动而视频不动，睁眼站立；⑤状态5，动态平衡仪随重心变化而动而视频不动，闭眼站立；⑥状态6，动态平衡仪和视频都随重心变化而动，睁眼站立。

根据六种状态的检查结果可区分多种感觉功能异常类型。例如状态 5 和状态 6 异常或只有状态 5 异常属前庭功能障碍型，表明患者难以利用前庭觉信息保持稳定；状态 4、状态 5 和状态 6 异常属视觉、前庭功能障碍型，表明患者难以利用正确的视觉和前庭觉，或难以单独利用前庭觉信息保持稳定；状态 2、状态 3、状态 5 和状态 6 异常属本体觉、前庭觉功能障碍型，表明患者难以利用足部支撑面信息和前庭觉信息，或难以单独利用前庭觉信息保持稳定等。

2. 运动控制测试（motor control test，MCT）：评定自动运动系统在受到预料不到的外界干扰后快速恢复正常姿态的能力，即动态平衡仪突然向前或向后移动，由此引发自动的姿态反应。

3. 适应性试验（adaptation test，ADT）：检测受检者在支撑面不规则或突然发生改变时保持最少摆动的能力和适应不同地面环境保持姿态稳定的能力。

四、总结

平衡检查给治疗师提供了有关患者运动表现的信息，同时根据检查结果提供了导致损伤的可能因素，有助于为患者设计个体化康复目标、治疗计划和判断预后，以及评价干预措施的有效性。同时平衡检查结果也应与其他评估结果整合后进行综合考量，如感觉功能、关节活动度、肌力和肌张力等。

（戈岩蕾）

第三节　案例分析

一、案例介绍

患者，女性，30 岁，1 年前跑步扭伤右踝后，开始出现右踝疼痛，疼痛在运动后出现。日常生活中无明显疼痛不适。现仍然在运动后出现右踝疼痛。社会史：办公室职员，已婚，喜欢户外运动，如滑雪、滑冰、徒步、长跑等。

二、评估过程

右踝无明显肿胀畸形。右踝各向运动无明显受限或疼痛。单次下蹲、跳跃无明显不适或疼痛。踝关节局部无明显压痛。

平衡检查，发现右侧单侧闭眼站立平衡较左侧明显降低。

三、物理治疗思路分析

1. 患者目前主要存在的问题为稍微剧烈的运动后会出现右踝疼痛，可能的功能受限是什么？

2. 如何进一步对损伤程度进行评估，如何计划患者的辅助检查？

3. 如何进一步评估平衡功能受限与疼痛之间的关系？

4. 可能的康复目标和治疗方案是什么？

（戈岩蕾）

主要参考文献

[1] 王玉龙. 康复功能评定 [M]. 3 版. 北京：人民卫生出版社，2018.

[2] 燕铁斌. 物理治疗学 [M]. 3 版. 北京：人民卫生出版社，2018.

[3] 于立身. 前庭功能检查技术 [M]. 西安：第四军医大学出版社，2013.

第十五章　步态分析技术临床应用

第一节　概述

一、定义

步行（walking）是人类区别于其他动物的关键特征之一，是转移活动中的重要部分，人类的社会活动离不开步行。步行需要全身肌肉的参与，包括人体质心的转移、骨盆倾斜旋转以及髋关节、膝关节、踝关节的伸屈和内外旋转等，是人体位移的复杂的随意运动。正常的步行不需要思考，它是双下肢不停地重复相同动作的过程，但是步行的控制很复杂，包括中枢命令、身体平衡和协调控制，涉及足、踝关节、膝关节、髋关节、躯干、颈、肩关节、臂的协同运动。

步态（gait）是指人在行走过程中的姿态。正常的步态会因为职业、年龄、性别等有所差异，疾病则会导致异常的步态。由于很多因素造成步行困难或者步行障碍，影响患者的日常生活、工作和学习，所以步行能力的改善也是患者迫切需要解决的问题之一。

步态分析（gait analysis）是利用力学的概念、处理手段和已掌握的人体解剖、生理学知识对人体行走功能进行对比分析的一种生物力学研究方法。其通过定性或者定量分析，对人类步行进行系统的研究，以揭示异常步态和影响因素为目的，提供治疗依据和评价疗效，成为改善患者步行能力必不可少的手段。

二、相关参数

（一）步行周期

步行周期（gait cycle）是指一侧肢体从脚跟着地开始至该侧脚跟再次着地所经历的时间过程。根据步行时下肢在空间的位置，步行周期分为支撑相和摆动相。美国加利福尼亚州国家康复中心将步行周期划分为 8 个时相，其中支撑相有 5 个时相，摆动相有 3 个时相。

1. 支撑相（stance phase）：足与地面接触以及承受重力的时间，占步行周期的60%。支撑相分为双支撑相和单支撑相。每个步行周期包括两个双支撑相，指双脚与地面接触的时间，出现在一侧肢体处于脚跟着地或承重反应期，对侧肢体处于减重或脚跟离地期，各占步行周期的10%。双支撑相的时间与行走的速度成反比，步速越快，双支撑相的时间越短，当步行变为奔跑时，双支撑相即消失。单支撑相指单腿支撑期，支撑相的大部分时间为单支撑相，占步行周期的40%。

（1）首次着地（initial contact，IC）：支撑相的开始阶段，也是步行周期的起始点，是脚跟接触地面的瞬间，但是不同的病理步态中，首次着地的方式各异，比如前脚掌着地、脚跟与前脚掌同时着地或者足底外侧缘着地。

（2）承重反应期（loading response）：首次着地后重心由脚跟转移至全足的过程，对侧脚跟离地至足趾离地时，占步行周期的0～15%时间段。

（3）支撑中期（mid stance）：支撑足全部着地，对侧肢体处于摆动相，为单腿支撑期，出现在步行周期的15%～40%时间段，此阶段主要是维持膝关节的稳定性，为下肢向前运动做好准备。

（4）支撑末期（terminal stance）：支撑足蹬离地面的阶段，也称为蹬离期，起始于支撑足脚跟离地，结束于足趾离地，正常步行出现在步行周期的40%～50%时间段，此阶段身体的重心转移至对侧肢体，步速缓慢时可以没有蹬离，只是足趾离开地面。

（5）摆动前期（preswing）：支撑侧足趾离地至对侧脚跟着地的阶段，为第二个双支撑相，在步行周期的50%～60%时间段。

2. 摆动相（swing phase）：足离开地面向前摆动至再次着地的阶段，大约占步行周期的40%。

（1）摆动初期（initial swing）：支撑足刚离开地面的阶段，该侧髋关节屈曲带动膝关节达到最大屈曲角度，在步行周期的60%～70%时间段。此阶段的主要目的是完成足廓清动作，即足底顺利离开地面。

（2）摆动中期（mid swing）：为迈步的中间阶段，足廓清仍是主要目的，膝关节由最大屈曲角度摆动至小腿与地面垂直的阶段，在步行周期的70%～85%时间段。

（3）摆动末期（terminal swing）：迈步即将结束，与地面垂直的小腿向前摆动至该侧脚跟着地的过程，此阶段的主要动作是小腿向前运动减速为着地做准备，出现在步行周期的85%～100%时间段。

（二）跨步参数

跨步参数包括步长、跨步长、步宽和步角。其他步态参数还有步频、步速等。

1. 步长（step length）：从一侧脚跟着地处至另一侧脚跟着地处之间的线性距离，步长与身高有关，身高越高，步长越长。正常人步长为50～80cm。

2. 跨步长（stride length）：同一腿脚跟着地处到再次脚跟着地处之间的线性距离。正常人跨步长是步长的两倍，为100～160cm。

3. 步宽（step width）：在行走中左、右两足之间的宽度。通常以脚跟中点为测量参考点，正常人步宽为5～10cm。

4. 步角（foot angle）：脚跟中点到第二趾之间连线与行进方向之间的夹角，一般为6.75°。

第二节 评估方法

一、定性分析法

（一）目测法

医生通过肉眼观察患者的行走过程，然后根据其所得印象或按照一定的观察项目逐项评估得出步态分析的结论。目测法是目前临床步态分析最常用的方法，因其快速简单和对硬件设施要求不高而被广泛运用（图15−1）。

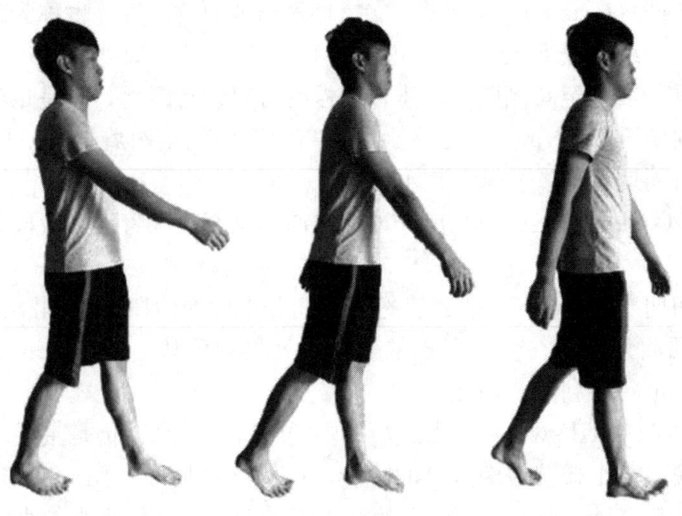

图15−1 目测法

1. 目测法信息资料的收集很大程度上需要一定的技巧，一般需要掌握以下技巧。

（1）由远端到近端：在步态分析中，观察的顺序由远端到近端，即观察以脚趾、脚掌、脚跟、踝关节、小腿、膝关节、大腿、髋关节、骨盆、躯干的顺序进行。

（2）正、后、两侧的多维观察：步态的观察需要多维度。不同的方向所观察的步态特征有所差异。冠状面（正面）有利于观察骨盆是否倾斜，踝关节和膝关节的内、外翻以及髋关节的内收、外展等。矢状面（侧面）有利于观察脊柱、髋关节、膝关节和踝关节的屈伸运动情况。为了全面搜集信息需要进行多维度的观察。

（3）不同的环境观察：在不同的环境中，人会呈现出不同的步行姿势。这是人正常应对生活中多变环境的一种能力。在不同的环境中进行步态分析，可以更好地获知步态是否异常。

（4）不同的步行速度：不同的步行速度，可以帮助检查者获得更多的信息，使得许多较为隐蔽的问题在一定的步行速度下更好地暴露出来，这对于全面进行步态分析非常重要。

2. 临床观察要点。

（1）步行周期：主要观察各时相是否合理，左右是否对称，行进是否稳定和流畅，步行节律是否匀称，速率是否合理。

（2）关节运动：主要观察各时相中，各个关节和肢体，包括足、踝关节、膝关节、髋关节、骨盆、躯干、上肢、头的运动情况。

（3）观察要点见表 15−1。

表 15−1　观察要点

步行周期	时相是否合理	左右是否对称	行进时是否稳定和流畅
步行节律	节奏是否匀称	速率是否合理	时相是否流畅
肩、臂	塌陷或抬高	前后退缩	肩活动过度或不足
躯干	前屈或侧屈	扭转	摆动过度或不足
骨盆	前后倾斜	左右抬高	旋转或扭转
膝关节	摆动相是否屈曲	支撑相是否伸直	关节是否稳定
踝关节	摆动相是否可背伸或跖屈	是否足下垂、足内翻或外翻	关节是否稳定
足	是否为脚跟着地	是否为足趾离地	关节是否稳定
足接触面	是否全部着地	双脚间距是否合理	关节是否稳定

（二）行走能力评估

临床上常用的行走能力评估量表有多种，Holden 步行功能分级和 Tinetti 步态量表可以用于骨关节炎患者的步态评估，它们是相对精细、半定量的评估手段，通过对患者的步行能力分级可以大致了解其步行能力。

1. Holden 步行功能分级（functional ambulation classification，FAC）：由 Holden 等于 1986 年发表，适用于所有疾病的患者，通过分析可以了解患者是否可以步行以及确定行走形式。FAC 共 6 个等级，分为 0 至Ⅴ级，级别越高，行走能力越好，详见表 15−2。

表 15−2　Holden 步行功能分级

级别	表现
0 级：无功能	患者不能行走，需要轮椅或 2 人协助才能行走
Ⅰ级：需大量持续性帮助	需使用双拐或需要 1 人连续不断地搀扶才能行走及保持平衡
Ⅱ级：需少量帮助	能行走但平衡不佳，不安全，需 1 人在旁给予持续或间断的接触身体的帮助或需要使用膝−踝−足矫形器（KAFO）、踝−足矫形器（AFO）、单拐、手杖等，以保持平衡和保障安全

续表15－2

级别	表现
Ⅲ级：需监护或言语指导	能行走，但不正常或不安全，需1人监护或用言语指导，但不接触身体
Ⅳ级：平地上独立	在平地上能独立行走，但在上下斜坡、不平的地面上行走或上下楼梯时仍有困难，需他人帮助或监护
Ⅴ级：完全独立	在任何地方都能独立行走

2. Tinetti 步态量表：发表于 1986 年，是 Tinetti 平衡与步态量表（Tinetti performance oriented mobility assessment，POMA）中的一部分，满分 12 分，分数越高，提示步态越好，适用于老年患者，详见表 15－3。

表 15－3　Tinetti 步态量表

序号	评定项目	2分	1分	0分
1	步行启动（发出口令“走”后立即启动）	—	没有犹豫	犹豫或多次尝试迈步
2	步幅（右足）	—	右足迈步超过左足	右足迈步未超过左足
	步幅（左足）	—	左足迈步超过右足	左足迈步未超过右足
	足廓清（右足）	—	右足能完成足廓清	右足不能完成足廓清
	足廓清（左足）	—	左足能完成足廓清	左足不能完成足廓清
3	步幅对称性	—	左右步幅相等	左右步幅不相等
4	步伐连贯性	—	前后步之间节奏连贯	前后步之间节奏不连贯或停顿
5	行走路线	独立走直线	轻度或中度偏斜，或使用助行器	明显倾斜
6	躯干	无摇摆，无膝关节或腰背屈曲，无上肢外展，不使用助行器	无摇摆，但膝关节或腰背屈曲，或行走时上肢外展	明显摇摆或使用助行器
7	步宽（脚跟距离）	—	一只脚向前迈过另一只脚时几乎触及对方	一只脚向前迈过另一只脚时双脚分开，互不接触

动态步行指数（dynamic gait index，DGI）用于评估个体根据具体任务要求调整和改变的适应能力，最初用于社区评估有平衡功能障碍和前庭功能异常的老年人，现扩大范围，用于不同年龄和不同疾病患者的评估。DGI 有 8 个评估项目，包括水平平面行走时的步态、步行速度变化时的步态、头部上下转动时的步态、头部水平转动时的步态、步行伴中轴旋转、跨越障碍物、绕过障碍物以及爬楼梯。每个项目的评分为 0 分（异常严重）至 3 分（正常），总分 24 分，得分越高，步行能力越好，得分低于 19 分提示患

者跌倒风险高。由于 DGI 对前庭功能障碍患者步态异常的灵敏度较低，存在天花板效应，在一定程度上限制了其使用。

二、定量分析法

步态定量分析法是通过机械或专门的设备获得的客观数据对步态进行分析的方法。所用的设备或器械可以非常简单，如秒表、卷尺、测角仪等测量工具以及能留下足印的设备，也可以较为复杂，如电子角度计、肌电图、高速摄影、三维步态分析系统等，通过获得运动学参数、动力学参数、肌电活动参数和能量参数分析步态特征。

步态定量分析法所用参数包括以下几类：①时间－空间参数，如步速、步长、步宽、跨步长、步频、步角、步态周期时间、支撑相时间、摆动相时间等。②运动学参数，通过肢体在运动中的位置、角度、速度和加速度等进行分析，以获得步行中的运动特点和推测运动中的力学变化，对步态的异常程度、原因进行分析。基本参数包括步行中髋关节、膝关节、踝关节的运动规律，骨盆位置的变化规律和身体重心位置等。③动力学参数，如力矩（伸展力矩、屈曲力矩和支持力矩）、地面反作用力、前后剪切力、侧向分力，并可绘成曲线。④肌电活动参数，动态肌电图用于检测步行时的肌肉活动与步行的关系，目前多采用表面肌电图记录下肢各肌肉的电活动。⑤能量参数，包括能量代谢参数和机械能参数，采用便携式氧分析方式，在步行时同步采集呼出的气体，进行耗氧量分析，再与步行距离相除可得出氧价。氧价越低，步行运动的能量消耗越小。虽然氧价不能直接客观地描述步态的外观特点，但是自然步态最节约能量，任何步态的优劣和步行训练评估的“金标准”就是能耗，这可以通过氧价的测量来体现。

（一）足印法

足印法是传统的测定方法，即在受试者的足底涂上墨汁，然后让其在铺上白纸的地面（一般为 4～6m）行走。治疗师用秒表记录步行时间和测量受试者走过白纸留下的足迹的时空参数，即时间参数和空间参数。时间参数和空间参数是临床上常用的客观指标，能够反映行走能力的变化。

（二）6 分钟步行测试

6 分钟步行测试（6 minutes walk test，6MWT）是临床上用于定量评估步行速度的测试方法，需要的工具是秒表和卷尺。要求测定受试者在 6 分钟内以舒适的步速所完成的步行距离，最早用于测定心肺患者的耐力，现用于其他多种疾病患者的耐力测试。6 分钟步行测试的具体方案：要求受试者围绕着距离 18m 远的两把椅子所组成的椭圆形轨迹行走，便于计算行走的距离，在不中断秒表的情况下，受试者可根据自己的情况休息，最后测得的总距离除以 360 秒得到以米/秒为单位的步行速度。

（三）10m 步行测试

10m 步行测试是通过受试者步行特定距离所需的时间计算得出步行的平均速度。

具体措施：受试者步行通过 14m 长的步道，秒表记录受试者通过中间 10m 距离所用的时间，通常测试两次，分别要求受试者以舒适的步行速度和快速步行速度测试。通过 10m 步行距离除以所用时间得到步行速度，10m 步行所需的步数可以计算出平均步频和步幅。

（四）三维步态分析法

现代实验室采用数字化的三维步态分析系统，利用生物力学的概念、处理手段，借助现代计算机技术和图形图像技术，三维重现步行的过程，并对三维重现的步行信息中的图像、力学等数据进行整理分析。三维步态分析系统由以下几部分组成：①一般配备 2~8 台摄像机，带有红外线发射源，固定于实验室不同位置。②反光标记点，小球状，粘贴在关节部位，有利于定位采集步行中运动参数的信息并做出分析。③测力台，由踏板、传感器和底座三部分组成，踏板和底座之间由安置于四角的传感器支撑，当受试者的脚踏过有测力台的地面时，通过传感器可以得到三个方向的力值数据：垂直力（Z 轴方向的 Fz）、横向力（Y 轴方向的 Fy）和前后向力（X 轴方向的 Fx）。三维步态分析系统采集受试者完整的步态，通过测力台可以得到的数据包括三维力 Fx、Fy、Fz，力矩 Mx、My、Mz，功率。④表面肌电图（surface electromyography，sEMG），将 sEMG 与三维步态分析系统结合使用，电极固定在待检肌肉的表面，能够动态观察步行过程中肌肉的电生理变化。作为临床检查、评估的仪器，sEMG 不需刺入皮肤就能获得肌肉活动有意义的信息，不仅能在静止状态测定肌肉活动，而且能在运动中持续观察肌肉活动的变化，所以又被称为动态肌电图，能对受试者的运动功能进行有意义的诊断。sEMG 因无创伤、安全，广泛应用于临床诊断和研究。在采集三维步态数据之前，将 sEMG 的电极片贴于患者下肢的主要肌群处，在采集步态数据的同时能得到其肌电信号，可以观察受试者在步行过程中下肢主要肌群的电生理活动，有助于步态分析的功能性评估。

三维步态分析的参数主要包括运动学参数和动力学参数。运动学参数是指运动的形态、速度和方向等参数，不包括引起运动的力的参数。动力学参数分析是对步行的作用力及反作用力的强度、方向及时间等因素的研究。以现有的技术和设备，还不能直接测量肌肉收缩产生的使关节屈伸旋转活动的内力，但可以测量人体行走时地面与足底之间的作用力，即地面反作用力。如果知道肢体节段和地面应力矢量的空间关系，就可以计算出相对于某一关节的外力力矩，主要涉及力、力矩、质量和加速度，但是不包括物体参与的位置或者方向。就像三维步态分析系统的测力台能测得足在行走中向下的力，但是无法获得肌肉、韧带和骨骼产生的关节内力或力矩。进一步还可以计算关节运动时的功率、做功、能量的产生或消耗。对于一个行为（如行走）评估来说，运动学参数和动力学参数都是必要的。

第三节　临床应用

步态分析的作用是帮助了解步态特征、诊断异常的步态、辅助选择治疗措施和评估治疗效果。比如，膝关节炎患者与健康人群相比，更容易表现为膝关节的关节活动范围缩小、患侧支撑相时长缩短以及步行速度变慢。通常情况下，步频和步行速度的增加提示患者的步行功能有改善，治疗师在判断患者的功能是否有改善时需非常谨慎，因为时空参数受年龄、性别、体重和身高的影响较大。定量分析法的优点是准确度高，能够动态测量各个关节在步行中的变化。例如对疼痛的评估，由于疼痛是一种主观感受，受许多因素的影响，以疼痛计分的量表难以令人信服。步态指标可以提供一种客观的参考。疼痛时，脚跟不敢着地，后蹬无力，支撑阶段不能很好地缓冲，地面反作用力曲线出现异常。治疗后，若疼痛减轻，其指标如地面反作用力曲线则有所改变，因此步态分析对疼痛治疗具有重要的指导意义。

一、髋关节矢状面正常数据及肌力减弱的影响

髋关节在首次着地和承重反应期时屈曲 20°，主要由髋关节伸肌和外展肌参与控制骨盆和躯干的稳定性，肌力不足则导致髋关节的稳定性不够，出现躯干前倾、骨盆向侧方倾斜以及髋关节过度屈曲的状况。髋关节在支撑中期处于中立位，腘绳肌以及外展肌少量参与，保障膝关节的伸展和防止骨盆向对侧下移。在支撑末期，髋关节处于 20°伸展位，主要由阔筋膜张肌参与，防止骨盆向对侧下移。在摆动前期和摆动初期，髋关节由 10°伸展过渡至屈曲 15°，主要由髂肌、长收肌、股薄肌和缝匠肌参与，将大腿向前摆动，肌力不足会导致髋关节屈曲不足。髋关节在摆动中期和末期均处于 25°屈曲位，主要由腘绳肌参与，控制大腿向前摆动的速度。

二、膝关节矢状面正常数据及肌力减弱的影响

膝关节在首次着地时处于接近完全伸直位，主要由腘绳肌参与，腘绳肌肌力不足会导致膝关节稳定性变差致使膝关节过伸。膝关节在承重反应期屈曲 20°，股四头肌产生离心性收缩，股四头肌肌力不足将导致膝关节塌陷。在支撑中期和末期，膝关节主要由股四头肌控制至接近完全伸直。在摆动前期和摆动中期，膝关节屈曲 40°～60°，由股四头肌参与控制膝关节的屈曲速度，股四头肌肌力不足会限制膝关节屈曲，不能顺利完成足廓清。摆动中期至末期，膝关节由屈曲 25°至接近完全伸直，由腘绳肌参与调节膝关节的伸展速度，股四头肌同时参与为双支撑相做准备，股四头肌肌力不足会导致膝关节伸展不足。

三、足踝矢状面正常数据及肌力减弱的影响

足踝在首次着地时处于中立位，承重反应期为跖屈 5°，由胫骨前肌将脚掌着地速度降低，若肌力不足（3+至 5 级），将出现脚跟着地后脚掌拍击地面，若肌力明显减退，不足以保持踝关节中立位，将出现全脚掌落地或前脚掌首先触地。足踝在支撑中期和末期为背屈 5°～10°，由跖屈肌群参与使胫骨在控制下向前移动。若跖屈肌肌力不足，会导致踝足过度背伸、胫骨前移失去控制以及脚跟离地延迟。足踝在摆动前期为背伸 15°，肌力不足会导致快速跖屈动作消失。足踝在摆动相由跖屈 5°过渡至中立位，胫前肌群是主要参与肌群，若肌力不足则不能顺利完成足廓清。

四、脊柱病变引起的步态异常

躯干参与四肢活动，是四肢活动的枢纽，躯干活动异常会影响四肢活动，但是躯干在步行中的功能状态常常被忽略。四肢通过肩胛带和骨盆与脊柱相连接，在行走的过程中为了配合步行，骨盆和肩关节会向相反方向旋转。如果脊柱发生病变，肩关节和骨盆的活动会受到相应的影响，步态也会随之发生改变。

（杨静怡）

主要参考文献

［1］卓大宏．中国康复医学［M］．2 版．北京：华夏出版社，2003.

［2］Chang A，Hurwitz D，Dunlop D，et al．The relationship between toe-out angle during gait and progression of medial tibiofemoral osteoarthritis［J］．Annals of the Rheumatic Diseases，2007，66（10）：1271e5.

第十六章　姿势评估

姿势是人体维持和保证功能状态的空间位置，保持身体节段之间、身体与环境之间适当关系的外在表现。正常的静态姿势需要很少的肌肉收缩或能量。正确的姿势由收缩和非收缩组织共同作用，从而在平衡的重心上实现最佳关节共轴性。

实现中立姿势对于整个运动链中保持适当的长度－张力关系是很重要的。由于肌动蛋白和肌球蛋白丝的横桥连接优化，肌肉可以产生最大张力的长度。如果这种关系发生变化，神经系统将需要通过不同肌肉的协同作用或不同策略来建立所需的稳定或运动模式。

姿势评估为治疗师提供纠正异常姿势的起点，同时可以监测患者进展。虽然姿势评估是全面评估的一部分，但并不能用来替代功能评估。姿势评估向治疗师呈现出患者的特定策略，而功能评估是了解患者为什么采用此策略的过程。

标准姿势：关节排列整齐，软组织不需要增加张力，肌肉不需要额外做功调整姿势。标准姿势常被作为姿势评估的观察基准。

一、评估目的

帮助治疗师获得更多的患者整体情况，使治疗师清楚哪些肌肉肌力或肌筋膜失衡，以及这些失衡是否造成患者的疼痛或功能异常。建立一个基准来评估治疗效果，帮助治疗师进行有针对性的治疗

二、评估方法

（一）姿势评估背面观

1. 上半身。

（1）耳朵位置（图 16－1）：观察患者耳朵的位置，两侧耳垂是否等高。

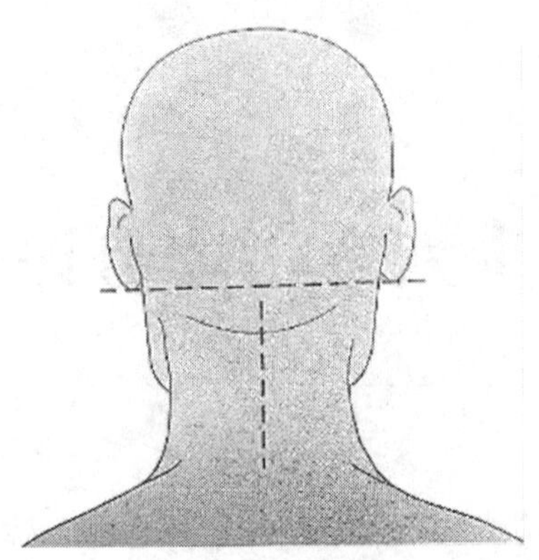

图 16－1　耳朵位置

（2）头部和颈部倾斜（图 16－2）：观察患者头部是否倾斜及颈部有无侧屈。如果患者头部向一侧倾斜，那么说明倾斜侧的头颈部肌群有缩短。肩部疼痛患者通常会将头偏向不适的一侧从而减少活动，减轻疼痛。

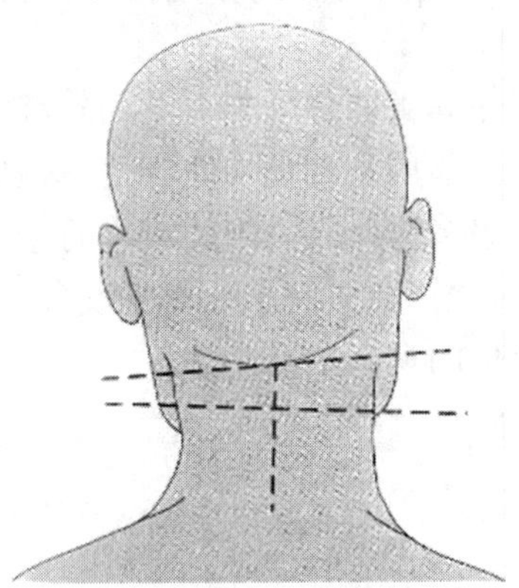

图 16－2　头部和颈部倾斜

（3）颈椎旋转（图 16－3）：观察患者哪侧下颌能看到更多的脸颊。头颈部向左侧旋转，则右侧胸锁乳突肌、右侧斜角肌、左侧肩胛提肌缩短。

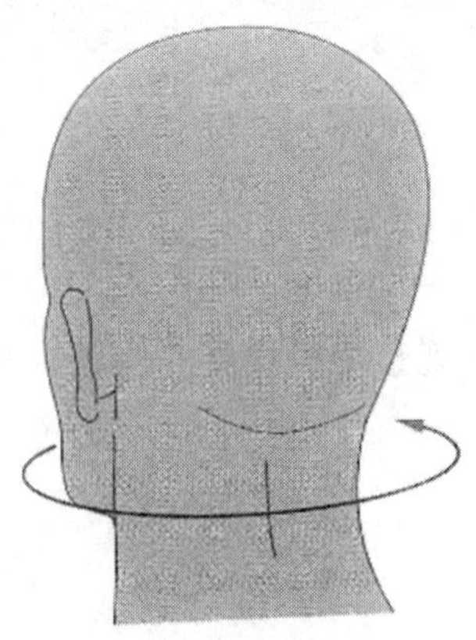

图 16－3　颈椎旋转

（4）颈椎排列（图 16－4）：触诊患者颈椎棘突，并用记号笔做标记，观察颈椎是否有错位。

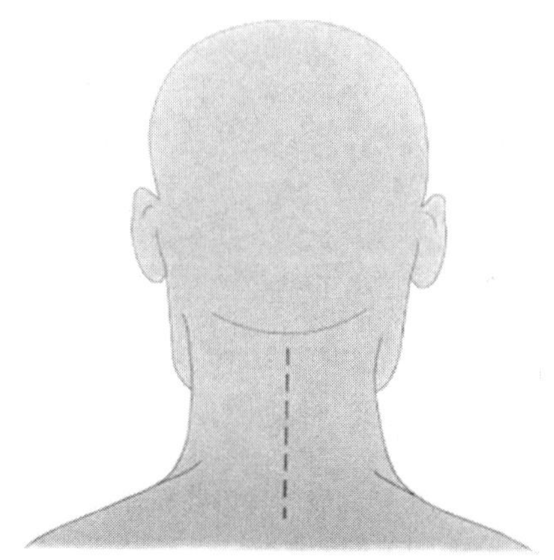

图 16－4　颈椎排列

（5）肩膀高度（图 16－5）：观察患者两侧肩膀是否等高。两侧肩膀不等高可能是由于肩胛提肌和斜方肌上部缩短。

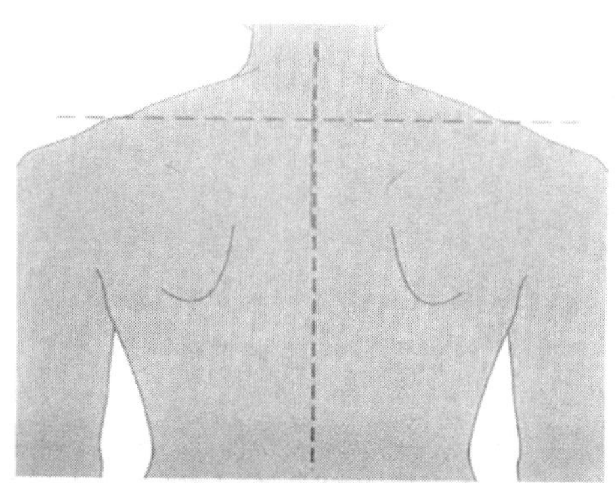

图 16－5　肩膀高度

（6）肌肉体积和张力（图 16－6）：观察患者双肩的肌肉体积是否存在差异。可以在评估表中用斜线或阴影标记张力异常的肌肉。惯用侧肌肉一般较发达。

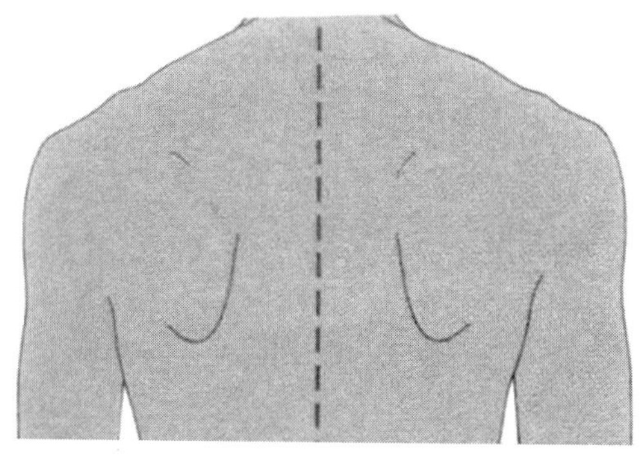

图 16－6　肌肉体积和张力

(7) 肩胛骨内收和外展（图 16－7)：观察患者肩胛骨内侧缘和脊椎的相对位置(可轻轻触诊)。肩胛骨外展可能由于菱形肌和斜方肌中部纤维肌力减弱，前锯肌和胸小肌缩短。肩胛骨内收可能由于菱形肌和斜方肌中部纤维缩短。

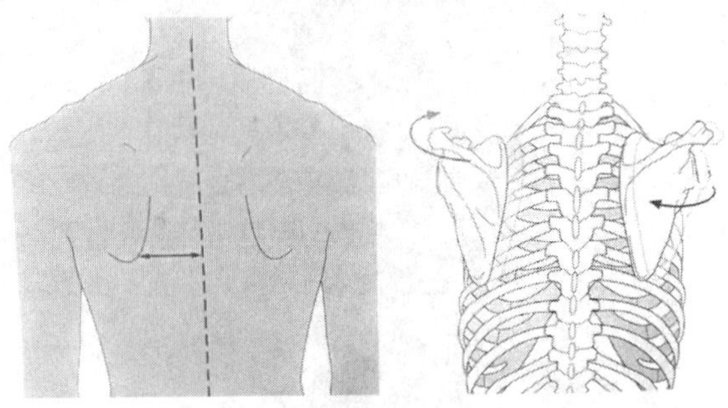

图 16－7　肩胛骨内收和外展

(8) 肩胛下角（图 16－8)：观察患者肩胛下角是否等高。肩胛下角较高的一侧可能斜方肌上束和肩胛提肌缩短。

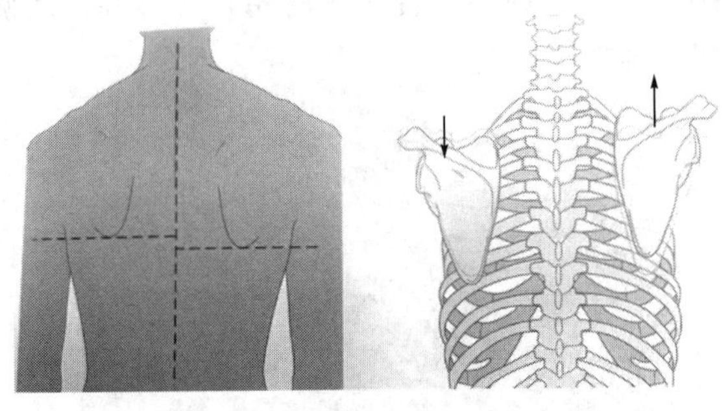

图 16－8　肩胛下角

(9) 肩胛骨旋转（图 16－9)：观察患者肩胛骨内侧缘、下角和脊柱的相对位置。上旋转代表该侧肩胛提肌、小菱形肌以及斜方肌上束缩短，同时大菱形肌及斜方肌下束无力；向下旋转代表该侧大菱形肌及斜方肌中下束缩短，同时肩胛提肌、小菱形肌以及斜方肌上束肌力减弱。

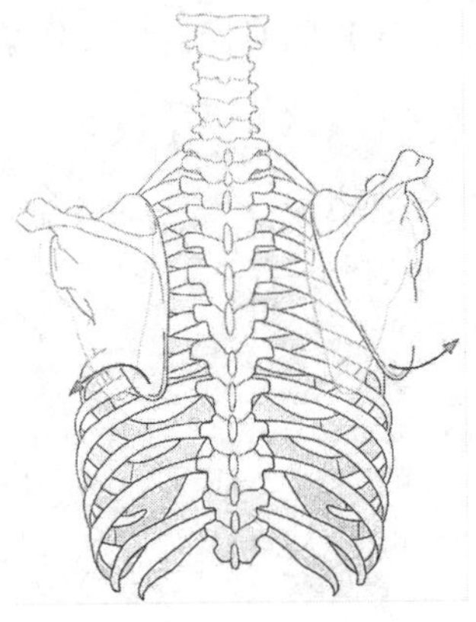

图 16－9　肩胛骨旋转

（10）翼状肩（图 16－10）：观察患者肩胛骨内侧缘、下角是否凸起。真正的翼状肩是由胸长神经或前锯肌损伤所致，并不常见。与肩胛骨前侧相连的肌肉缩短，会导致肩胛骨前倾，从而使肩胛下角突出。

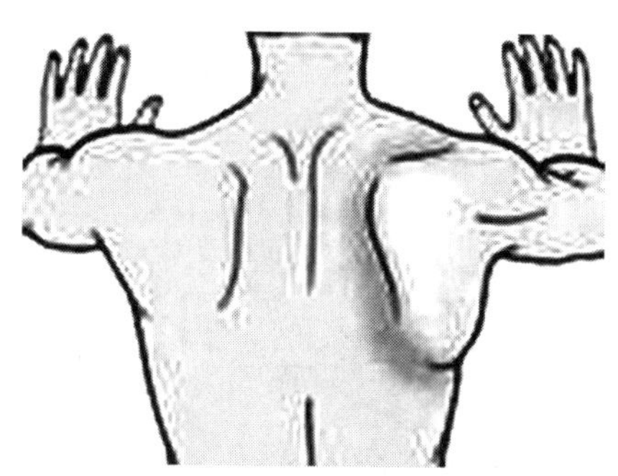

图 16－10　翼状肩

（11）脊柱（图 16－11）：观察患者是否有脊柱侧弯、后凸及生理曲度降低的情况。

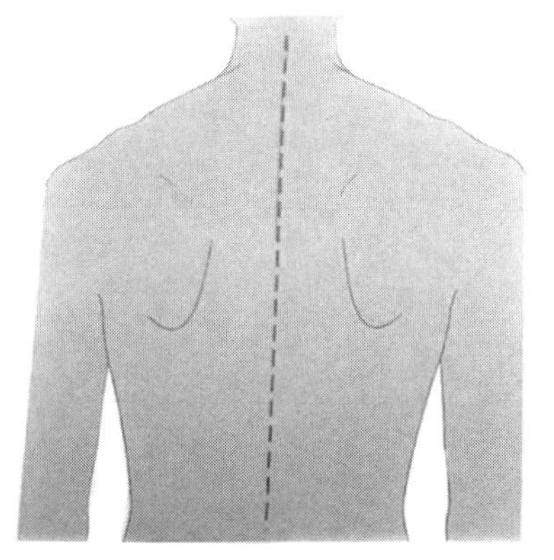

A. 正常

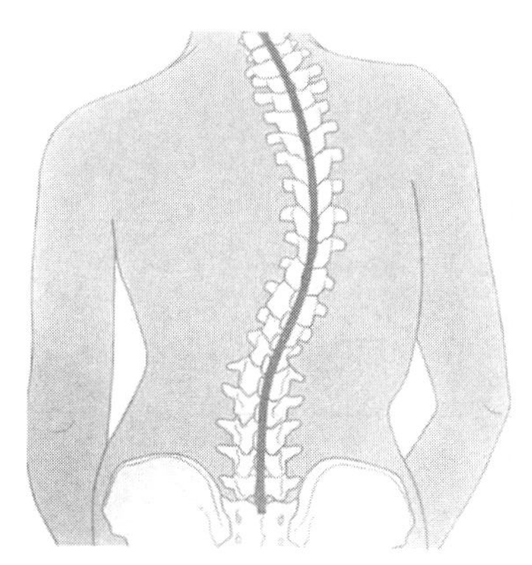

B. 侧弯

图 16－11　脊柱

（12）胸廓（图 16－12）：观察患者胸廓是否有旋转或者偏向一侧。

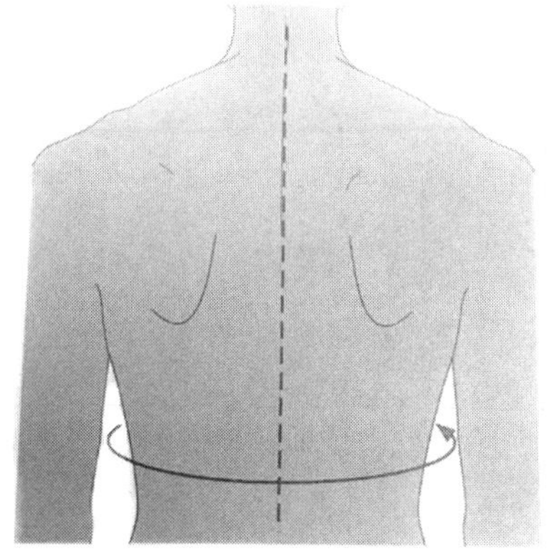

图 16－12　胸廓

(13) 皮肤褶皱（图 16－13）：观察患者躯干两侧是否有一侧的褶皱比另一侧深。腰方肌是脊柱侧弯的主要肌肉，褶皱相对较深可能由于该侧腰方肌缩短。

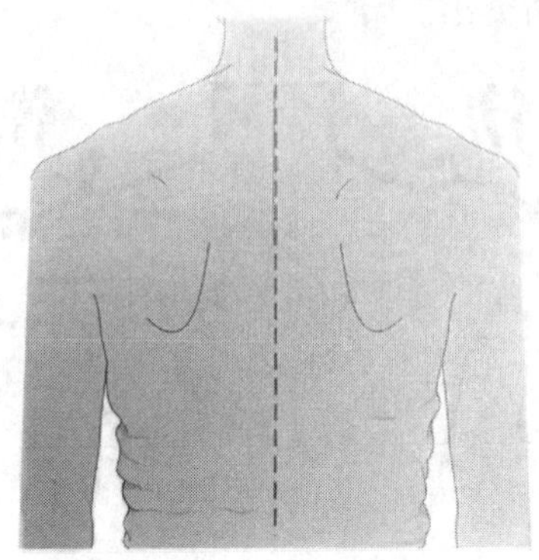

图 16－13 皮肤褶皱

(14) 上肢位置（图 16－14）：观察患者两侧上肢与身体之间的距离是否相同。距离较大一侧有上肢外展情况，棘上肌或三角肌可能比另一侧短。

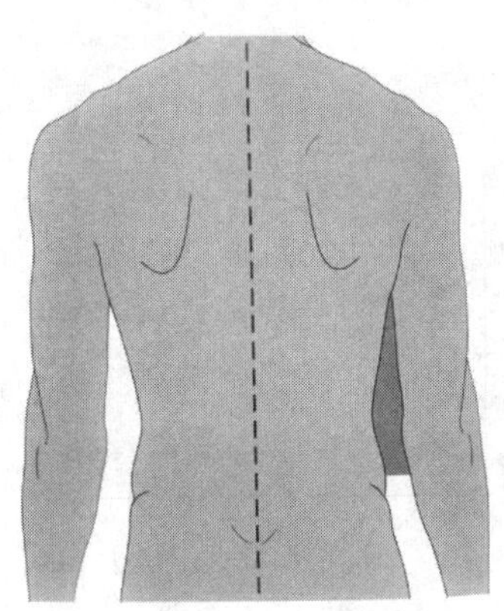

图 16－14 上肢位置

(15) 手肘位置（图 16－15）：观察患者两侧手肘是否等高，肱骨是否有内旋，肱骨内旋肌群，如肩胛下肌、胸大肌、大圆肌有无缩短。

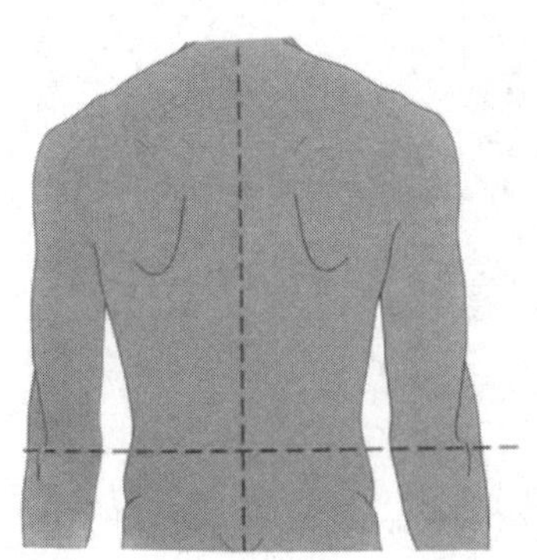
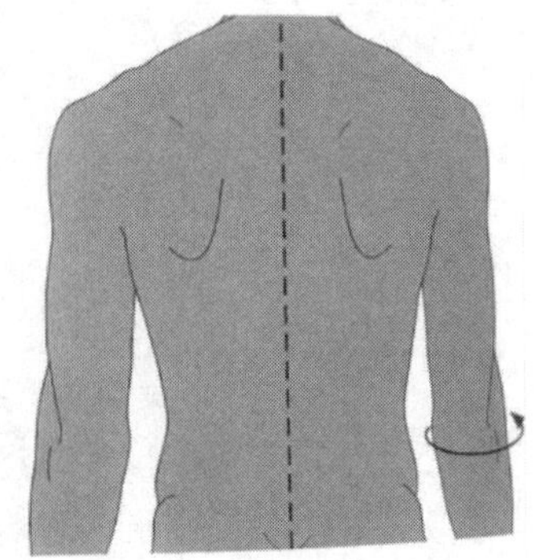

图 16－15 手肘位置

（16）手部位置（图 16－16）：观察患者两侧能看到的手掌范围有多大，是否有差异。手掌范围越大，肱骨内旋越厉害。

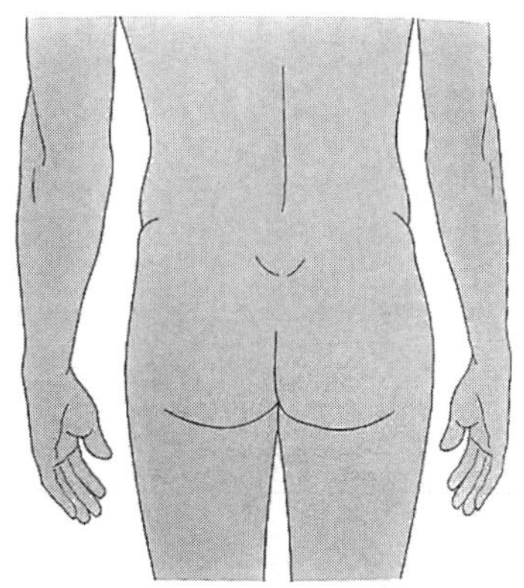

图 16－16　**手部位置**

（17）其他：观察患者是否存在瘢痕、皮肤斑点等。

2. 下半身。

（1）腰椎（图 16－17）：观察患者腰椎曲度是否异常，是否有侧弯。

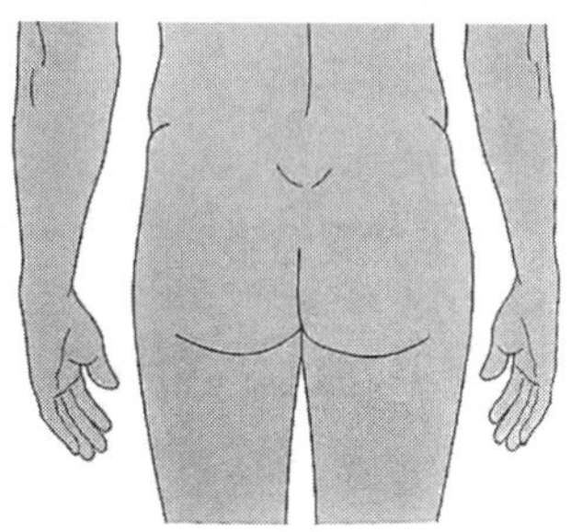

图 16－17　**腰椎**

（2）骨盆轮廓（图 16－18）：观察患者两侧骨盆是否等高，是否有倾斜。抬高侧腰方肌和竖脊肌缩短。

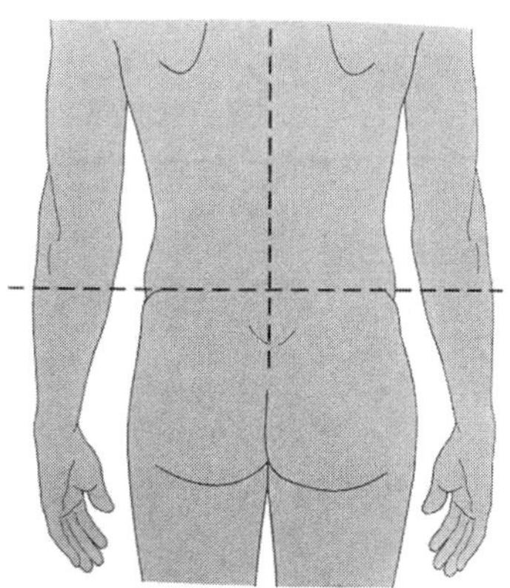

图 16－18　**骨盆轮廓**

(3) 髂后上棘（图 16－19）：观察患者两侧髂后上棘是否等高，可提示骨盆是否倾斜。

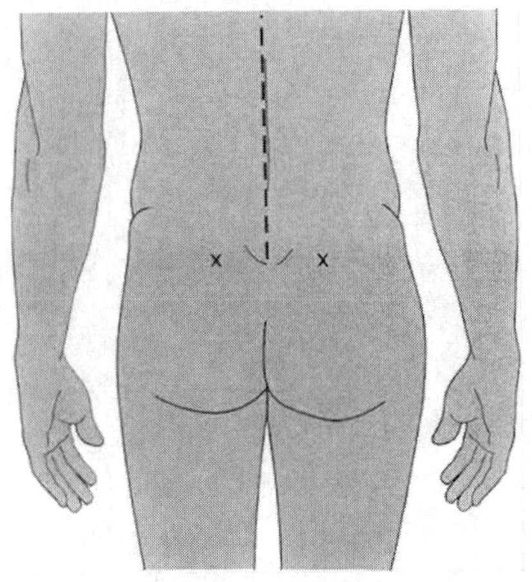

图 16－19 髂后上棘

(4) 骨盆旋转（图 16－20）：骨盆旋转对下肢产生一系列影响。

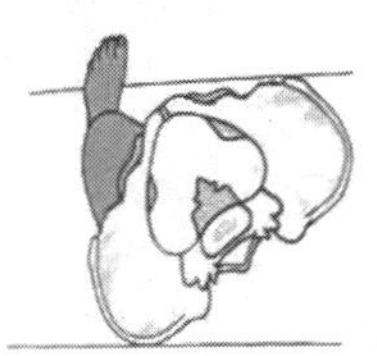
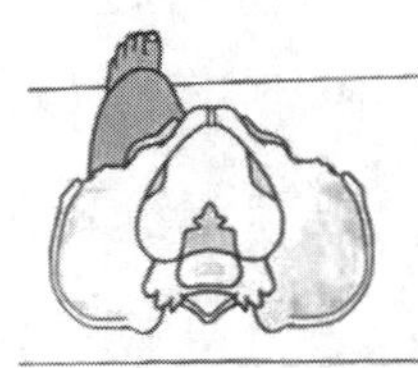
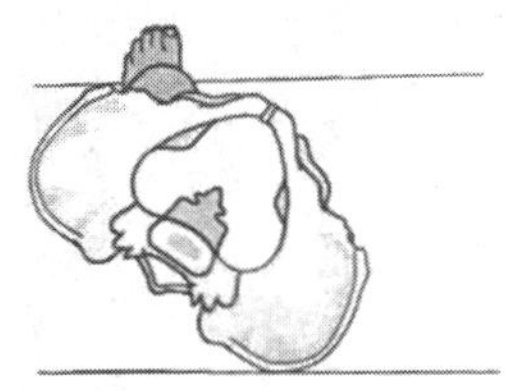

图 16－20 骨盆旋转

(5) 臀线（图 16－21）：观察患者臀线是否存在一侧比另一侧深的情况。骨盆倾斜、承重较多一侧臀线较深，骨盆抬高一侧臀线较浅。

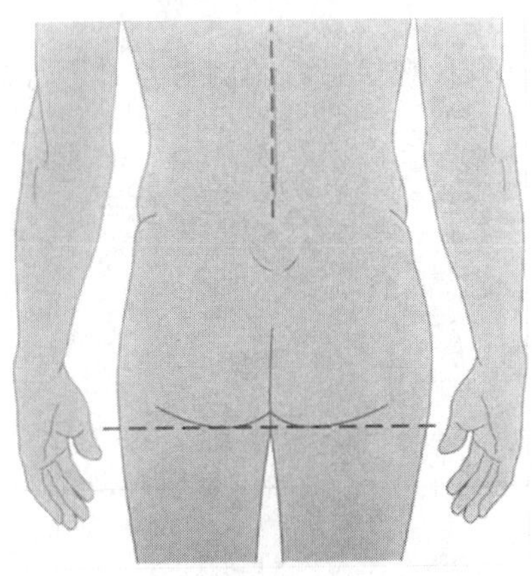

图 16－21 臀线

(6) 大腿肌肉体积（图 16－22）：观察患者两侧大腿是否对称。体积较大侧可能是常用侧，也可能是水肿侧；体积较小可能是由于肌肉萎缩。

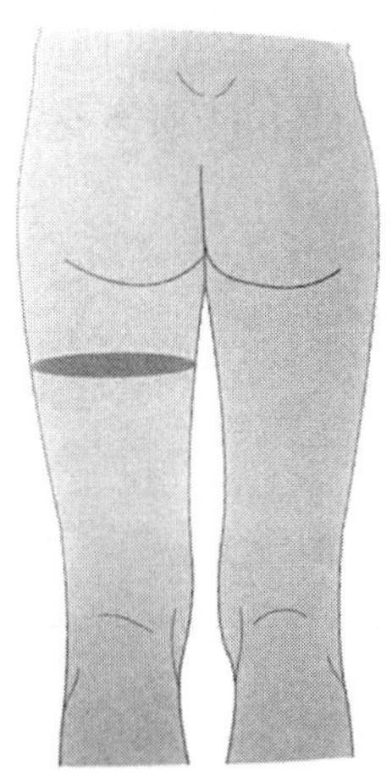

图 16－22　**大腿肌肉体积**

（7）膝内翻和膝外翻（图 16－23）：关节压力较大的一侧容易出现骨关节炎或半月板退化，对侧容易出现软组织过度牵拉。

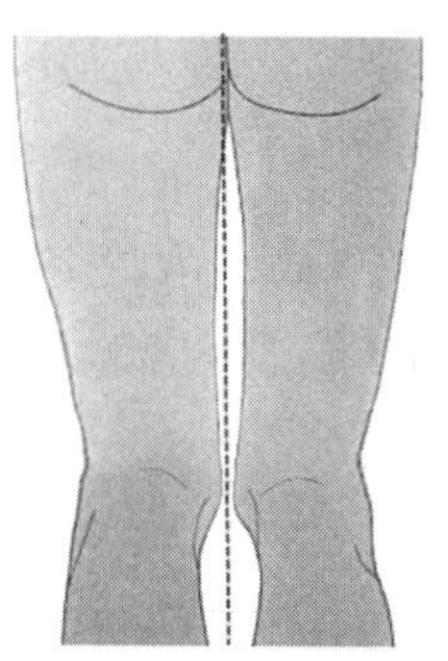

A. 膝内翻

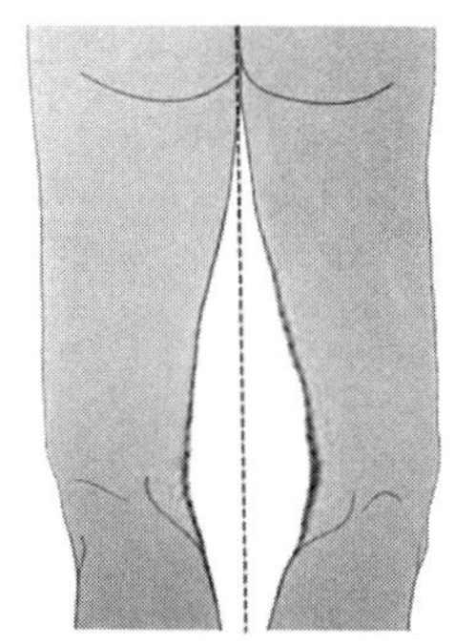

B. 膝外翻

图 16－23　**膝内翻和膝外翻**

（8）膝关节后侧（图 16－24）：观察患者两侧膝关节是否等高，褶皱是否较深，腘窝是否突起。褶皱较深提示弯曲膝关节站立，腘窝突起提示膝关节过伸或关节囊炎症。

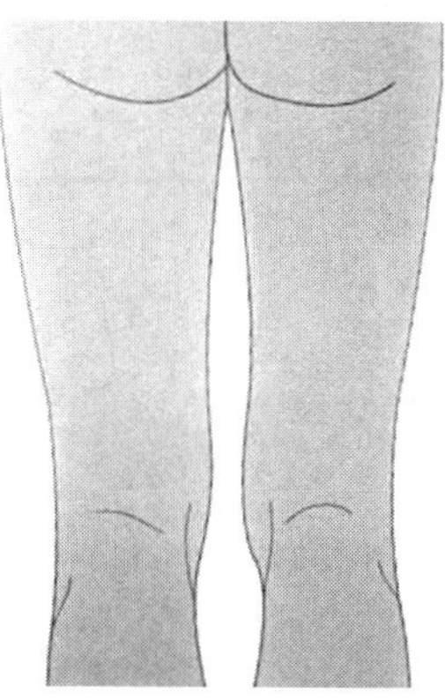

图 16－24　**膝关节后侧**

(9) 小腿肌肉体积(图 16－25):观察患者两侧是否对称。体积较大侧可能是常用侧,也可能是水肿侧;体积较小可能是由于肌肉萎缩。

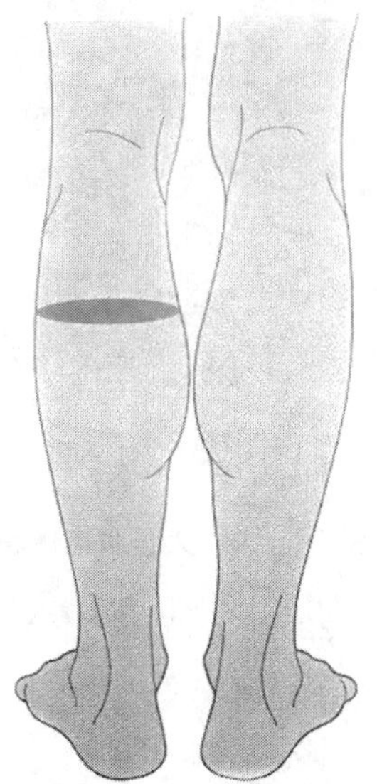

图 16－25 小腿肌肉体积

(10) 小腿中线(图 16－26):观察患者小腿中线(由腘窝褶皱中央做到跟腱的连线,将小腿一分为二)是否偏移。中线偏移提示相关肌肉缩短或拉长。

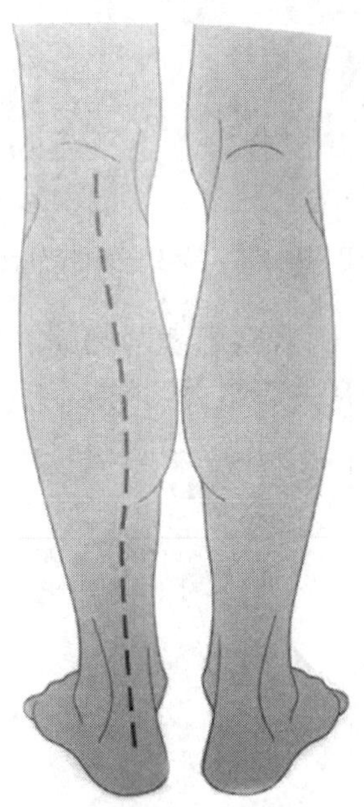

图 16－26 小腿中线

(11) 跟腱(图 16－27):画一条线垂直经过跟腱到地。遗传、疾病或不良的运动方式导致足部的结构异常,使相关支撑韧带受损,肌肉力量的不平衡导致跟骨内、外翻。

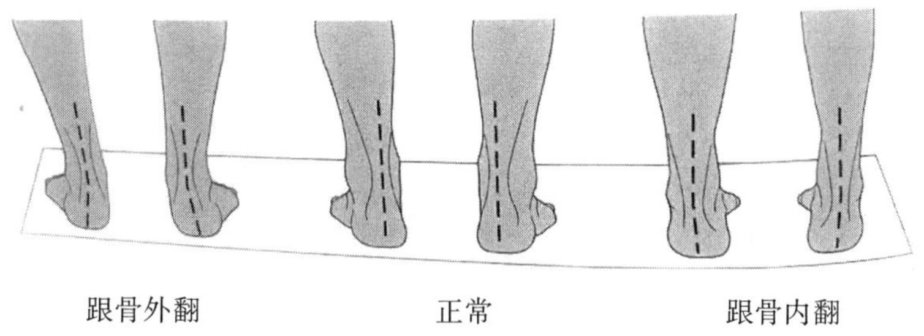

图 16－27 跟腱

（12）踝关节（图 16－28）：足外翻，小腿三头肌、胫后肌、踇长屈肌、趾长屈肌和胫前肌无力，足内翻，腓骨肌、踇长伸肌、趾长伸肌无力。

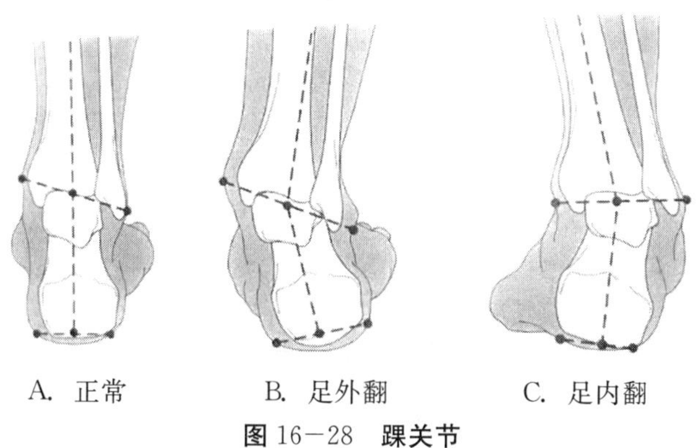

图 16－28 踝关节

（13）足部姿势（图 16－29）：观察患者两侧足部向外旋转是否对称。

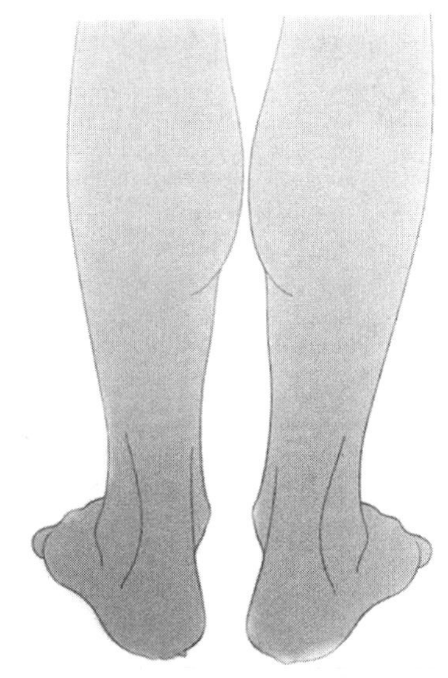

图 16－29 足部姿势

（14）其他：观察是否存在瘢痕、伤口、皮肤斑点等。

（二）姿势评估侧面观

1. 上半身。

（1）头部位置（图 16－30）：观察患者头部是否正常地位于胸部之上，是否存在头部前突（可能会导致颈后软组织的拉力而使肩部和上背疼痛）。

（2）颈椎（图 16－30）：观察患者颈椎的生理曲度是否正常。生理曲度的改变会对关节、椎间盘和肌肉软组织产生影响。

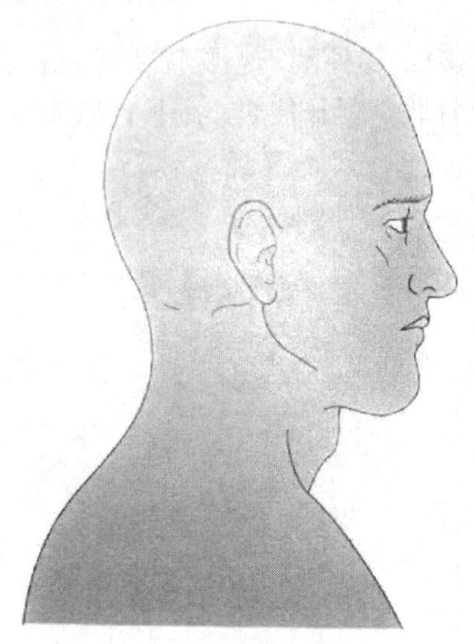

图 16－30　头部位置和颈椎

（3）颈胸椎连接（图 16－31）：观察患者 C_7 和 T_1 之间的关系（箭头处），是否有软组织增生或者驼背。

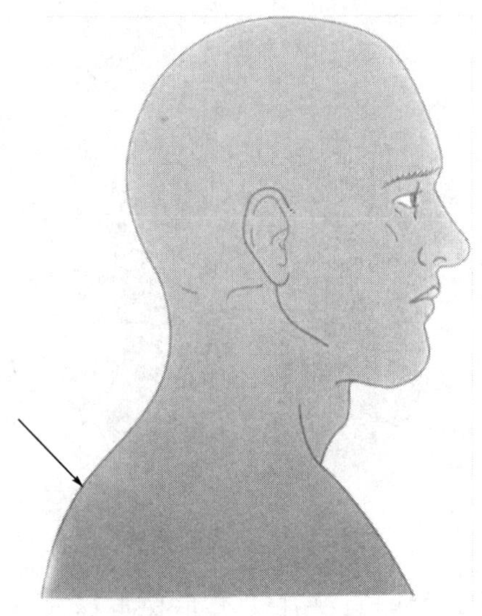

图 16－31　颈胸椎连接

（4）肩部（图 16－32）：观察患者肩部是否与耳朵在一条直线，肩关节是否内旋，是否有圆肩。

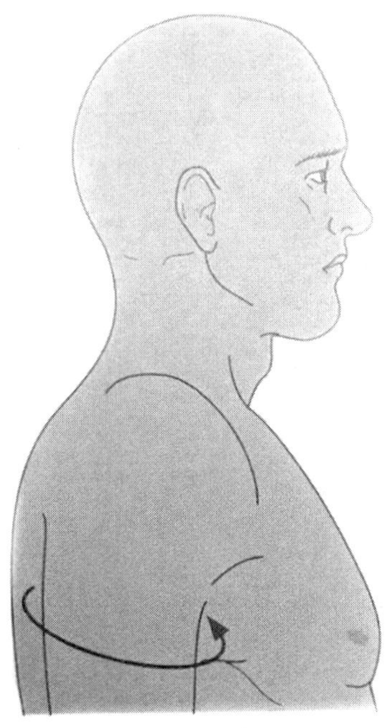

图 16－32　**肩部**

（5）胸部（图 16－33）：观察患者胸椎曲度是否正常。

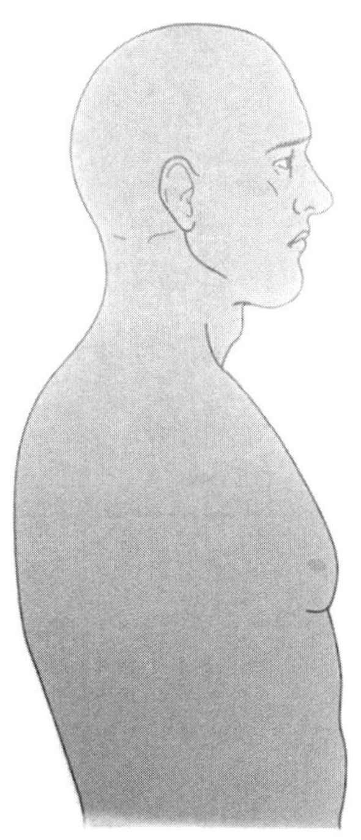

图 16－33　**胸部**

（6）腹部（图 16－34）：观察患者腹部是否平坦。腹部前突可能是胸部肌肉和筋膜紧绷导致。

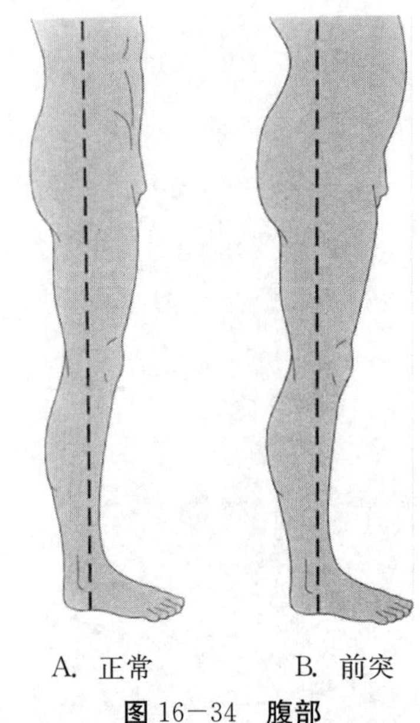

A. 正常　　　　B. 前突

图 16－34　腹部

（7）腰椎（图 16－35）：观察患者腰椎曲度是否正常。腰椎位置的改变会对骨盆产生影响，如腰椎前凸增大，骨盆会前倾，腰部伸展肌缩短，腹直肌和髋部伸展肌拉长。

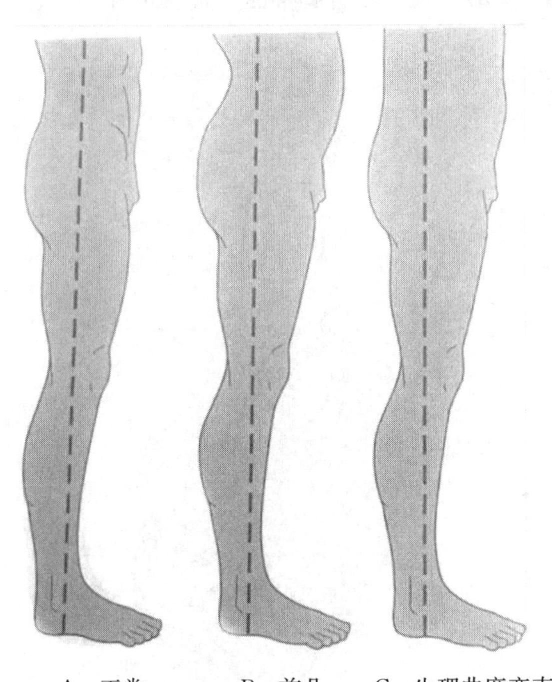

A. 正常　　　　B. 前凸　　C. 生理曲度变直

图 16－35　腰椎

（8）其他：观察是否存在瘢痕、皮肤变色、水肿等。

2. 下半身。

（1）骨盆（图 16－36）：观察患者是否存在骨盆前倾或者后倾，对相关肌肉（腰部伸展肌、腹部肌肉、髋部肌肉）的影响。

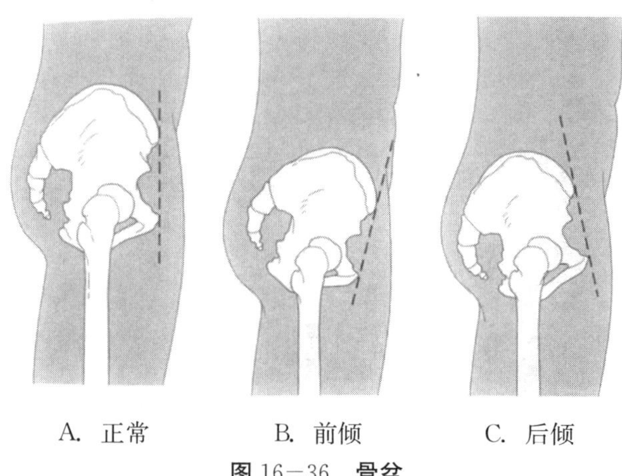

图 16－36　骨盆

（2）两侧下肢肌肉体积（图 16－37）：观察患者两侧下肢肌肉体积，尤其是臀大肌和大腿肌肉体积有无差异。

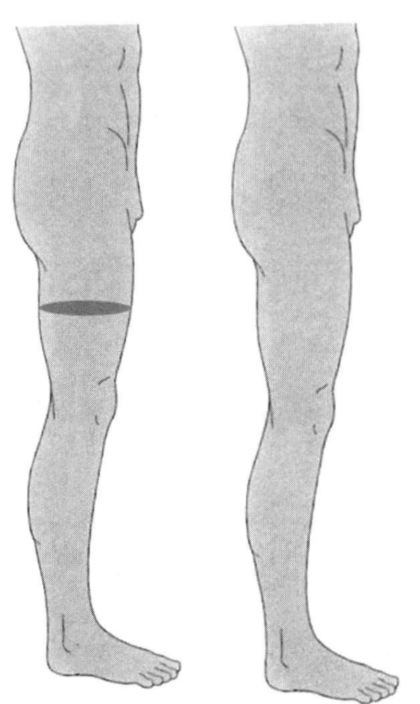

图 16－37　两侧下肢肌肉体积

（3）膝关节（图 16－38）：观察患者膝关节是否屈曲或者过伸。

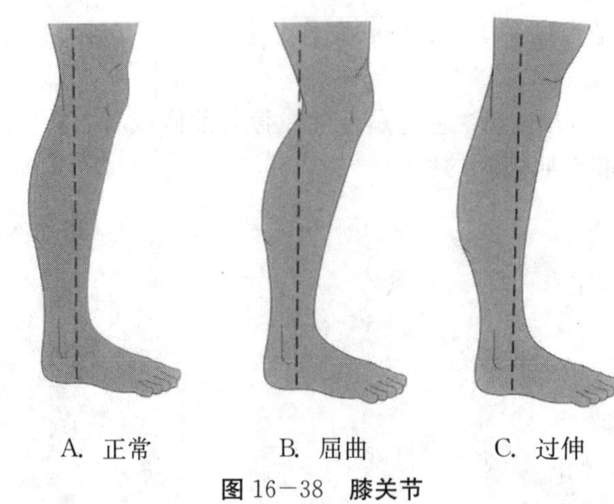

图 16－38 **膝关节**

（4）足踝（图 16－39）：观察患者足踝是否正中或者背屈增大、背屈减小。

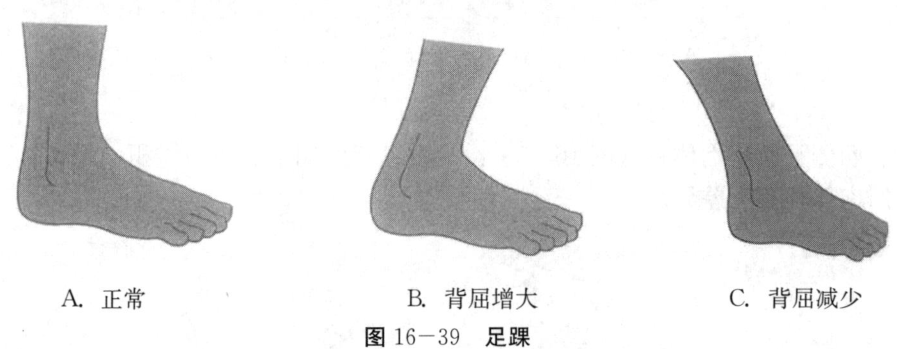

图 16－39 **足踝**

（5）脚足弓（图 16－40）：观察患者脚足弓是否正常。

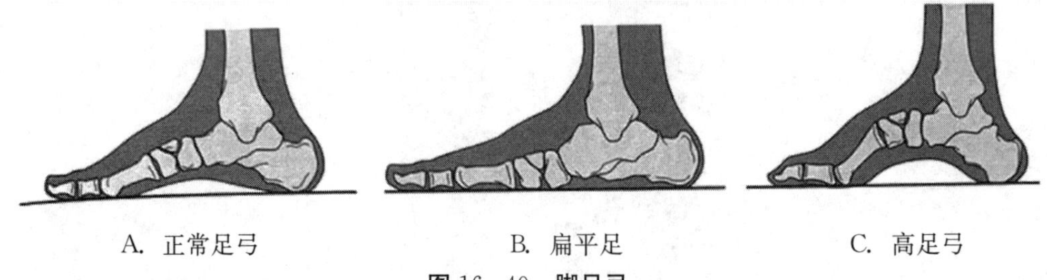

图 16－40 **脚足弓**

（6）其他：观察是否存在瘢痕、水肿、皮肤变色等。

（三）姿势评估正面观

1. 上半身。

（1）脸部（图 16－41）：观察患者脸部肤色是否健康，精神状态如何，是否遭受疼痛，是否存在肌痉挛。

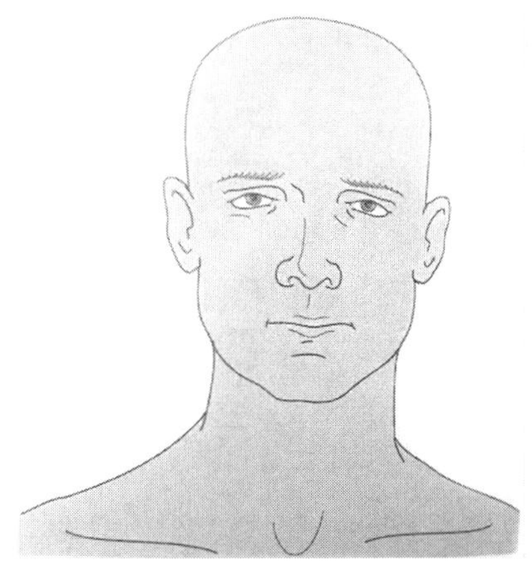

图 16－41　**脸部**

（2）头部位置（图 16－42）：观察患者头部是否偏向一侧或者有旋转，鼻子是否位于中线，与胸骨柄及剑突连成一线。

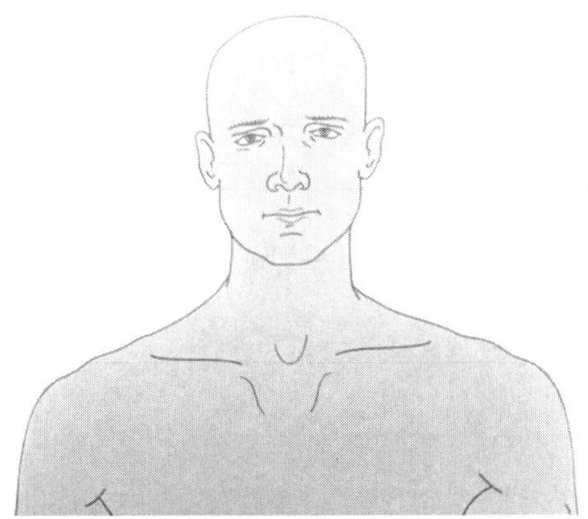

图 16－42　**头部位置**

（3）肌肉张力（图 16－43）：观察患者是否存在一侧肌肉张力增高或降低。

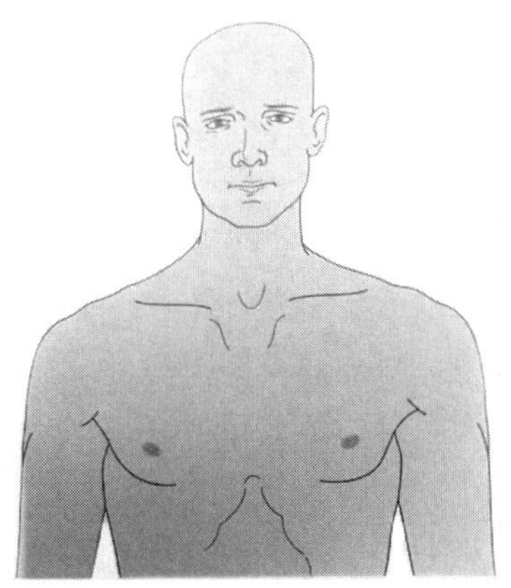

图 16－43　**肌肉张力**

(4) 锁骨（图 16－44）：观察患者锁骨的角度和曲线。

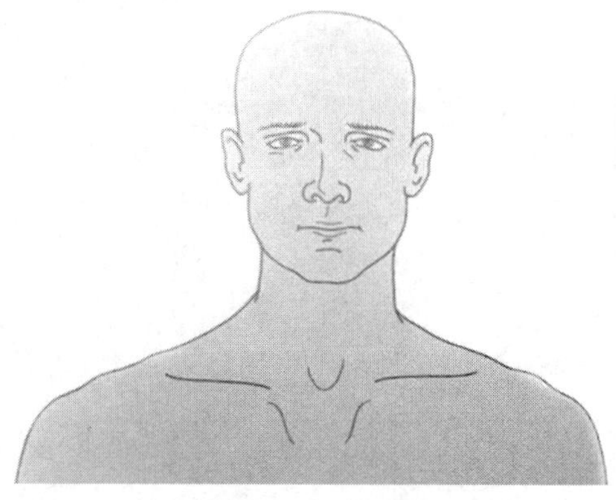

图 16－44　锁骨

(5) 肩膀（图 16－45）：观察患者左右两侧肩膀是否等高，左右两侧斜方肌上部、三角肌是否对称。

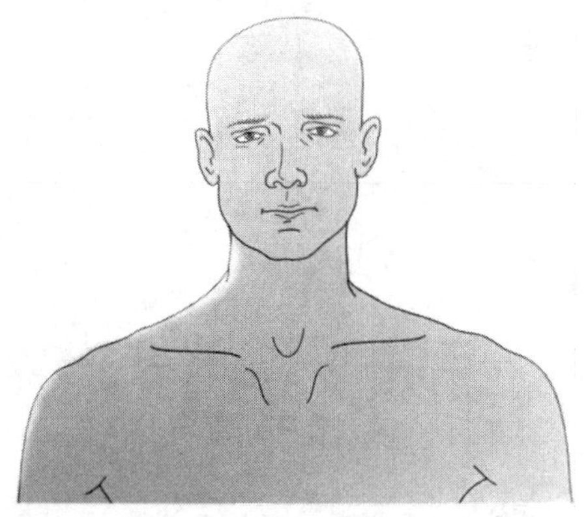

图 16－45　肩膀

(6) 圆肩（图 16－46）：观察患者双肩是否内旋，手部姿势是否发生变化。圆肩与驼背相关，可能代表前胸和肱骨内旋肌肉过紧。

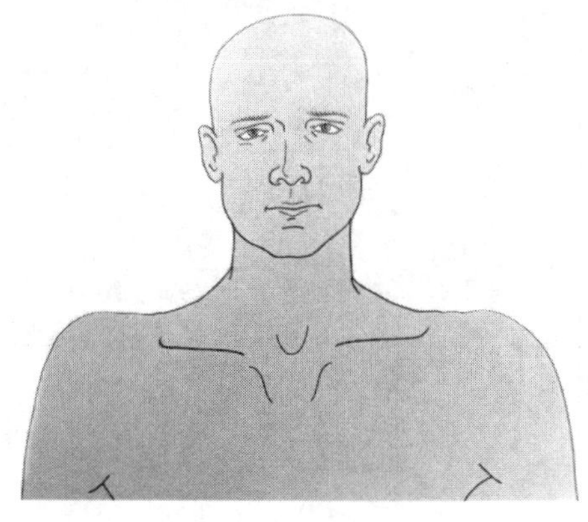

图 16－46　圆肩

（7）胸部（图 16—47）：观察患者胸腔是否偏移，胸骨是否在中线上，肋骨是否有旋转或偏移。

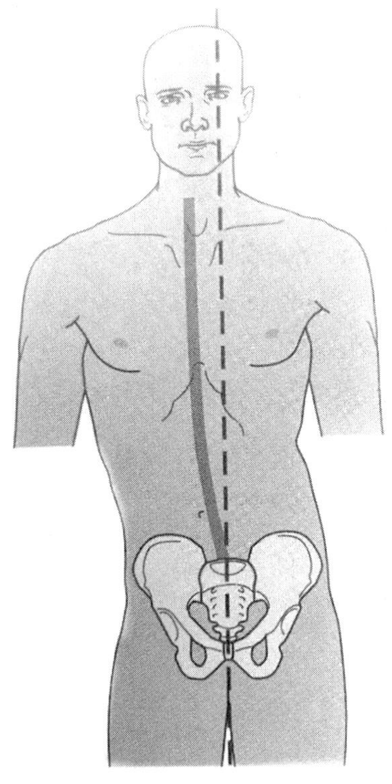

图 16—47　胸部

（8）外偏角（图 16—48）：观察患者外偏角角度，外偏角是肱骨轴线和前臂轴线的夹角。男性正常外偏角为 5°，女性正常外偏角为 10°～15°。

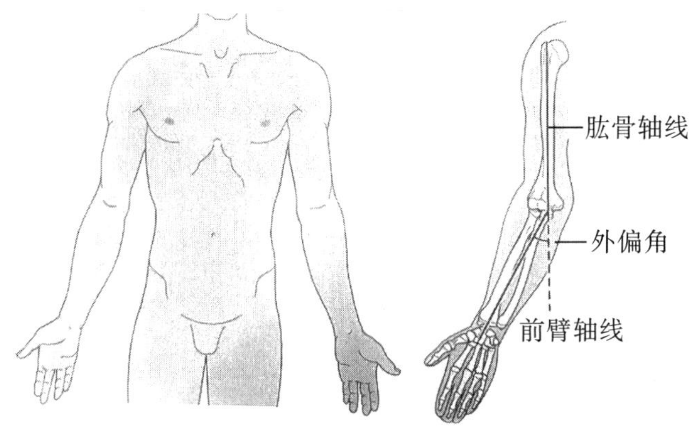

图 16—48　外偏角

（9）手臂（图 16—49）：观察患者两侧手臂和手部肌肉的体积有无差异，观察、对比两侧手臂放置的位置。

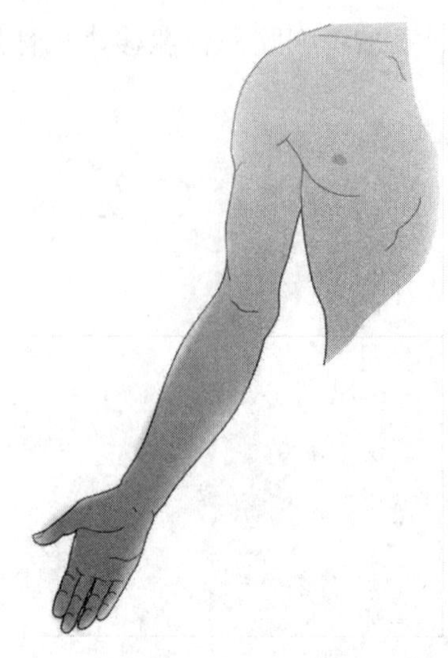

图 16－49　**手臂**

（10）手部与手腕（图 16－50）：观察患者是否存在各种异常，如水肿、瘢痕或变色；手指、手掌、手腕的外观；肌肉是否萎缩。

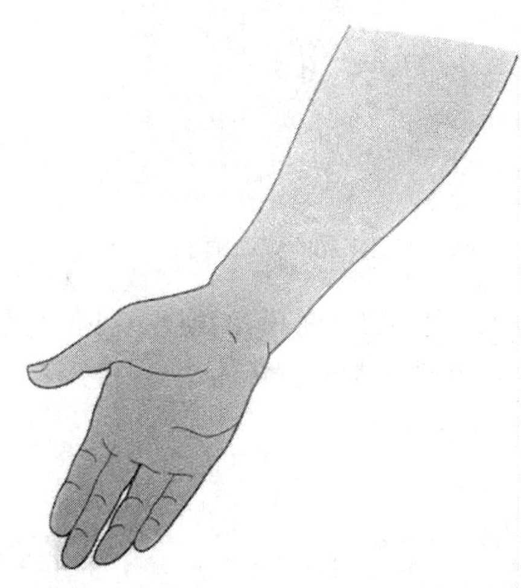

图 16－50　**手部与手腕**

（11）腹部（图 16－51）：观察患者肚脐是否位于胸骨与耻骨联合的连线上，以及腹部外观。

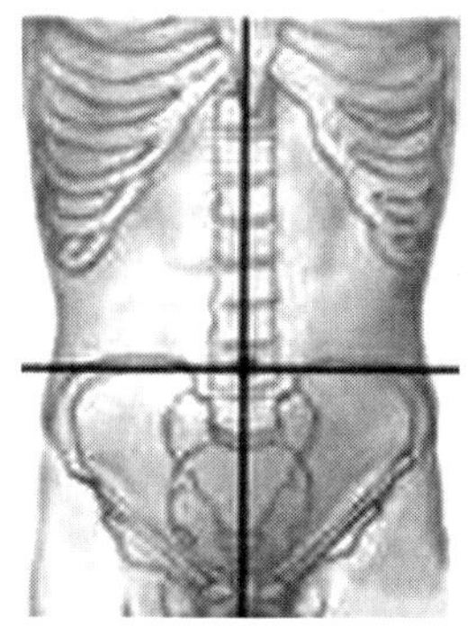

图 16－51　**腹部**

2. 下半身。

（1）骨盆（图 16－52）：观察患者骨盆双侧的髂前上棘是否等高。

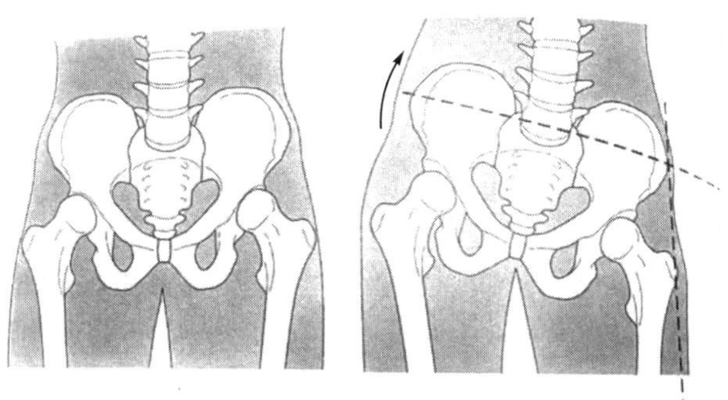

图 16－52　**骨盆**

（2）骨盆旋转（图 16－53）：观察患者骨盆是否有旋转。旋转会导致整个下肢的应力发生改变。

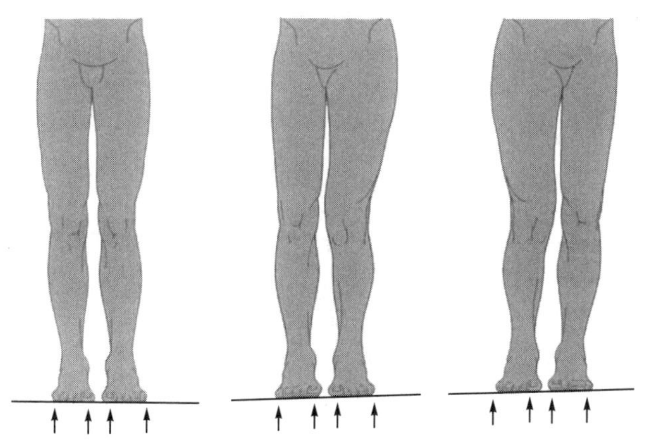

图 16－53　**骨盆旋转**

(3) 站立（图 16－54）：观察患者两侧下肢负重是否相同、站立方式（双脚并拢还是分开）。

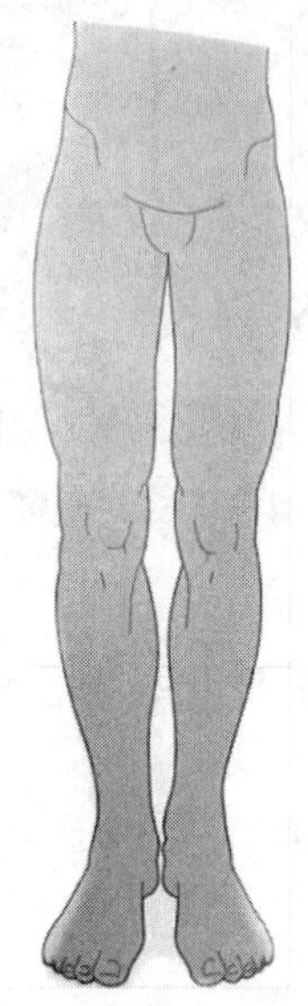

图 16－54　**站立**

(4) 肌肉体积（图 16－55）：观察患者两侧下肢肌肉体积和张力、两侧下肢是否对称。

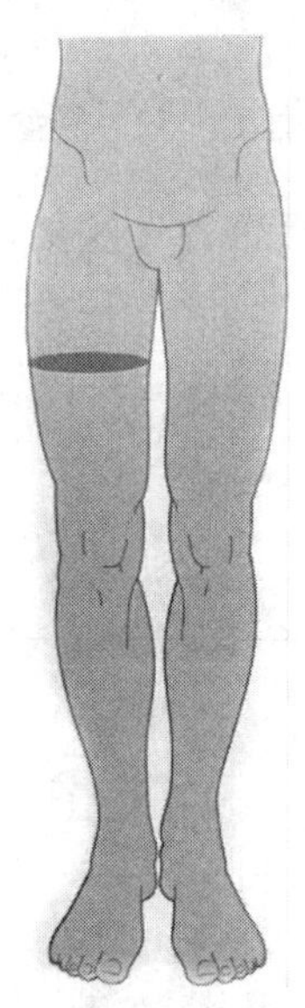

图 16－55　**肌肉体积**

(5) 膝外翻和膝内翻（图 16－56）：让患者双脚并拢站立，两侧内踝尽量靠近，观察两侧膝关节是否有膝外翻和膝内翻。膝关节压力较大的一侧容易出现骨关节炎或半月板退化，对侧容易出现软组织过度牵拉。

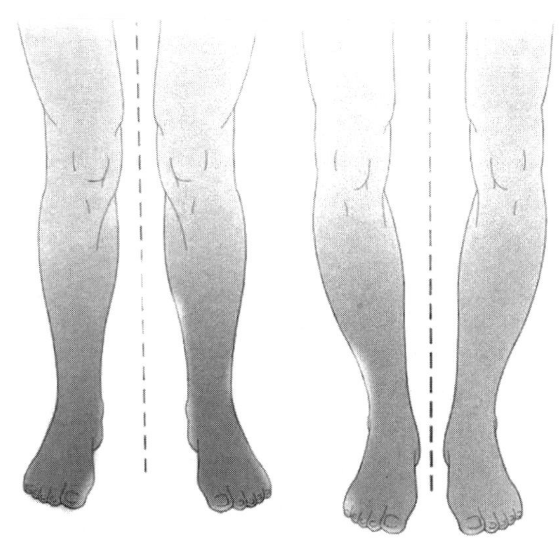

图 16－56　膝外翻和膝内翻

（6）髌骨位置（图 16－57）：观察患者髌骨是否位于胫骨粗隆延长线。髌骨偏移可能由于肌筋膜张力不平衡。

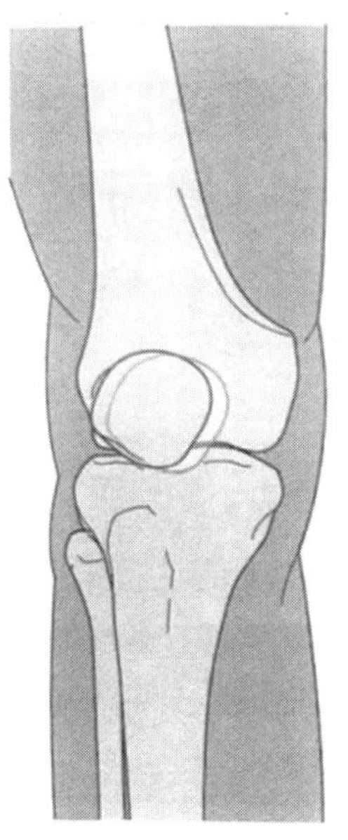

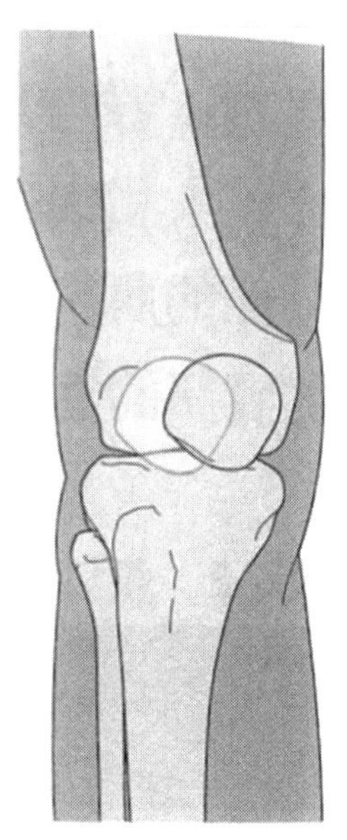

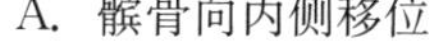

A．髌骨向内侧移位　　　　B．髌骨向外侧移位

图 16－57　髌骨位置

（7）膝盖旋转（图 16－58）：观察患者髌骨是否背对胫股骨节，笔直朝向前方。

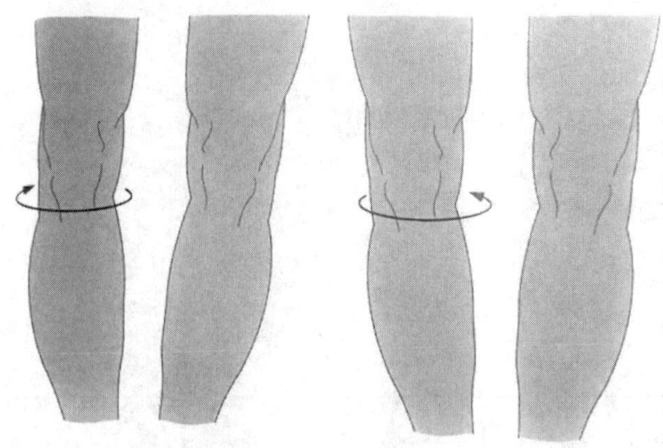

图 16－58 膝盖旋转

（8）Q 角（图 16－59）：Q 角是患者股四头肌和髌腱的夹角，正常为 15°～20°。Q 角增大可能会导致髌骨向外侧偏移。

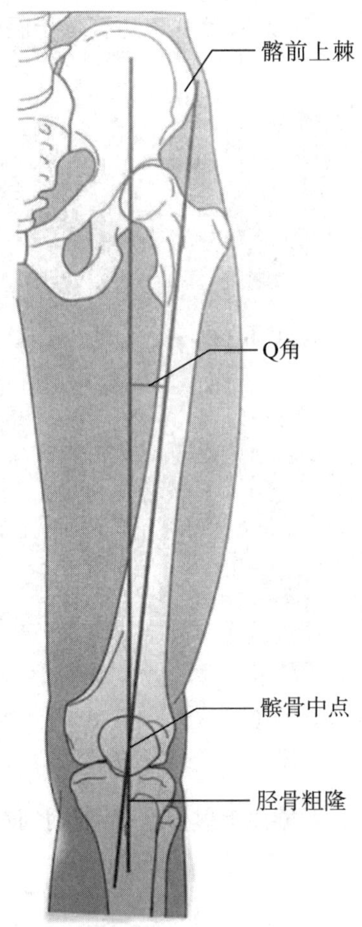

图 16－59 Q 角

（9）胫骨（图 16－60）：观察患者胫骨是否有旋转（内、外胫骨的形状是否发生改变，如弓形）。

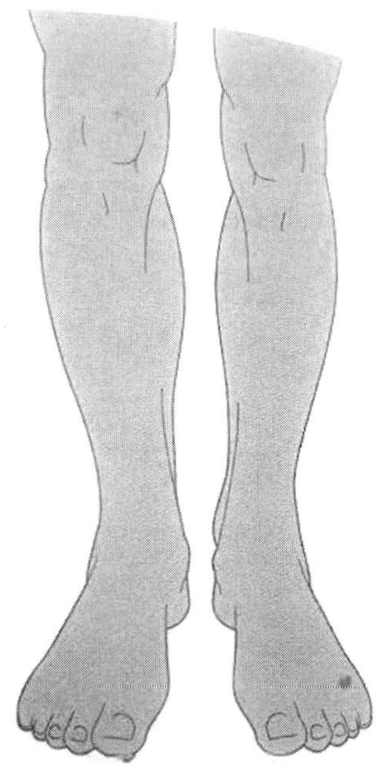

图 16－60　**胫骨**

（10）足踝（图 16－61）：观察患者两侧内踝、外踝是否等高，是否有肿胀或变色，是否存在内外翻。

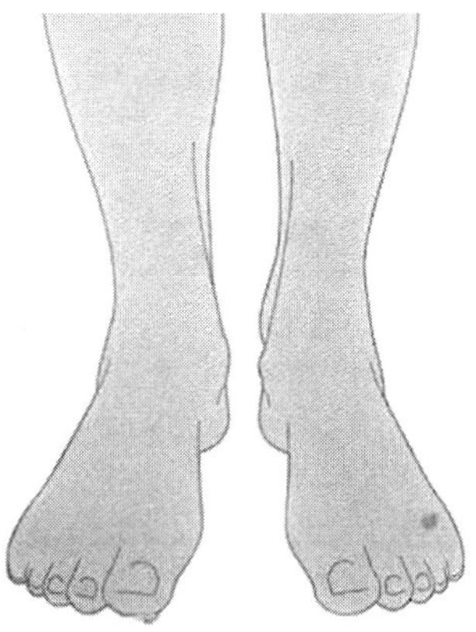

图 16－61　**足踝**

（11）足部姿势（图 16－62）：观察患者站立时两侧足部是否对称，外旋的角度是否相同。

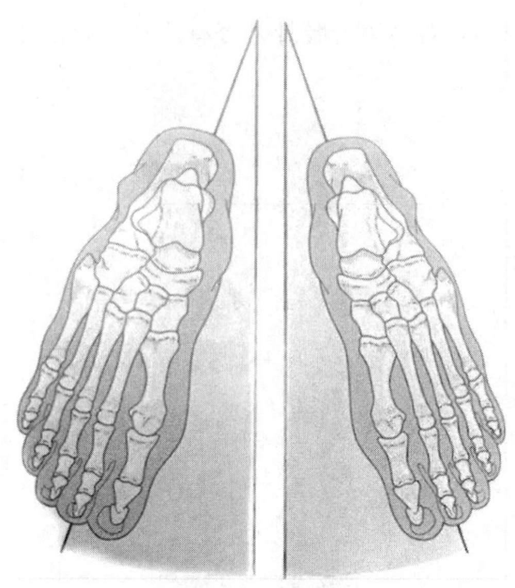

图 16－62 足部姿势

（12）扁平足和弓形足（图 16－63）：观察患者足底压力分布情况，是否存在扁平足或弓形足。

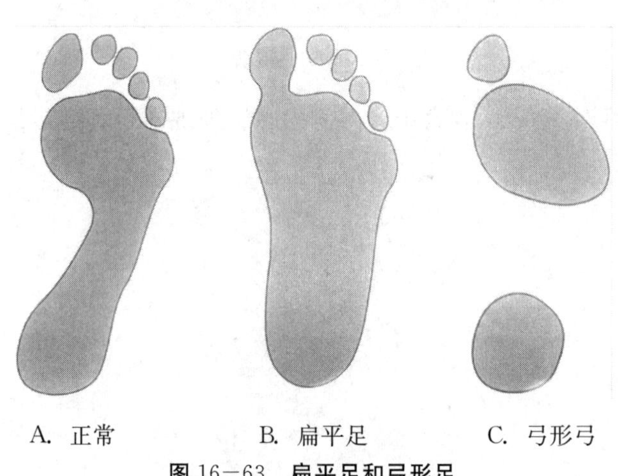

A. 正常　　B. 扁平足　　C. 弓形弓

图 16－63 扁平足和弓形足

（13）其他：是否存在关节周围肿胀、皮肤变色、瘢痕等。

（张　京）

主要参考文献

徐高磊. 人体姿势评估与解剖学分析［M］. 2 版. 郑州：郑州大学出版社，2020.